卫生部“十二五”规划教材
全国高等医药教材建设研究会“十二五”规划教材
全国高职高专教材　供五年一贯制护理学专业用

精神科护理学

第2版

主　编　周意丹
副主编　邓荆云　李凤霞
编　者（按姓氏笔画排序）
王红梅（郑州市卫生学校）
邓荆云（江汉大学卫生技术学院）
江领群（重庆医药高等专科学校）
李凤霞（山东省济南卫生学校）
肖爱祥（广州市精神病医院老年科）
周意丹（哈尔滨市卫生学校）
倪世芬（重庆医科大学护理学院）
曾　艳（黑龙江护理高等专科学校）
秘　书　吕玉博（哈尔滨市卫生学校）

人民卫生出版社

图书在版编目（CIP）数据

精神科护理学/周意丹主编. —2 版. —北京：人民卫生出版社，2011.7
ISBN 978-7-117-14447-6

Ⅰ.①精… Ⅱ.①周… Ⅲ.①精神病学：护理学—医学院校—教材 Ⅳ.①R473.74

中国版本图书馆 CIP 数据核字（2011）第 100037 号

精神科护理学
第 2 版

主 编：周意丹
出版发行：人民卫生出版社（中继线 010-59780011）
地 址：北京市朝阳区潘家园南里 19 号
邮 编：100021
E - mail：pmph @ pmph. com
购书热线：010-67605754 010-65264830
010-59787586 010-59787592
印 刷：北京铭成印刷有限公司
经 销：新华书店
开 本：787×1092 1/16 **印张**：13
字 数：324 千字
版 次：2004 年 8 月第 1 版 2021 年 12 月第 2 版第 25 次印刷
标准书号：ISBN 978-7-117-14447-6/R·14448
定价(含光盘)：24.00 元

修订说明

第一轮全国高职高专五年一贯制护理学专业卫生部规划教材是由全国护理学教材评审委员会和卫生部教材办公室2004年规划并组织编写的，在我国高职高专五年一贯制护理学专业教育的起步阶段起到了非常积极的作用，很好地促进了该层次护理学专业教育和教材建设的发展和规范化。

全国高等医药教材建设研究会、全国卫生职业教育护理学专业教材评审委员会在对我国高职高专护理学专业教育现状（专业种类、课程设置、教学要求）和第一轮教材使用意见调查的基础上，按照《教育部关于加强高职高专教育人才培养工作的意见》等相关文件的精神，组织了第二轮教材的修订工作。

本轮修订的基本原则为：①体现“三基五性”的教材编写基本原则：基本理论和基本知识以“必须、够用”为度，可适当扩展，强调基本技能的培养。在保证教材思想性和科学性的基础上，特别强调教材的适用性与先进性。同时，教材融传授知识、培养能力、提高素质为一体，重视培养学生的创新能力、获取信息的能力、终身学习的能力，突出教材的启发性。②符合和满足高职高专教育的培养目标和技能要求：本套教材以高职高专护理学专业培养目标为导向，以护士执业技能的培养为根本，力求达到学生通过学习本套教材具有基础理论知识适度、技术应用能力强、知识面较宽、综合素质良好等特点。③注意与本科教育和中等职业教育的区别。④注意体现护理学专业的特色：本套教材的编写体现对“人”的整体护理观，使用护理程序的工作方法，并加强对学生人文素质的培养。⑤注意修订与新编的区别：本轮修订是在上版教材的基础上进行的修改、完善，力求做到去粗存精，更新知识，保证教材的生命力和教学活动的良好延续。⑥注意全套教材的整体优化：本套教材注重不同教材内容的联系与衔接，避免遗漏和不必要的重复。⑦注意在达到整体要求的基础上凸显课程个性：全套教材有明确的整体要求。如每本教材均有实践指导、教学大纲、中英文名词对照索引、参考文献；每章设置学习目标、思考题、知识链接等内容，以帮助读者更好地使用本套教材。在此基础上，强调凸显各教材的特色，如技能型课程突出技能培训，人文课程增加知识拓展，专业课程增加案例导入或分析等。⑧注意包容性：本套教材供全国不同地区、不同层次的学校使用，因此教材的内容选择力求兼顾全国多数使用者的需求。

全套教材共29种，配套教材15种，配套光盘12种，于2011年9月前由人民卫生出版社出版，供全国高职高专五年一贯制护理学专业师生使用，也可供其他学制使用。

第二轮教材目录

序号	教材名称	配套教材	配套光盘	主编	指导评委
1	人体结构学	√	√	杨壮来　牟兆新	赵汉英
2	病理学与病理生理学	√	√	陈命家	姜渭强
3	生物化学			赵汉芬	黄　刚
4	生理学			潘丽萍	陈命家
5	病原生物与免疫学	√		许正敏	金中杰
6	护理药理学	√	√	徐　红	姚　宏
7	护理学导论	√	√	王瑞敏	杨　红
8	基础护理技术	√	√	李晓松	刘登蕉
9	健康评估	√		薛宏伟	李晓松
10	护理伦理学			曹志平	秦敬民
11	护理心理学		√	蒋继国	李乐之
12	护理管理与科研基础	√		殷　翠	姜丽萍
13	营养与膳食			林　杰	路喜存
14	人际沟通			王　斌	李　莘
15	护理礼仪		√	刘桂瑛	程瑞峰
16	内科护理学	√	√	马秀芬　张　展	云　琳
17	外科护理学	√	√	党世民	熊云新
18	妇产科护理学	√	√	程瑞峰	夏海鸥
19	儿科护理学	√		黄力毅　张玉兰	梅国建
20	社区护理学			周亚林	高三度
21	中医护理学	√		陈文松	杨　军
22	老年护理学	√		罗悦性	尚少梅
23	康复护理学			潘　敏	尚少梅
24	精神科护理学		√	周意丹	李乐之
25	眼耳鼻咽喉口腔科护理学			李　敏	姜丽萍
26	急危重症护理学	√		谭　进	党世民
27	社会学基础			关振华	路喜存
28	护理美学基础		√	朱　红	高贤波
29	卫生法律法规			李建光	王　瑾

第一届全国卫生职业教育护理学专业教材

评审委员会名单

顾　　　问：郭燕红　卫生部医政司
李秀华　中华护理学会
尤黎明　中山大学护理学院
姜安丽　第二军医大学
涂明华　九江学院

主任委员：巫向前　上海医药高等专科学校
熊云新　柳州医学高等专科学校

副主任委员：金中杰　甘肃省卫生厅
夏海鸥　复旦大学护理学院

委　　　员：（按姓名汉语拼音首字母排序）
陈命家　安徽医学高等专科学校
程瑞峰　江西护理职业技术学院
党世民　西安交通大学附设卫生学校
高三度　无锡卫生高等职业技术学校
高贤波　哈尔滨市卫生学校
黄　刚　甘肃省卫生学校
姜丽萍　温州医学院护理学院
姜渭强　苏州卫生职业技术学院
李春艳　北京朝阳医院
李乐之　中南大学湘雅二医院
李晓松　黑龙江护理高等专科学校
李　莘　广东省卫生职业教育协会
刘登蕉　福建卫生职业技术学院
路喜存　承德护理职业学院
梅国建　平顶山学院
秦敬民　山东医学高等专科学校

第2版前言

全国高职高专五年一贯制护理学专业规划教材（第1版）是由全国护理学教材评审委员会和卫生部教材办公室于2004年规划并组织编写的。全国高等医药教材建设研究会在对我国高职高专教育现状调查的基础上，按照《教育部关于加强高职高专教育人才培养工作的意见》等相关文件的精神，规划了第2版教材。

本次教材的修订继续坚持“三基五性”的原则，基本理论和基本知识以“必须、够用”为度，强调基本技能的培养。注意把握好教材内容的深度和广度，以适应高职高专教育的需要，并适当反映出学科的新进展。在保证教材思想性和科学性的基础上，特别强调教材的适用性与先进性。考虑到我国高职高专教育模式发展中的多样性，在教材的编写过程中，在保障出口（毕业生的知识和技能水平）的前提下，适当兼顾不同地区学生的要求，以确保教材的适用性。同时，本教材集传授知识、培养能力、提高素质为一体，重视培养学生的创新、获取信息及终身学习的能力，突出教材的启发性。还注意到与中职教材和本科教材的区别，从理论知识的深度和广度、技能培养的要求和教学时间上体现出高职高专五年一贯制护理学教育的特点。

本次修订根据当前精神科护理学的最新进展及精神科法律学方面的要求，充实和补充一些新的内容，以适应时代发展的需要。教材语言深入浅出，通俗易懂。在适当的部位添加案例，以案例引领教学，帮助说明问题，活跃教学内容，以体现出精神科护理技能方面的特点，突出技能护理要求。

考虑到全国各地区精神科护理学发展水平的不均衡，本次修订特意制作了教学课件，并配合《2011年护士执业资格考试大纲（试行）》，准备了大量的练习题、增加了教学指导、一并收录于课件光盘中。

本书得到了各编写单位领导和同仁们的大力支持，特别是各位认真负责的编者们的不懈努力，在此特表感谢！由于我们的编写理念与经验都有不足，因此对书中所存在的瑕疵和疏漏还请使用本书的各位老师、同学与护理同仁不吝赐教。谢谢！

周意丹

2011年6月

第1版前言

为了适应医学教育改革和发展需要，全国高等医药教材建设研究会和卫生部教材办公室组织编写了全国高等职业技术教育五年一贯制护理学专业教材，《精神科护理学》是本套教材之一。

本书遵循专业培养目标要求，淡化学科意识，系统阐述精神科护理专业的基本理论、基本知识、基本技能，根据教材的本身特点、在充分重视科学性、思想性、先进性、启发性、适用性的同时，考虑到本书的主要应用对象是初中文化起点的学生，因此，本书的基础理论遵循实用为主、够用为度的原则，重点突出“实用”二字。

考虑到本书的主要应用对象绝大多数毕业后不在精神病专科医院工作，因此本书在保持专科知识系统性的同时，刻意突出了在非精神病科内所经常遇到的精神科问题。

由于《精神科护理学》在护理学五年一贯制教学中仅占总课程的一小部分，绝大多数院校均未将其列为主干课程，因此本书编者在总论部分和每章的概述部分投入了大量的精力，力求在这些范围内将这些部分作为学习的重点，力求掌握。同时，为适应毕业后进一步掌握或遇到问题时查阅，本教材在其余的章节内较系统介绍了本专业的内容。

为便于学习和提高，本教材还附上了教学大纲及课时安排，供教学参考。

考虑到综合医院内的医疗纠纷与精神症状或心理障碍有关，本书专门增设了与精神科护理相关的法律问题等内容，供读者参考。

此外，考虑本专业学生毕业后从事社区工作需要，作者也适当编入了相关内容。

在本书的编写过程中，得到了中南大学湘雅二医院李乐之老师以及其他同行的悉心指导和帮助；同时柳州医学高等专科学校以及其他编者所在单位始终给予了财力、人力、物力上的大力支持，谨在此一并表示诚挚的谢意。

鉴于本教材组织编写的时间紧、任务重，而且有不少内容属于探索性设置，书中取舍不当、疏漏，甚至错误在所难免，恳请老师和同学们在使用过程中提出宝贵意见，以便在再版时加以改进和提高。

覃远生

2004年3月

目　录

第一章 绪 论

学习目标

1. 掌握精神、精神健康、精神障碍、精神科护理学的概念、精神科护理中常见的伦理问题、精神障碍的三级预防。

2. 熟悉精神科护理学的任务及范畴、常见法律问题及预防。

3. 了解精神医学与护理学发展简史、精神健康的特征及标志、各种精神疾病的法律鉴定。

自有人类以来，健康与疾病的问题就始终伴随着人类的发展，精神类疾病也是如此。在人类几千年文明历史长河里，对于精神类疾病的困惑、探索、求治始终伴随着人类的成长、成熟与发展。

第一节 精神医学与护理学发展简史

一、西方精神医学与护理学的发展

世界各国历史上对精神疾病的临床表现及诊治方法均有记载：古希腊时期的医生希波克拉底认为脑是思维的器官，提出了精神疾病的体液病理学说；中世纪是精神病学发展的最黑暗时期，精神病人被认为魔鬼附体而饱受虐待；18 世纪法国大革命后，法国医生菲力普·比奈尔提出解除病人的枷锁和以人道主义态度对待精神病病人，从而改善了对精神疾病的管理，被认为是精神医学史上的第一次革命。

18～19 世纪，精神病学进入医学科学的大门。1860 年，南丁格尔在伦敦创立了正式护理教育。1873 年，理查兹女士致力于精神科护理工作，从而奠定了精神科护理的基础模式，被誉为美国精神科护理的先驱。早期精神科护理都是非专业工作人员，护理功能多着重以对病人的身体照顾及生活环境的改善为主。美国于 1882 年在麻省麦克林医院成立了第一所培养精神科护士的学校。此后，精神科护理的角色功能也由协助病人日常生活及一般的身体照顾，扩展为协助观察并记录病人的临床状态和行为，以作为医师诊治病人的参考。1883 年在克雷丕林的倡导下，精神医学逐渐进入描述性精神医学的领域；他总结了前人观察研究的成果，明确了早发性痴呆及躁动狂、抑郁症和脑器质痴呆的区别，从临床和病理解剖的观点对精神障碍进行分类，为以后的生物精神病学奠定了基础。同期，弗洛伊德创立精神分析理论，从病理心理领域探讨精神障碍的病因并寻求治疗途径，这成为精神医学的第二次革命。

布鲁勒尔在 1911 年提出了“精神分裂症”的病名，取代了克雷丕林的“早发性痴呆”。1913 年约翰·霍普金斯护理学校首先开设精神科护理教育课程。1920 年由哈里特·贝利所著的第 1 本精神科护理教科书出版；20 世纪 30 年代精神医学治疗学蓬勃发展，促使精神科护理必须增加内外科护理知识和技术来协助治疗，多种精神医学的躯体疗法开始出现，如胰岛素休克疗法、电抽搐疗法等，护理在此类治疗中变得更为重要，需要很多有经验的精神科专业护士照顾病人。此后，梅耶提出精神生物学说，强调形成个性或精神障碍的现实社会环境因素，从而促进了当时心理卫生工作的开展和社会精神病学的逐渐形成；人们认识到潜意识会影响到人的思想、行为、人际关系及日常生活。精神科护士的角色也由单纯的管理者扩展到主动与病人建立治疗性关系，促进了疾病的康复，使精神科护理发展为重要的专业领域。

二战后，由于战争和战后社会经济的变迁，使得精神病人的人数急剧上升，对精神科医疗服务的需求也日益增加。1946 年美国联邦政府通过《国家心理卫生法案》，并设国立心理卫生机构，使精神科护理在政府法案及经济支持下，在教育领域上更加蓬勃发展。课程内容也扩展至精神治疗、社会学与心理学等重要领域。1952 年佩普洛在其《护理的人际关系》一书中，论及精神科护士的角色、功能和基本技巧，是精神科护理系统理论的著名文献。1953 年英国医师琼斯在其《治疗性社区》一书中，强调健全社区生活环境中的正常互动关系对病人治疗的重要性。1954 年葛蕾格进一步提出精神科护士必须创造治疗性环境，使病人有机会找出更成熟的生活适应方法，学习发展新的行为模式，进而走向独立、成长，从而促进了病房开放的实施。1955 年，“精神科护理实习”列入所有护理学校教育的必修课程中，精神病院不再附属于护理学校。1963 年后，在社区心理卫生运动的推动下，精神科护理的功能由院内封闭的给药、心理治疗走向社区心理卫生的工作领域。1964 年，美国通过了《社区心理卫生中心法案》，在社区精神卫生运动的促进下，精神科护理逐渐走出了医院，进入了社区和家庭，形成精神医学的第三次革命。

1973 年美国护理学会出版《精神卫生护理标准》。1987 年《美国精神科护理杂志》开始发行，带动精神卫生护理专业的发展。几十年来，人们已经总结出针对许多精神障碍的有效治疗、护理措施，随着医疗方法的进步，改善了精神病院的气氛，使封闭的看守式管理变成开放式管理，解除了对精神病人的人身约束，有利于病人的康复。

20 世纪 50 年代以后，精神药物广泛应用于精神病学领域，促进了当代精神病学的飞速发展。对神经介质和脑内各种受体之间的关系，以及精神疾病发生的生物机制的研究，使精神疾病可以用科学客观的方法进行诊断和治疗，生物精神医学的发展实际上成为了精神医学的第四次革命。

二、中国精神医学与护理学的发展

（一）中国古代精神医学与护理学的发展

在早期人类社会，医术附属于巫术，巫师即医师，“祝由”就是巫医的简称。早在公元前 11 世纪殷商时期甲骨文中，已有“狂”的病名。春秋战国时期的《黄帝内经》中就有“癫”、“狂”等精神疾病主要病名的确立。隋末巢元方等人在《诸病源候论》一书中强调气血不足在精神疾病发病中的作用，并将精神疾病按内、外、妇、儿科的临床特点进行划分。唐初，孙思邈在《备急千金药方》中曾分别叙述妇产科精神病、儿童精神病、营养性精神病、中毒性精神病、精神疾病的营养食疗等，并发展出一套13穴道的针灸方法。宋初，曾有人使用持续睡眠治疗精神病患的记录，与近代西方学者研究成功的治疗观点颇有相似之处。宋代中医开始分科，陈自明在《妇人良方大全》中对产科精神病的认识与治疗方法已有初步的确立，比19世纪西方学者的发现提前了6个世纪。元代较具代表性的金元四大家：刘完素（寒凉派）、张子和（攻下派）、李东垣（补土派）和朱丹溪（滋阴派），其中刘完素曾提出“火”的观点，认为身体功能的亢盛或发烧现象，常出现于感染性精神病之中，应以降心火治疗。此时期朱丹溪创立活套疗法，是中国医学心理治疗的先驱。明朝张介宾在其《景岳全书》中，区分出怒郁、思郁、忧郁和诈病，具有了心理治疗的雏形。王肯堂在其所著《证治准绳》中，将“癫、狂、痫”明确划分，是临床史上的一大进步。比西方精神医学之父克雷佩林区别早发性痴呆与躁郁症提前了3个世纪。1687年清代陈世铎已将精神疾病分为癫痫、狂病、花癫、呆病四类。王清任在《医林改错》中提出用活血化瘀的药物治疗精神疾病。张璐则分别阐述了烦躁、虚烦、即、悲、惊、悸、恐、健忘等症状的医疗方法。中医精神医学病因学上的三个主要学说：火热说、痰说和气血说都是在此时期创立的。传统中医医护不分家，强调“三分治，七分养”治疗与护理并重。中医精神医学的发展受宗教影响较少，因此能沿其学科方向自然发展，较同期西方精神医学超前数个世纪。

（二）中国近现代精神医学与护理学的发展

1854年，美国的克尔医师由长老会派至中国广州行医，建立克尔避难所；至1897年扩建为三十个床位的精神病院，是中国历史上最早的专为精神病人而设立的精神病院，也是目前广州市精神病防治病院的前身。1919年，精神医学专家沃兹教授受聘于北京协和医学院，开始中国第一个神经精神科住院医师的训练课程。1931年，北京正式成立“中国神经精神医学会”组织。1933年，北京协和医学院再聘雷门任教并扩大训练机构。1940年，成立“中国心理卫生协会”，奠定了精神医学与心理卫生发展雏形。

新中国成立后，我国精神医学进入了一个新的历史时期，至1958年，全国精神医疗机构增加至70所，床位11 000余张，较新中国成立前增加了十多倍。至1978年，全国的精神医学机构已达500余所，医疗水平与研究水平迅速提升。80年代以后对精神疾病开始了基础理论、生物精神病学、临床精神药理学、神经生化、神经内分泌、分子遗传学等学科的研究。2001年，《中国精神疾病的分类方案与诊断标准》第3版（CCMD-3）制定并公布，成为了临床医生诊断不可缺少的工具。目前，精神医学的工作领域已经沿着生物-心理-社会医学模式走向多学科综合探讨，临床精神医学趋向于联合应用不同的治疗措施，采取群防群治的社区医疗，并扩展到各种心理卫生及行为问题和人群心理健康方向。

第二节 精神健康、精神障碍、精神科护理学

一、精神健康

（一）概念

1. 精神 又称心理，是人的意识、思维和心理状态的总称。精神是通过精神活动表现出来的，精神活动的物质基础是人脑，脑的结构与功能的正常与否是精神活动的基础；如果人脑受到了外伤或疾病的侵袭，相应的功能便会受到损害，出现精神障碍。

2. 精神健康 又叫心理卫生，是指以积极有效地维护和促进大众的心理健康，预防精神疾病，保持良好的身心健康，去适应各种社会环境的措施和方法。精神健康有广义与狭义之分，广义的精神健康是指维护和增进心理健康、培养健全的人格，提高人类对自然环境和社会环境的适应能力；狭义的精神健康是指预防和矫正各种精神障碍的具体措施。

（二）精神健康的特征及标志

1. 精神健康的特征 智力正常、人格完整、能主动适应环境、情绪健康、人际关系和谐、心理行为符合年龄特征。

2. 精神健康的标志 有幸福感，热爱生活，对行为能自我控制，能认识和适应现有的限制和是非界限；能正确评价现实环境；工作效率高，在自身能力范围内能做好要做的事；有良好的自我概念。

二、精神障碍

精神障碍（mental disorders）是一类具有诊断意义的精神方面的问题，特征为认知、情绪、行为等方面的改变，可伴有痛苦体验或功能损害。精神障碍包括精神分裂症、阿尔茨海默病、精神活性物质所致精神和行为障碍、心境障碍、神经症性障碍、应激相关障碍、躯体形式障碍、人格障碍等。

知识链接

正确认识精神障碍病人

精神障碍病人可能会出现某些怪异行为，会使人感到恐惧和危险，因而产生厌恶和躲避，因此护士需要正确认识他们。①精神障碍病人是一个有社会价值的人；②他们只是部分偏离了正常；③他们的行为具有一定的目的性及意义；④他们对环境具有高度的敏感性；⑤精神障碍病人的行为具有习得性；⑥他们可能会发生危害自己和他人的行为。

三、精神科护理学

（一）精神科护理学的概念

精神科护理学（psychiatric nursing）是研究精神障碍病人的异常精神活动和行为，并为其提供护理、康复及为正常人提供保持精神健康方法的一门护理分支学科。

（二）精神科护理学的任务及范畴

1. 精神科护理学的任务

（1）研究和实施对各种不同类型的精神障碍病人的护理，用护理程序的方法为病人提供艺术性的护理，并在分类护理的基础上，深入研究新型规范化护理方法。

（2）研究和实施对精神障碍病人的科学管理方法与制度，为病人创造安全的治疗与休养环境，以利于疾病的治疗。

（3）研究和实施与精神障碍病人的沟通技巧，探索与病人交流的规律，与病人建立积极的治疗性关系，从而有效提高护理效果。

（4）研究和实施精神障碍病人的家庭与社区护理，做好离院病人的服药与管理工作，保障病人的康复率与康复水平，为实现医院、社区、家庭和全社会共同防治精神障碍，提高人群的精神健康水平。

（5）研究和实施精神障碍病人的病案管理，为提高精神科护理学的医疗、护理、教学、临床科研水平积累资料，并在必要时作为法律与劳动鉴定的原始资料。

2. 精神科护理学的范畴

（1）治疗性护理：是针对住院的精神障碍病人的护理。包括根据精神障碍的治疗及护理程序为病人提供安全舒适的治疗环境；与病人建立良好的护患关系；对病人进行日常生活护理。

（2）预防保健：是护士针对社区居民的生活环境、人口、职业、教育水平等方面的特点，运用心理学、精神医学、社会学、公共卫生、护理学等方面的知识对人们进行心理卫生方面的指导，学习适当调节压力的方法，满足人们心理健康方面的需要，预防精神障碍或疾病的发生。主要应在社区进行，也可在学校、企事业单位等场所进行。

（3）康复训练：护士与康复训练师配合，采用日常生活能力训练、社交技能训练、工作及学习技能训练、文体娱乐活动训练等方法对病人进行康复训练。目的是协助病人培养生活技能、社交技能和工作学习技能，促进病人与亲人及其他人员的关系，帮助病人尽快融入社会生活，并能在患病状态下具有良好的生活质量。

（4）健康教育：在医院环境下主要是针对病人及家属实施有关精神障碍的治疗、护理、预防复发、康复等方面的健康指导。在社区及家庭环境下有针对性地实施社区康复、用药安全指导、预防复发、减少再次入院以及独立能力的培养等方面的健康教育，目的是使所有护理对象都能发挥自己的潜能，保持其自身条件下的最佳心理健康状态。

（三）精神科护理学的发展前景

目前，全球经济的快速发展以及生活环境的改变，对人类的身心健康带来极大的冲击，全球约有 4.5 亿人患有各类精神障碍，占全球疾病总负担的近 11%。我国的精神卫生问题也十分严峻，它在疾病总负担中排名第一，约占疾病总负担的 20%。1999 年据 WHO 保守估计，我国抑郁症病人约为 3600 万人，其中自杀发生率为 5%～15%。每年因自杀死亡的人数约为 27.8 万人，女性自杀死亡率比男性高 25%，农村自杀率是城市的 3 倍。中国疾病预防控制中心精神卫生中心 2009 年初公布的数据显示，我国各类精神疾病病人人数在 1 亿人以上。如此触目惊心的数据表明国家必须下大力气，“动员全社会，努力为精神障碍病人重返社会创造适宜环境”。要号召全社会共同关注精神健康，科学地认识精神障碍，尊重精神障碍者的人格尊严，保证他们的权利。因此，在未来的几十年里，如何满足人们对精神卫生方面的需求将是对精神科护理的极大挑战。未来，一部分精神科医疗机构将会向小型化、家庭化、社区化发展，社区精神科护士将应运而生，他们将主要负责社区内精神病人的定期随访、维持治疗、服药监测和家庭支持治疗，同时联络着病人和医生，使病人能得到及时正确的治疗。

未来的精神科护士可能会在许多不同的医疗机构中执业，如精神病院、社区精神卫生中心、综合医院、社区卫生机构、诊所、各级保健组织、危机干预部门。并且，未来的护士可能会更加专业化，精神科护理有可能会发展成为一门独立的护理专业，需要特定的教育背景和执业资格认证。但是，对于精神科护理学来说，它的发展是否能满足社会的需求还将取决于全体从业护士的不懈努力与积极进取。

第三节　精神科护理中的伦理问题

一、伦理及相关概念

1. 伦理　是指在处理人与人、人与社会相互关系时应遵循的道理和准则。它不仅包含着人与人、人与社会和人与自然之间关系处理中的行为规范，而且也深刻地蕴涵着依照一定原则来规范行为的深刻道理。它也指做人的道理，包括人的情感、意志、人生观和价值观等方面，是人际之间符合某种道德标准的行为准则。

2. 伦理学　是研究道德的科学，是关于优良道德、道德价值的科学。它是一套道德准则，以寻求道德判断确证的科学。

3. 护理伦理学　是研究护理道德的科学，它用伦理学的理论、原则和规范来指导护理实践，协调护理工作领域中的人际关系，对护理实践中的伦理问题进行分析、讨论并提出解决方案。

二、护理伦理的基本原则

1. 自主　是指每个人都有不受外界干扰，自由选择自己行为的权利，即每个人决定自己命运的自主性应该受到尊重。但其前提是个体有能力作自主决定。在临床护理工作中有些病人如婴幼儿、失去知觉者、精神障碍病人，通常有代理人来代表病人行使自主权。

2. 有利　是指一切为病人的利益着想，尽量做对病人有益的事情，避免伤害病人。但在临床工作中，护士不应过分强调有利原则而损害病人的自主权。

3. 无害　是指护士不要做对病人有害的事，并要求护士做到有同情心、仁爱、和蔼。特别是当护士不赞成病人的某些观点或行为时，从无害原则出发，不能拒绝护理病人。

4. 公正　是指当护士面对各种不同种族、肤色、年龄、职业的病人时，要给予公正的护理。公正护理的实质就是平等，当涉及医疗资源分配时，首先应考虑病人的需要，其次，医疗资源的分配应符合生命质量不断优化、提高的需要。

5. 忠诚　是指护士要忠诚于承诺。忠诚原则指出即使护士不同意病人的决定，也要尊重病人，它还包括为病人提供全程护理服务。

6. 知情同意　是指所有的护理措施都应得到病人及家属的同意，但前提是病人必须完全了解有关护理措施的全部内容及信息。从伦理学上讲，病人的主体地位是由其自主权所体现的，每个人有权决定自己是否接受某项治疗或护理措施，因而要对治疗或护理措施十分了解。

三、精神科护理中常见的伦理问题

1. 行为控制　是指通过一定的手段使受控者的行为达到控制者的要求。多用于神经科、精神科及有心理障碍病人的治疗护理过程中。行为控制分为信息控制和强制控制。信息控制是指控制者通过调节信息输入来刺激受控者并影响其行为，如心理治疗。强制控制是指控制者通过直接操作和干预身体过程来改变受控者对刺激的反应，影响其行为，如精神药物的治疗。在精神科治疗中，行为控制不可避免地会侵犯病人的利益和自主权，产生伦理学上的争议。因此，在实施行为控制时，应遵循相关的道德原则。第一，行为控制应有利于使病人的行为趋于正常；第二，应尽量避免对病人身体和理智能力的侵害；第三，应避免使用从根本上改变病人个性的方法。第四，不能在隐瞒和欺骗的情况下实施行为控制技术。

在需要对病人进行约束和隔离时，应先隔离后约束，只有在隔离无效时才能再进行身体约束。对精神障碍病人，约束和隔离的适应证是：①避免明确而急迫的对自身和他人的危险，用其他方法无效且不适合时；②避免打断治疗计划或损害病人身体健康；③协助治疗；④减少过分的感觉刺激；⑤遵从病人自己的合理要求。尤其需要注意的是在实施这些措施时，只能由合格的医务人员作出书面医嘱，该医嘱应是针对特定病情并且应当有时间限制，护士应定期巡视和检查病人的情况，并作好记录；应保证约束不对病人身体产生损害。

2. 自主决策 在精神科护理中，自主决策是指病人有自主选择与健康相关行为的权利，有时可能会与医务人员选择不符。这时，就需要医务人员从实际出发，认真分析具体问题，给出最合理的解决方案，以达到促进病人康复的目的。

3. 知情同意 是指病人有权知道自己的病情，并对医护人员采取的治疗护理措施有决定取舍的自主权。在精神科护理中，知情同意比较复杂，因为病人常常否认自己的疾病，其决策能力经常会受到疾病的影响；而当其接受治疗后，决策能力就会得到恢复。因此，护士必须评估病人的决策能力。在某些特定情况下，知情可能会给病人造成伤害，违背无害原则，但也可能对病人有利，与有利原则相符合。因此，如何维护病人的最大利益是解决问题的关键。可以对病人直接处理的情形是：①对生命和健康有紧急威胁时；②被认可的紧急事件；③病人无行为能力，又无法联系其代理人时；④病人自动委托时。

精神障碍病人实施精神外科手术治疗的，或对精神障碍者进行新药、新疗法临床实验时，应有严格的知情同意程序。

4. 维护隐私 隐私权是指病人依法享有的私人信息不被他人非法侵犯、搜集、利用和公开的一种人格权。病人隐私主要是指病人为诊治疾病而告诉医务人员的某些不愿意让他人观察和接触的身体部位、生理特征、心理活动和对公众无害的“过失”行为。精神病人的个人隐私未经个人允许不得公开，但当其隐私与公共利益冲突时，需要护士在维护隐私与第三者安全和健康中做出决策。同时，护士在对上述问题做出决策时不能违背国家法律、规章制度和道德要求。

第四节 精神科护理中的法律问题

一、法律及相关概念

1. 法律 是国家制定或认可的，由国家强制力保证实施的，以规定当事人权利和义务为内容的具有普遍约束力的社会规范。

2. 司法精神病学 应用临床精神医学的理论研究和解决有各种精神障碍的病人在刑事诉讼和民事诉讼中的地位和法律责任的学科，是临床精神医学和法学基础的交叉学科，具有医-法双重属性。司法鉴定的主要目的是：①合理解释和说明被鉴定人精神状况，及其与本人危害行为之间的相互关系；②维护精神病人的合法权益。除涉及精神障碍病人相关的法律问题（如各种法律能力、精神操作程度、劳动能力、伤残等级等）外，还涉及精神障碍病人危险行为的预测预防；精神障碍病人各项权益的法律保障、有危害行为的精神障碍病人的治疗与监护、精神医学临床实践中相关的伦理和法律问题、精神卫生立法等问题。

二、相关法律

1. 民法 是规定并调整平等主体的公民之间、法人之间及公民与法人之间的财产关系和人身关系的法律规范的总称。精神病人的行为涉及民事法律问题时，需要对其在实施该行为时的民事法律能力做出鉴定，包括行为能力、婚姻能力、合同能力和遗嘱能力等。

2. 刑法 是关于犯罪和刑罚的法律规范的总称。精神病人实施了我国刑法所禁止的行为后，必须对其在实施该行为时的刑事法律能力做出鉴定。精神病人的刑事法律能力是指达到法定责任年龄的精神障碍者，在刑事诉讼中对自己行为承担法律责任的刑事诉讼主体资格，包括责任能力、受审能力、服刑能力、自卫能力和作证能力等。

3. 卫生法 是由国家制定或认可、并由国家强制力保证实施的、调整在卫生活动过程中所发生的社会关系的法律法规的总称。它的宗旨是保护人体健康、调整人们在与卫生有关活动中形成的各种社会关系。卫生法形式多样，包括专门法律、法规和规章以及其他法律规范中的相关条款。我国的护士条例、医疗事故处理条例等都隶属于卫生法规系统，在精神科法律问题的处理中起着重要的作用。

三、精神科护理中常见的法律问题及预防

（一）精神科中常见的法律问题

1. 病人的入院形式 精神障碍病人的入院形式非常重要，病人的权利和医务人员的责任都因入院形式而不同。

（1）自愿入院：病人因自己的精神障碍状态而自愿要求住院，称自愿入院。当病人可能会对自己或他人造成危险，或者严重的精神病状态，生活不能自理，但是愿意并且能够入院接受治疗时，也叫自愿入院。自愿入院有不同于其他入院病人的特定权利，但当自愿入院病人如果在治疗过程中因暴力倾向可能伤害自己或他人时，也没有拒绝接受治疗的权利。自愿入院的病人虽然不能在任何时候都可以要求自动出院，但有申请出院的权利。

（2）非自愿入院：当病人可能会对自己或他人造成伤害、病情需要治疗、丧失生活能力时被监护人或法定机构送入院时，称非自愿入院。

1）强制入院：通常是指因精神障碍症状，致使病人生活不能自理，或者有对自己或他人造成伤害的可能性而被送入院。生活不能自理指的是无法利用现有的资源维持生活，而不是指病人缺乏日常生活资源。拒不接受诊治而又有危险者可以由当地公安机关强制入院。

少数情况下会出现不但病人拒绝入院，其家属也坚决反对入院的情况，但其不入院会对社会、他人或自身造成危害，此时需要有两名以上有经验的医生鉴定同意，同时经过政府或公安、司法部门的批准，强制其入院。

2）司法鉴定入院：当病人出现危害社会行为或犯罪行为，需要住院观察，进行司法精神鉴定时，其入院和出院均由委托单位办理手续。未经委托单位同意，其他人员不能探视。

由于很多精神障碍病人存在自知力障碍，不承认有病，拒绝入院。需要强制入院时，

一般需要满足两项条件：①病情必须达到一定的严重程度，如有重症精神障碍病人有严重危害他人人身安全和暴力行为、有明显的自伤自杀行为、严重扰乱社会秩序时；②符合病情严重程度的病人可以由其亲属、法定监护人或法定代理人提出要求或申请，经医生检查认为确实患有精神疾病并签发住院证后才能办理入院手续。

2. 治疗中的知情同意 知情同意是病人的权利，医疗机构应予以尊重。在实施手术、特殊检查、特殊治疗时，应当向病人和家属作必要解释。护士在此过程可能不负主要责任，但护士有义务对护理方面的服务作出解释。在提供有关资料时，应注意与医生保持一致。

在获得病人的知情同意时，护士的责任是：①病人在做出决定前是否获得了足够的相关知识；②病人是否具有做出决定的能力；③决定是否按照病人的自由意志，即没有他人的压力或强迫。

当在客观上不能履行告知义务时，医疗机构的告知义务可以免除。如在急、危重病人的抢救时或当精神障碍病人可能危害自身或他人时，可以由护士使用保护性约束，同时护士应在护理文件内记录使用原因和使用经过并及时向医生反映情况。

3. 隐私权 出于治疗需要或对医务人员的信任，病人在治疗过程中会对医务人员说出其心中的秘密。对于精神障碍病人来讲，这种隐私有时对疾病的诊断和治疗能起到重要作用。作为医务人员，无论病人的隐私是否与病情和治疗有关，都应为其保守秘密，否则可能会损害病人的名誉和家庭幸福。医务人员也会因此而被诉讼。

4. 人身自由 人身自由是宪法赋予每位公民的基本权利之一。任何人包括医务人员，对精神障碍病人不能因为其行为乖张而非法拘禁，或以其他方法进行非法剥夺、限制其人身自由；不能非法搜查其身体；其人格尊严也不能受侵犯；不能因其丧失理智而对其进行侮辱取乐、歧视和诽谤。

5. 女病人的性保护 《中华人民共和国刑法》第二百三十六条第一款规定，任何人如果对患有精神障碍的女病人，利用其丧失自我防卫能力或性的反常行为而与之发生性关系的，不论其自愿与否，都将作为强奸罪论处。如果在院期间发生此类问题则属于医务人员失责，应承担相应的刑事或民事责任。

6. 精神障碍病人的违法行为 是指患有精神疾病、精神发育迟滞或人格障碍等精神障碍的病人出现的相关法律问题。如在意识障碍状态下破坏财产的行为、在幻觉或妄想的支配下出现的杀人行为等。对此类问题的处理主要涉及病人的行为能力和刑事责任能力，见本节四、各种精神疾病的法律鉴定。

（二）精神科常见法律问题的预防

1. 防止侵权与犯罪的发生 侵权行为是指对某人或许多人的人身权利不应有的侵犯。犯罪是指一切触犯国家刑法的行为。侵权不一定是犯罪，但犯罪必定包含对被害者合法权益的侵犯。护士在护理活动中必须防止侵权和犯罪的发生，大多数护士都不会故意实施侵权和犯罪行为，但在工作中会有导致这种行为的危机存在，如涉及病人的隐私权、知情同意权、人身自由权等法律问题时，需要护士充分了解病人应有的权利和自己应尽的义务。尊重、爱护病人，尽职尽责，随时对工作进行评估。

2. 防止出现护理过失行为 过失是指行为人应当预见自己的行为可能危害他人的合法权益，但因为疏忽大意而没有预见，或已经预见但轻信能够避免。护理上的过失可能没有对病人造成严重的伤害，只是构成了侵权；但也可能因此造成恶果而致病人死亡，这就构成了犯罪。如没有及时观察病情、治疗时没有按规定查对、没妥善保管药品。

3. 执行医嘱的合法性 护士应当严格执行医嘱，不能执行错误，也不能盲目地执行。执行医嘱错误有4种情况：①执行失误；②擅自改变；③无故不执行；④没有医嘱自行实施。

4. 其他问题 精神科护士还应注意药品的管理、医疗护理文件的记录、病情观察等方面的问题。药疗时，要防止病人藏药、吐药、抢药、吃错药。调查表明，当精神科护理记录中如有明显的缺陷，可能导致不必要的法律纠纷的发生，其中包括：内容不具体、缺乏连贯性、前后不一致、忽视躯体症状等。同时，由于病人应用抗精神病药物后会出现反应迟钝，可能会掩盖某些症状。如病人发热超过39℃，心率120次/分，但没有不适的主诉，因此护士可能会忽视。

四、各种精神疾病的法律鉴定

（一）司法精神鉴定的实施

司法精神鉴定是指鉴定人受司法机关的委托，运用精神医学的专业知识，对被鉴定人的精神状态及相关的法律能力等作出评定的过程。2005年2月28日全国人大常委会颁布了《关于司法鉴定管理问题的决定》，确立了建立统一的司法鉴定管理体制的基本目标和基本框架。

（二）精神病人法律能力的鉴定

1. 刑事责任能力 刑事责任能力是辨认和控制自己实施危害社会行为的能力。实施危害行为时具备刑事责任能力者应依法追究其刑事责任。精神障碍病人由于疾病影响，可能在幻觉、妄想等精神症状支配下出现冲动、毁物伤人的行为，其刑事责任能力可能因患精神疾病完全丧失或者减弱。世界各国都对精神障碍病人患病期间出现违法行为有减免刑罚的规定。之所以减免刑事处罚，一是此类病人实施违法犯罪行为因受疾病影响，常常不能对行为负责；二是对精神障碍病人实施刑罚客观上达不到惩戒的效果。《中华人民共和国刑法》第十八条规定："精神病人在不能辨认或者不能控制自己行为的时候造成危害结果，经法定程序鉴定确认的，不负刑事责任，但是应当责令他的家属或者监护人严加看管和医疗；在必要的时候，由政府强制医疗。间歇性的精神病人在精神正常的时候犯罪，应当负刑事责任。"精神障碍病人刑事责任能力分为完全、部分（限制）、无责任能力。

2. 民事行为能力 是指民事主体能以自己的行为取得民事权利、承担民事义务的资格。行为人对自己的行为能够理解，并能预见其后果即有行为能力，否则即视为无行为能力。这些能力可能因患精神障碍完全丧失或者减弱。我国《民法通则》第十三条规定，"不能辨认自己行为的精神病人是无民事行为能力人，由他的法定代理人代理民事活动"。《最高人民法院关于贯彻执行〈中华人民共和国民法通则〉若干问题的意见（试行）》第五条规定："精神病人（包括痴呆症人）如果没有判断能力和自我保护能力，不知其行为后果的，可以认定为不能辨认自己行为的人；对于比较复杂的事物或者比较重大的行为缺乏判断能力和自我保护能力，并且不能预见其行为后果的，可以认定为不能完全辨认自己行为的人。"精神障碍病人的民事行为能力可分为完全、部分（限制）、无行为能力。

（三）各种精神障碍病人法律能力的鉴定

1. 精神分裂症及其他精神病性精神障碍 精神分裂症病人违法行为占司法精神病学总数的第一位。一般来讲，精神分裂症病人在疾病发作期出现违法行为，且作案行为与精神疾病直接相关时，评定为无刑事责任能力；处于发病期，但作案行为与精神症状不直接相关，或不完全缓解期及残留期评定为限定刑事责任能力；处于稳定缓解状态者评定为完全刑事责任能力。

作案动机是较为重要的参考因素。在幻觉、妄想即“病理动机”支配下作案评定为无责任能力；现实动机支配下作案一般评定为完全责任能力；有的既有现实因素，又有病理成分，一般评定为有（部分）责任能力；有的作案没有明确动机，如一青年男性精神分裂症病人将路过其门前的一名未曾见过面的小学生一刀杀死，鉴定时他自己也说不清为什么这样做，不明动机事实上是丧失了辨认和控制能力，评定为无责任能力。行为能力和责任能力的评定原则大体上相同。

心境障碍中抑郁症病人的暴力行为近年来广泛受到国内外学者的重视。如抑郁症病人可发生所谓的“扩大性自杀”(homicide)，是由于病人存在强烈的自杀观念，又出于对配偶或子女处境的同情和怜悯，认为自己无能为力和不忍心遗弃亲属，因而在自己自杀前杀死亲属而后自杀。在责任能力评定上，具有抑郁妄想综合征的抑郁病人对自己的行为往往丧失辨认能力，一般判定无责任能力；而具有焦虑症状（或激越性）的抑郁病人对自己的行为往往具有辨认能力或辨认能力下降，一般应视为有责任能力或限定责任能力。面对某一具体案例时要具体情况具体分析。

2. 脑器质性、躯体疾病及精神活性物质所致精神障碍 此类障碍在临床上表现为：①急性脑病综合征时，主要表现有意识障碍，丧失了对自身行为的辨认和控制能力，出现违法犯罪时，评定为无责任能力。②慢性脑病综合征和精神病性症状时，表现类精神分裂症、抑郁状态、类躁狂状态，达到精神病性程度，如果作案行为与精神疾病直接相关时，评定为无责任能力，程度较轻的评定为有（部分）责任能力。③人格改变者评定为完全责任能力，部分从轻评定为有（部分）责任能力。④智能障碍者参照精神发育迟滞评定责任能力。

精神活性物质所致精神障碍常见有急性酒精中毒，由于表现出意识障碍，辨认和自控能力都受到损害，容易出现违法犯罪行为。普通醉酒状态评定为完全责任能力，因为在饮酒前被鉴定人就应预见饮酒后可能出现的后果；复杂性醉酒一般评定为有（部分）责任能力。酒精中毒性脑病、酒中毒性妄想症、酒中毒性幻觉症等，由于其病情达到精神病性程度，参照精神分裂症鉴定原则进行评定，一般评定为无责任能力和无行为能力。

3. 精神发育迟滞 精神发育迟滞病人辨认和控制能力较弱，容易因受到暗示和教唆而犯罪，也容易受到人身侵害。女性病人常因被强奸或诱奸而要求鉴定其行为能力和性防卫能力，以明确施加侵害的犯罪嫌疑人的法律责任。一般参照智商结果予以评定。智商在34分以下者为无责任能力，35～49分者评定为有（部分）责任能力，50～69分者评定为完全责任能力。行为能力评定原则大体相同。不过，智商测定不应是我们评定责任能力和行为能力的唯一依据，应结合生活、学习和工作能力综合评定。

4. 人格障碍和性心理障碍 狭义的人格障碍指反社会性人格障碍。反社会性人格障碍者缺乏正常的道德伦理观念，行为具有冲动性，容易出现违法犯罪行为。生物学研究发现这类人的大脑成熟延迟，皮层警觉性低下，脑电节律变慢，表明脑功能不良。但在绝大多数情况下他们对自己的行为仍有充分的辨认能力；而且人格障碍的程度越严重，反社会性就越强，对社会危害性越大，医疗措施难以奏效，必须给予强制性处罚措施，一般评定为完全责任能力。对曾有脑部疾病病史和脑损伤病史、脑电图或脑影像学检查有明显异常者，可以酌情评定为有（部分）责任能力，但应严格掌握。

各类性心理障碍者的现实检验能力并未受损，并未丧失是非辨别能力，对自身的所作所为能够清楚地评价，一般评定为完全责任能力。恋尸症、性施虐症等，因其社会危害性较大，法律上往往从重处罚。

（四）对接受鉴定者的护理

出于司法精神鉴定的特殊性，对被鉴定人的护理应有别于一般的精神科护理常规，这体现在：

1. 特殊观察 护士在护理过程中应特别注意观察是否存在伪装精神异常的情况。正常人可以伪装出精神病性症状，但不能持久，容易被识破。一般伪装精神异常者常有以下特征：

（1）症状骤然出现或终止；

（2）症状有夸张、过分的特点；

（3）症状易受外界影响，容易出现改变；

（4）发作有间歇性；

（5）对周围环境敏感，情感反应灵活；

（6）强调自己有病。

2. 特殊的护理措施 被鉴定者应被安置在易于观察的病房，由专人24小时监护并做到“四不”，即护士不能歧视被鉴定人、不能直接涉及案情、不能暴露自己的观点、不能直接指出其伪装表现。

在安全护理上应注意的问题包括：①适当限制被鉴定人的活动，避免其模仿其他精神病人的症状；②严禁被鉴定人的家属和其他人员探视，严格控制书信、电话来往；③不能参加工娱活动，不实行开放管理，严格检查环境安全；④严密观察其认知、情感和行为表现，详细交班；⑤对责任重大者和企图自杀者，要特别警惕，进行耐心的正面疏导；⑥对兴奋躁动者可以在必要时采取保护措施。

五、精神卫生立法

精神卫生法在不同时代、不同国家有着不同的要求。早在1800年，英国就在世界上第一个制定了精神卫生条例，以法律的形式收容或监视精神病人。世界上第一部正式命名的《精神卫生法》，是法国于1938年颁布的，以后各国相继制定了自己的精神卫生法。1991年第46届联合国大会第75次全体会议通过了《保护精神疾病患者和促进精神健康》的决议，并以决议附件的形式对精神立法提出了25项原则。1996年WHO将其概括为10项内容：①精神保健的获得；②与国际通用原则一致的医学评定；③提供恰当质量的精神保健；④在最少限制的环境中提供保健；⑤自我决策；⑥在实施自我决策时有得到帮助的权利；⑦有复查程序；⑧合格的决策者；⑨自动定期复查程序；⑩尊重法律程序。

我国没有统一的《精神卫生法》，对精神疾病病人的合法权益保障少量的体现在《刑法》、《刑事诉讼法》、《民法通则》、《劳动法》、《残疾人保障法》、《精神疾病司法鉴定暂行规定》等相关法律法规中。我国的精神卫生立法在经历25年的漫长修改后，目前已经进入到最后阶段，于1985年起草，2000年成文的《中华人民共和国精神卫生法》在经过多次的讨论和向全社会征求意见后，正等待人大的最后通过。其中含有精神障碍者的权利、精神卫生机构、精神障碍者的治疗措施、社区精神卫生服务、保障措施、法律立法等多项内容。北京、上海、武汉、宁波、杭州等地出台的地方性精神卫生条例中则较多地规定了精神障碍病人的权利。

《精神卫生法》的出台，有利于我国社会主义精神文明的建设；有利于全面提高我国精神卫生水平和预防精神障碍的能力；有利于保障病人权益，促进病人的康复，增进公民的心理健康。另外，除了保护病人的权益外，还可在医疗纠纷中举证医院“无过错”。所以，不断完善相关法律法规、部门规章和技术性规范，并严格在临床工作中加以贯彻执行，将是防范精神科医疗、护理事故差错或医疗纠纷的重要措施。

第五节 精神障碍的预防

一、概 述

预防精神病学（preventive psychiatry）是临床精神病学范畴的延伸及其重要组成部分，而不是离开精神医学临床实践的单纯公共卫生工作。精神疾病是人类常见病和多发病之一，随着工业化、城市化、家庭结构和人口结构的改变、人类预期寿命延长、生活事件和各种心理卫生问题的增加，精神卫生服务也必须从单纯的治疗转移到预防、治疗和康复并重的服务。1964 年 Caplan 首先倡导预防精神障碍的重要性，并提出了“三级预防”（tertiary prevention）模式，从此，世界各国结合各自的社会制度、文化与民族特点，综合性地开展了精神障碍的预防工作。我国也制定了符合本国国情的“三级预防”体系。

但是，目前的“三级预防”模式没有能够将预防、治疗与康复三者较好地整合起来。迄今为止，大部分精神障碍的病因不明，因此一级预防的概念不明晰，有人提出，将预防仅用于精神障碍发生前的干预（intervention）。分为三个层次：

1. 一般性预防干预（universal preventive interventions） 面向一般公众或全体人群，向他们宣传、普及精神卫生知识，提高公众的精神卫生水平。

2. 选择性预防干预（selective preventive interventions） 面向易患精神障碍的高危人群，如教育“性工作者”使用“安全套”，以避免或减少因感染艾滋病而引起的精神障碍。

3. 指征性预防干预（indicated preventive interventions） 面向具有精神障碍的早期表现或具有精神障碍素质因素，但尚不符合诊断标准的个体。根据具体情况及可利用的资源，有的放矢地、有针对性地开展预防性干预。

二、精神障碍的三级预防

（一）一级预防

一级预防（primary prevention）即病因预防，通过消除或减少病因或致病因素来防止或减少精神障碍的发生，属于最积极、最主动的预防措施。主要内容包括：

1. 对病因明确的疾病 如脑器质性精神障碍、精神活性物质所致精神障碍、精神发育迟滞等加强对原发病的卫生宣教，使社会大众了解相关的疾病知识，理解致病因素对人体的伤害，加强自我保健意识。

2. 加强遗传咨询 防止近亲结婚，减少精神障碍发生率。

3. 提高全民心理素质 对一些具有易患精神障碍的“高危人群”，包括具有特殊心理素质者和从事高心理压力职业者，应采取特殊的心理干预措施，提供心理宣泄的途径，预防和减少精神障碍的出现。

4. 增进精神健康的保健工作 充分加强精神卫生知识的普及和宣教，及时提供正确的心理咨询服务，提高人们对精神健康的自我保健意识，是减少与各种应激因素有关的心理障碍发生的有效途径。

5. 加强精神疾病的病因学研究 定期进行精神障碍的流行病学调查，研究精神障碍在人群的发生率、发病规律、影响因素和分布情况，结合地区人口构成的变化，为相关部门制订规划、进行决策，从宏观上预防精神障碍的发生提供依据。

（二）二级预防

二级预防（secondary prevention）的重点是早期发现、早期诊断、早期治疗，并争取疾病缓解后有良好的预后，防止复发。由于许多精神障碍具有慢性或亚急性起病、症状隐匿、临床表现缺乏明确特征性等特点，往往失去早期干预的机会。因此，二级预防是精神障碍防治工作中极为重要的环节。其主要内容包括：

1. 早期发现 积极、深入并有计划地向群众宣传精神障碍的有关知识，提高人们早期识别精神障碍的能力，同时，要改善人们对精神障碍以及精神疾病病人的偏见，及时就医，把疾病控制在萌芽状态。

2. 早期诊断 对确认或可疑的精神障碍者，指导病人及家属及时就诊，明确诊断。

3. 早期治疗 在综合医院内设立精神科和心理咨询科，做好会诊联络、咨询及培训工作，帮助非精神科医师早期发现与治疗精神障碍病人。

（三）三级预防

三级预防（tertiary prevention）的要点是做好精神残疾者的康复训练，最大限度地促进病人社会功能的恢复，减少功能残疾，延缓疾病衰退的进程，提高病人的生活质量。其主要内容包括：

1. 积极谋求各级政府部门对精神障碍的重视和支持，协调各相关部门工作，构成精神障碍防治康复体系，为减少精神残疾、提高精神障碍病人的生活质量和生活保障提供医疗体制上的帮助。

2. 对经过治疗、病情趋于稳定的病人，进行多种形式的心理治疗和康复训练。让病人正确认识疾病、正确认识自己，克服性格弱点，正确应对现实生活中的各种心理社会问题和矛盾。同时，督促病人按时按量服药，防止疾病恶化、努力减少残疾，使病人最大限度地恢复心理和社会功能。

3. 建立各种工娱治疗站、作业站、娱乐站，对病人进行康复训练，同时进行健康教育和疾病咨询，使病人早日恢复家庭生活和社会功能。

4. 做好出院病人的定期随访工作，使病人能够接受及时而有针对性的医疗指导和服务。调整出院病人的生活环境，动员家庭成员支持和参与病人的康复活动，指导家庭成员为病人制订生活计划，努力解决病人的心理健康问题和日常生活中的实际困难。

5. 关心精神障碍病人，重视心理、社会环境对疾病预后、复发的影响。妥善解决精神障碍病人以及精神残疾者恢复工作或重新就业等问题，提高他们的生活质量。

考点提示

1. 精神科护理的三级预防。

2. 精神科护理中常见的伦理问题、法律问题及预防。

（周意丹）

思考题

1. 基本概念：精神、精神健康、精神障碍、精神科护理学、司法精神病学。
2. 精神科护理学的任务及范畴是什么？
3. 试述精神科护理中常见伦理问题。
4. 试述精神科护理中常见的法律问题及预防。
5. 试述精神科三级预防工作的主要内容。

第二章　精神障碍的整体护理

学习目标

1. 掌握精神科护士的素质要求、护患关系的概念和特征。
2. 熟悉护患关系中常见的障碍及处理原则、治疗性沟通技巧。
3. 了解会诊-联络精神科护士基本内容。

由于精神障碍的特殊性，要求精神科整体护理应侧重于病人的心理、社会方面的问题，尽量帮助病人舒缓不良情绪，改变病人不正常的行为模式。

第一节　精神科护士的角色、作用和素质要求

一、精神科护士的角色和作用

随着社会的进步和精神医学及护理学科的发展，精神科护理已发展成为一门独立的专业，精神科护士的角色也发生了一系列的改变。另外，由于精神科护理工作的性质、任务、范围及对象异于普通病人，精神科护士要承担多种不同的角色。

（一）管理者

管理包括两个层面：一是精神科护士要对病房的设备安全，病人的生活环境，物品环境，个人卫生，娱乐活动，康复治疗等起管理的作用；二是精神科护士要制定并宣传对精神病人有保护和治疗作用的规章制度。

（二）督导咨询者

护士与病人接触时间最长，也是病人的主要倾诉对象。精神科护士需要具备良好的心理素质和丰富的专业知识，能耐心回答病人提出的问题，同时要对精神病人的病态行为进行矫正，以使其恢复社会功能，为回归社会做好准备。

（三）治疗者

精神科护士的治疗作用体现在各种治疗中，如给药、输液、无抽搐电休克治疗(MECT)、行为矫正、松弛治疗、康复治疗等。美国精神病护理专家佩普洛认为“精神科护士最核心的概念是心理治疗的角色”，所以护士在完成一般治疗的基础上应对病人实施心理治疗。

（四）辅导者

包括两个方面：一是对病人疾病相关信息和健康知识的指导，使其尽快康复回归社会

以及病愈后使其不再复发或减少复发的辅导；二是对实习护生和新护士的培养，帮助他们进入精神护理工作领域，发展其护理专长。

（五）协调者

现代精神医学采取团队工作的方式。在对病人进行一个整体的治疗中，对整个治疗团队（如精神科医生、精神科护士、社会工作人员、心理治疗人员、工娱治疗人员）的沟通，都需要精神科护士来协调。

（六）研究者

精神科护士队伍中具有高学历、高职称、高素质的护士在逐渐增加，因此在研究一般护理工作的基础上，应该开展精神科护理方面课题的研究，探讨新的工作领域，解决工作中的难题，从而带动精神科护理质量的提高。

精神科护士如果具备以上的角色，就可以在精神科整体护理、精神障碍的防治以及维护人类身心健康方面发挥理想的作用，推动精神科护理事业的蓬勃发展。

二、精神科护士的素质要求

（一）职业道德素质

1. 以病人为中心 精神病人在外人看来是可怕的，不合作，行为怪异，甚至谩骂攻击工作人员，容易使人产生厌烦的情绪。只有热爱精神科护理工作，充分认识到它的重要性，才能使护士更好地为病人服务。

2. 保护病人隐私 精神病人是特殊的群体，要注意保护病人的隐私，理解病人的躯体痛苦和心理煎熬，拥有高度的同情心和爱心，尊重病人，理解病人，维护病人的利益。

（二）心理素质

精神科护士整天面对的是精神异常的病人，不可避免对护士心理产生或多或少的潜在威胁，只有正确认识自己的职业，树立起自尊、自爱、自强、自立的观念，以参加体育锻炼和文娱活动等方式放松身心，疏导压力，将不良情绪转化为积极向上的健康情绪，在工作中发挥出自己的智慧和能力，才能在护理工作中得心应手。

（三）专业素质

1. 敏锐的观察能力和处置能力 在精神病房中，各种意外事件随时可能发生，这就要求护士要时刻保持敏锐的观察能力，善于从病人的言语、行为等方面去发现问题，做到见人所未见，闻人所未闻，想人所未想，加强观察，及时判断和处理突发问题，减少或避免各种意外事件的发生。

2. 具备全面的专业知识 精神科护理工作艰巨复杂，随着知识的不断更新，精神科护士要抱有终生学习的态度，具备扎实的基本知识，完整的知识结构，掌握专科知识技能。另外，应具备较强的科研教学能力，刻苦钻研业务，为胜任精神科护理工作打下坚实的基础。

总之，精神科护士应具有坚强的意志，善于调控自己的情绪，同情、尊敬和接受各类精神病人，用自己积极向上的人生态度影响病人；客观地观察和判断，并能正确、有效地处理好生活和工作中的各种问题；同时加强自身知识和技能的水平，更好地为病人服务。

三、精神科护士面临的挑战

我们正处于21世纪，精神科护理事业面临着巨大的挑战。

1. 社会的进步　使精神医学面临着各种心理卫生和行为问题的挑战。新的理论和技术的出现对大脑结构及功能的研究为精神科治疗提供了前所未有的方法，这就要求护士熟悉新技术，掌握新的技能。

2. 精神卫生服务体系的迅速发展　如社区精神卫生防治机构、康复机构、心理卫生服务机构以及院外护理机构的出现，使服务体系更加健全，护士要学会进入社区和家庭为病人服务。

3. 贫穷和老龄化问题　病人中没有医疗保险或保险额不足的贫困人口、老人及慢性精神障碍病人不断增加，给精神障碍的治疗护理带来很大的挑战，尤其是我国人口寿命的延长，老龄化问题愈来愈严重，与老龄化相关的神经精神疾病亦随之增多。

4. 对精神障碍病人的歧视　许多人对精神障碍不了解，带着歧视的眼光看待病人，进而对精神科护士的工作不认可，不理解，认为护士和这些人在一起低人一等，这会导致一部分护士产生挫折感，个人成就感降低。精神科护理工作中应宣传精神卫生知识，改变社会对精神病人的歧视以及对医务人员的偏见。

第二节　精神科护患关系

一、概　　念

护患关系指的是在医疗护理实践活动中，护士与病人之间确立的一种特殊的人际关系。护患关系从病人就诊即建立，直至出院后才告完结，始终贯穿在医疗护理的整个过程中，是精神科护理的基础。

在精神科护理中，护士经常面对的是认知歪曲、自知力及判断力受损的病人。因此，护患关系对于精神科护理尤为重要，它不但影响病人的病情，而且影响护士对病人治疗的态度、信心及期望。尽管最良好的护患关系不一定能让病人依从治疗或防止治疗副作用的产生，但良好的护患关系可以使精神科护士尽早发现病人的异常情况，及时采取干预措施，帮助其认识自己的病情，增强其自信心及能力，从而达到精神护理的目的，即控制症状、确定护理问题和提供护理干预措施，使病人尽可能地恢复到最佳健康状态。

二、特　　征

（一）以病人为中心

不管病人的年龄、身份、职业、素质如何，护士都应努力与病人建立良好的关系。一切护理计划和治疗都应该以病人为中心，一切为了病人的康复与社会回归。

（二）富有同情心

护士要关心和体贴病人的心理需要，富有同情心，对病人的谩骂或突发冲动，要做到打不还手，骂不还口，并想方设法地避免冲突的发生。

（三）尊重与理解病人

尊重病人是建立良好护患关系的前提。护士的一言一行，一举一动，都应该让病人感受到护士是真正地关心和理解他，使其保持愉快的心情，促进身体的健康。

（四）加强信任

信任关系是护士完成护理工作所必须的。护士应运用恰当的语言，以端庄的仪表，文雅的举止服务于病人，同时强化业务学习，提升专业技能，让病人了解更多疾病的相关知识，增强病人对护士的信任。

三、精神科护患关系常见的障碍及处理原则

护患关系是护理过程中涉及最广泛，影响最复杂的人际关系，是护士与病人及病人家属之间交换观点、意见或感情的过程，而精神科的护患关系更加复杂。由于精神科病人多是精神活动存在不同程度的障碍和自知力的缺失，一旦发病，病人家属是带着恐惧、焦虑的心情来就诊、住院，在整个交往过程中易产生种种矛盾，甚至医疗纠纷。因此，如何建立良好的护患关系，提高医疗质量，显得格外重要。

（一）精神科护患关系常见障碍的相关因素

1. 病人因素　精神障碍病人发病时有兴奋躁动、偏执、紧张、木僵等表现，对护士履行护理工作职责不予理解、不予配合，认为护士在针对他，易导致护患关系紧张。另外，病人由于住院时间长，较为敏感，护士如果对病人稍有冷淡、生硬、漫不经心等，即会引起其反感。

2. 护士因素　护理队伍年轻化，理论知识和业务技术不够扎实，或沟通方式和技巧欠妥，人际协调能力不够强，面对病人家属的频繁询问和责问时茫然失措，难以得到家属的理解，有时就会与病人家属之间产生矛盾。

3. 病人家属因素　由于大多数家属不了解精神病医院或精神科特殊的规章制度，易对护士提出不合理要求，当看到病人行为怪异、夸张、不合作时，家属往往缺乏耐心，对病人的态度难免凶恶，不利于病人的康复。另外，由于住院时间长，预后不佳，给病人及家庭造成相当大的经济负担，有的家属甚至将责任推卸到护士身上，易导致护患关系紧张。

4. 社会因素　由于普通大众、社会舆论的压力，加上一些媒体非客观的报道，目前医患之间的信任度大大降低，病人及家属一来医院就要求“花了钱，就要治好病”的心理易造成护患关系的紧张。

（二）精神科护患关系常见障碍的处理原则

1. 创造良好环境　良好的开端是成功的基础。病人入院时，首先要主动热情地介绍医院的环境、条件，宣传医院饮食、休息制度等情况，使病人及家属有大体的了解。创造一个适合精神病病人康复的环境，如保持病房整洁舒适、光线柔和，使其有一种被接纳的感觉，迅速消除陌生感和恐惧感，从而积极配合治疗及护理。

2. 加强护士业务学习及技术培训　精神科护士除要锻炼过硬的护理操作技术，及时、准确、熟练地执行各项治疗、护理措施外，还应学习相关人文、社会、自然和行为方面的科学知识，工作中遇到问题时，应主动与同事切磋，扬长避短，不断充实自己，才能不断增强自己服务病人的能力。并根据病人疾病的不同，运用相应的知识，进行心理疏导，使其树立起战胜疾病的信心。

3. 重视护士的语言修养　正确运用语言，掌握好语音语调，不要过多使用专业术语或方言，采取倾听、认同、观察、沉默、启发、安慰、暗示、解释等技巧，注重语言的保

护性、科学性、艺术性、灵活性功能，真正体现出为病人着想，以赢得病人的信任与尊敬。

4. 加强护患有效沟通 主动开展心理护理，在轻松、舒适的环境中交往，针对病人的需要进行相应的健康宣教，满足病人的知识需求，使其感到处处受尊重，以增强归属感，从而安心住院接受治疗。

护士是一个服务性的职业，我们在工作中要注重各方面的提高，在与病人的沟通过程中要做到微笑待人，理解病人及家属的心情，讲究技巧，避免纠纷，不断提高自身素质，使护理水平得以不断提升。

四、治疗性沟通

（一）概念

治疗性沟通指护士运用护理和心理学的理论和技术，应用语言和非语言沟通技巧，向精神病人提供专业服务，使之恢复或提高精神健康，它是建立护患治疗关系的重要手段，也是精神科护理工作中最重要的内容。

治疗性沟通的目的是：①体现尊重关爱，发展信任关系，建立良好的护患关系；②收集资料，共同商讨治疗护理措施；③向病人提供健康教育和心理支持，提高自我护理的能力。

在治疗性沟通中，信息发出者是护士，信息接收者是病人，要沟通的信息是护理专业范畴的事物。

（二）原则

1. 平等与尊重的原则 由于疾病的折磨与困扰，病人希望被尊重和理解的心理比常人更加强烈，护士要关心和理解病人，尽量满足其合理需求，不能报以嘲笑或讥讽。

2. 以病人为中心 沟通应以病人为主体，紧紧围绕病人的问题展开。在交流过程中，要注意语调、语速适中，避免用专业性很强的术语。同时要避免护士过多投入个人情绪，减少自我暴露。

3. 协助病人维持希望 多数精神障碍病人的思维和行为方式较为怪异，也比较自卑，护士应该尊重病人、鼓励病人，让其维持希望，增强战胜疾病的信心。

4. 积极稳定情绪 护士要具备健康的心理，积极抗压的适应力，及时调整自己的不良情绪，避免“传染”给病人。

（三）影响治疗性护患关系的相关因素

有些沟通方式可能会阻碍护患之间的有效沟通，抑制其治疗性，护士应该能识别并避免使用它们，以增加沟通的效果，促进良好护患关系的发展。

1. 护士因素 生活中护士也会碰到各种烦恼和困扰，当同情心不够，自我调试能力不强时，会把急躁、焦虑、愤怒、不安等消极的情绪不由自主地带给病人，在交流过程中打断病人的话题，就起不到主导的作用，导致交流受阻碍。

2. 病人因素 病人对自己的疾病、健康状况、治疗措施不了解，但又迫切想了解对疾病诊断、治疗和预后的有关信息，与医护人员缺乏共同的认知，使双方发生沟通障碍。

3. 沟通因素 过度、过频的提问，使用指责性语句，与病人争论不休，给予不恰当的忠告，会使病人觉得自己不受尊重，丧失对护士的信任，产生反感的情绪。

4. 依从性因素　精神病人往往对护士的嘱咐执行程度较差。依从性差的原因是多方面的，但是护患关系不良是一个重要因素，也是反过来影响双方沟通的因素。

（四）沟通技巧

1. 创造良好的沟通环境　沟通环境要求安静，温湿度适宜，明亮，清洁无刺激，保持病人体位舒适。

2. 善于诱导启发病人的谈话　在交谈前，护士要适当了解病人的兴趣爱好。在交谈时，选择双方感兴趣的话题，以开放式的谈话为主，在交谈中尽量少用“你”，多用“我们”，能迅速缩短双方的心理距离，增强亲和力。同时，要尽量用通俗易懂的语言，避免使用专业术语，使病人在交谈时有话说，说出真正困扰自己内心的问题。引导病人主动描述自己的真实想法，让病人感到自己是被需要的。

3. 设身处地，学会倾听　交谈中，护士应经常置换到病人的位置，充分理解病人的情感，体谅病人的处境，满足病人的需求，同时要学会有效倾听。在与病人交谈过程中，不要轻易打断其谈话或转换话题，并适时通过微笑、点头、眼神、姿势、手势或赞同的词句，如“嗯”，“哦”“我能理解您的意思”等来反馈自己在认真倾听病人的诉说，同时应给予适当的安慰和支持，使病人能感到护士是真正关心他。

4. 非语言沟通　通过面部表情沟通（如微笑），通过身体姿态（如扬眉、撅嘴、点头、摇头、挥手等），运用身体接触沟通（如抚摸老年病人的手或肩部，做完护理操作后为病人整理床单位和衣物，为行动不便者轻轻翻身，变换体位等），虽然看起来简单平凡，但这些方式却此时无声胜有声，能让病人感受到护士的善意关心，有利于病人增强对护士的信任。

5. 适当的沉默　当病人或者家属情绪激动时，以温和的态度保持沉默，可以让对方有一个调整思维和整理思绪的时间，但是沉默的时间不宜过长。适时打破沉默的方法可使用提问，如“您看起来很安静，能不能告诉我您现在在想什么”。

6. 保守秘密　护士应有良好的职业道德，对病人的个人隐私保密，不要在和其他护士或人员闲聊时随意透漏病人的隐私和秘密。

五、会诊-联络精神科护士

（一）会诊-联络精神科护理

会诊-联络精神科护理是精神科护士应其他临床科室的邀请，对该科病人提出精神科护理评估、护理措施建议，提供咨询服务，是精神科与其他学科之间进行联合，共同协作研究和处理心理问题。当精神联络护士接受临床护士提出的病人心理问题咨询申请后，具体的工作方法通常有以下步骤：①会见提出咨询的护士；②查看医疗记录并与医生交谈；③访问病人；④与提出咨询申请的护士讨论对病人的评估和提出建议；⑤在确定精神病学咨询合理的基础上，与负责该病人的医生接触，产生最后的咨询意见。

（二）精神科急诊出诊服务

精神科急诊出诊服务通常是指当精神病病人出现兴奋、冲动、伤人、毁物等急性精神病发作的紧急状况，而不能及时来院进行治疗时，由精神科医生、护士出诊采取的保护性医疗服务。当精神病病人出现上述紧急状况时，如得不到及时的制止与保护，往往可能造成很严重的后果，而急诊出诊为此类病人提供及时有效的医疗护理措施。但是，由于目前我国精神卫生立法尚未出台，对精神病人采取强制保护医疗缺乏全国统一的规范标准与程序，至今已遭到各界人士的质疑。因此，此类精神科急诊出诊服务多数已被取消。

·知识链接·

会诊-联络精神病学

会诊-联络精神病学（consultation liaison psychiatry，CLP）已成为精神病学一个重要分支，在国外亦称综合性医院中的精神病学（psychiatry in general hospital）。其工作重点是精神科医生在综合性医院中开展的临床、教学和科研工作，探讨心理、社会因素、躯体疾病和精神障碍之间的关系，进而从心理、社会和生物医学三方面来诊断和处理病人。

第三节 精神科护理中常见的护理诊断

一、精神科首优的护理诊断

（一）护理诊断的定义

护理诊断是关于个人、家庭或社区对现存的或潜在的健康问题和（或）生命过程的反应的一种临床判断。对于精神科护士来说，为病人提供有效精神护理的基础是认识和明确病人现存或潜在的对精神障碍和精神健康问题的反应。精神科护士应根据对病人资料进行的分析和评价，确定病人的护理诊断，并以此制定相应的护理措施。

（二）精神科首优的护理诊断

与其他科护理诊断相比，精神科护理诊断侧重于认知、情感、意志及行为等方面的异常，特别强调像安全等方面的首优护理诊断。它是针对具体人、具体环境、具体对象的具体问题而言，如抑郁的病人在情绪低落的基础上有自责的心理，十分痛苦，此时他们认为死亡才可以解脱，所以他们自杀的观念是很坚定的。又如那些命令性幻听的病人，耳边听到有人在指使和支配自己的行为，就会做出很多难以预料的事情。在评估的过程中，要充分估计到潜在的危险，首先要解决的是如何保证他们的安全，所以首优的问题就有如“有自伤自杀的危险”“有暴力行为的危险”等。这些护理诊断的确定，有利于采取紧急有效的安全措施，积极预防危险的发生。

二、精神科常见的护理诊断

2000年NANDA（北美护理诊断协会）所认可的护理诊断中，精神科常见的护理诊断有：

1. 应对无效（ineffective coping）
2. 不依从行为（具体说明）[noncompliance（specify）]
3. 穿着/修饰自理缺陷（dressing/grooming self-care deficit）
4. 沐浴/卫生自理缺陷（bathing/hygiene self-care deficit）
5. 进食自理缺陷（feeding self-care deficit）
6. 如厕自理缺陷（toileting self-care deficit）
7. 保持健康无效（ineffective health maintenance）
8. 语言沟通障碍（impaired verbal communication）

9. 社交障碍（impaired social interaction）
10. 睡眠型态紊乱（disturbed sleep pattern）
11. 无望感（hopelessness）
12. 无能为力感（powerlessness）
13. 防护无效（ineffective protection）
14. 思维过程紊乱（disturbed thought processes）
15. 有自伤的危险（risk for self-mutilation）
16. 父母角色冲突（parental role conflict）
17. 无效性性生活型态（ineffective sexuality patterns）
18. 体象紊乱（disturbed body image）
19. 自我认同紊乱（disturbed personal identity）
20. 强暴创伤综合征（rape-trauma syndrome）
21. 有孤独的危险（risk for loneliness）
22. 疲乏（fatigue）
23. 转移能力障碍（impaired transfer ability）
24. 社交孤立（social isolation）
25. 有受伤的危险（risk for injury）
26. 有窒息的危险（risk for suffocation）
27. 有便秘的危险（risk for constipation）
28. 便秘（constipation）
29. 有中毒的危险（risk for poisoning）
30. 有对他人施行暴力的危险（risk for other-directed violence）
31. 有对自己施行暴力的危险（risk for self-directed violence）
32. 有自杀的危险（risk for suicide）
33. 长期自尊低下（chronic low self-esteem）
34. 情境性自尊低下（situational low self-esteem）
35. 有情境性自尊低下的危险（risk for situational low self-esteem）
36. 焦虑（anxiety）
37. 恐惧（fear）

考点提示

1. 精神科护士的角色及素质要求。
2. 精神科护患关系常见障碍的相关因素和处理原则。
3. 影响治疗性护患关系的相关因素。
4. 精神科常见的护理诊断。

（肖爱祥）

思考题

1. 精神科护士在护理工作中应充当什么角色?
2. 如何建立治疗性人际关系?
3. 精神科护患关系常见障碍的相关因素及处理原则?

第三章　精神科基础护理

学习目标

1. 掌握接触精神病人的方法和技巧、精神科护理的基本内容。
2. 熟悉精神病人的组织管理、健康教育及观察与记录。
3. 熟悉精神科分级护理。

精神病人由于严重精神障碍失去了正常判断、理解和控制能力，因此会出现异常行为、生活不能自理，甚至伤害自己或他人的行为等，所以，在精神科基础护理中，要注意密切观察病人整个精神活动和日常活动的特点、变化情况，特别要注意有无危险行为；重视病人的安全和日常生活照料。保障病人住院期间的安全，使病人获得满意照顾。

第一节　精神科护理的基本技能

一、精神科护理观察与记录

精神疾病的护理观察与记录是精神科护理的重要环节。护士须严密观察病情，及时准确的书写护理记录，目的是及时掌握病情的动态变化，了解病人的心理状态和需要，使护理活动有目标、有针对性，以利及时提供有效的护理服务。

（一）护理观察

1. 观察目的

（1）了解病人身心状况和主要问题，为制定护理计划提供依据。

（2）提供病情，以供医生确立诊断及评价治疗效果。

（3）为护理科研教学积累资料。

2. 观察方法

（1）直接观察：护士通过与病人直接接触，进行面对面交谈，了解病人的基本情况；或护士从旁观察病人在独处、与人交往、参加病房集体活动时的表现，从而获得病人生理、心理和社会方面的相关信息。

（2）间接观察：通过病人家属、同事、朋友、病友等了解病人的情况，或通过病人的书信、日记、随笔、绘画、手工制品等了解病人思维活动、心理活动及有关情况。

3. 观察原则

（1）目的性、计划性：护士首先要确定自己需要哪些信息，并根据病人的病情及自身的工作安排有计划地分配观察病人的时间、次数以及观察的重点等。

（2）客观性：护士要将观察到的事实如实地进行记录与交班，不要随意加入自己的猜测与主观判断，避免误导其他医务人员对病人病情的了解和掌握。

（3）整体性：一方面护士对病人住院期间的躯体状况、思维、言语、行为、情绪等方面的表现都要进行全面的观察（包括病态的和正常的），从而对病人的情况有一个整体的、全面的、动态的掌握，以及时制定或修订适合病人的护理措施。另一方面要对病区所有病人进行全面观察，以掌握每个病人的主要特点。

4. 观察内容

（1）一般情况：包括病人的仪表、衣着、步态及个人卫生情况；生活自理程度；接触主动、被动或是违拗；进食、睡眠、排泄、月经情况；集体活动时适应情况等。

（2）精神症状：病人有无意识障碍；有无错觉、幻觉、感知综合障碍；有无思维中断、思维破裂、强迫观念、象征性思维，有无妄想；有无病理性情感；有无自杀、自伤、冲动、伤人、毁物及外走企图；有无记忆、智能、定向力、自知力及意志活动障碍的情况。

（3）躯体情况：病人的生命体征，一般健康状况，全身情况，有无躯体疾病或症状，有无外伤。

（4）心理状况：观察和了解病人的心理问题、心理需求以及相关因素，对住院及治疗护理的态度，心理治疗和心理护理的效果等。

（5）治疗情况：观察病人对治疗的配合程度，治疗的效果，有无药物不良反应等。

（6）家庭支持程度：观察家属对病人的态度和病人的内心体验，并做好相应的心理护理。

（7）社会功能：观察病人的学习、工作、社会交往和日常生活能力，了解病人假出院期间的社会适应能力。

（二）护理记录

1. 记录目的

（1）及时准确地反映病人的身心状况，供其他医务人员了解病人病情，为医疗诊断和护理计划的制定提供参考。

（2）为司法鉴定、医疗纠纷等提供证据。

（3）为治疗及护理经验的积累和科学研究提供资料。

2. 记录原则

（1）记录内容必须及时、准确、客观和简明扼要，必要时将病人的原话记录下来。

（2）记录项目齐全、字体工整、字迹清楚，使用统一文字符号，正确应用专业术语，禁止涂改，记录完成后签名并注明时间，错误处按统一规定修改后签名。

（3）根据病人病情决定记录时间及频率，病情有变化随时记录。注意时效性，不可拖延或提早记录。

3. 记录方式

护理记录的种类、方式多种，采用何种记录方式与所在地区和医疗机构有关。主要有以下几种：

（1）叙述性记录：通常采用 ABC 方式，A 指病人的外观（appearance），B 指病人的行为（behavior），C 指病人的言谈（conversation）。

（2）PIO记录方式：目前采用最多，P指护理问题（problem），I指护理措施（intervention），O指结果（outcome）。

（3）以问题为导向的记录：即SOAP记录方式，S指主观资料（subjective），O指客观资料（objective），A指评估（assessment），P指计划（plan）。

（4）量表评定方式：护士将观察到的情况按量表内项目评定要求和轻重的标准填写，从中可观察到病情的演变和发展过程。量表评定是精神科护理记录方式的发展和补充，目前临床应用较广泛，常用的量表有“精神病病人护理观察量表（NORS）”、“日常生活能力评定量表（ADL）”、“护士用住院病人观察量表（NOSIE）”等。

二、接触病人的方法和技巧

（一）接触病人的原则

1. 首先了解病人病情　与病人接触前，应熟悉病人的情况，全面了解病人生物、心理、社会等各方面情况。

2. 尊重病人　接触病人时，应尊重病人，对病人的病态言行给予理解和谅解，不可因此而嘲笑和歧视病人。根据其年龄、性别、职业给予适当的称呼，尊重病人的人格，对病人一视同仁，平等相待。

3. 恪守职业道德，尊重病人的隐私权　不可在病人面前议论与工作无关的人和事，或窃窃私语，避免让病人觉得是在议论他，引起不必要的麻烦；不可任意谈论病人的病情表现或议论病人缺陷、家事、不良预后；更不可在病人面前谈论其他病人的病情，这样会失去病人对工作人员的信任。与病人的谈话内容应注意保密。

4. 护士仪表端庄　接触病人时，护士应仪表端庄、态度温和、言语诚恳，同情、关心和体贴病人，善于体会病人的心境。

5. 注意语言艺术　护士要以轻柔的语言、中肯的语气与病人谈话，且谈话要有针对性和目的性，以安慰鼓励为主。

6. 注意自我保护　接触有攻击性行为的病人时，要保证至少有两人以上协同进行，进入病房时，尽量不关门，靠墙、靠门站立，巡视或操作时要防止病人突然袭击。

（二）接触病人的技巧

1. 语言交流　语言交流是接触精神病人常用的一种方法。

（1）正式交谈：指事先通知病人，进行有目的、有计划的交谈。

（2）非正式交谈：指护士在日常工作中与病人随便而自然的交谈。向病人传递护士对他的关心，以增进护患关系，并可从中了解到病人的真实想法和心理反应。

2. 非语言交流　包括表情、眼神、姿势、音量、音调、手势、动作等。护士可通过使用这些手段传递信息，鼓励病人的叙述。

（三）接触病人的方法

1. 合作精神病人的接触方法　与合作精神病人的接触，一般以开放式交谈为主，可采用倾听和集中焦点等沟通技巧。如采用眼神凝视、身体前倾、点头等方式来表示自己在认真倾听，重视病人的谈话；当病人说话离开主题时，护士应巧妙地运用沟通技巧使病人的谈话集中在相关内容上。

2. 不合作精神病人的接触方法　大多数精神病人入院时无自知力，不安心住院，接触被动或难以接触。护士可根据病人的情况，采用观察、沉默或运用开放式话题等沟通技巧，不可与病人争辩。沉默可以让病人察觉到护士在接纳他和陪伴他，护士是接触病人的主动方，使用开放式的话题与病人进行交谈，可以启发病人自由表达，使沟通顺利进行。

3. 特殊精神病人的接触方法

（1）接触有攻击性行为病人的方法：精神病人可在幻觉，妄想的支配下，出现冲动及攻击性行为，护士在接触此类病人时应注意语言和态度，勿与病人争论，尽量满足病人的合理要求，避免激惹病人。病人冲动时，尽量避免与其正面接触，应从侧面或者后面控制病人。在与有攻击性行为病人接触时，既坚持以不伤害病人为原则，同时也要尽可能避免工作人员受到伤害。

（2）接触妄想病人的方法：在与妄想病人接触时，应避免提及妄想内容，不要因其荒谬的思维而随便打断病人的谈话，更不能与病人争辩、取笑病人，否则会阻碍病人的表述或引起病人的猜疑，甚至成为病人妄想的对象。对夸大妄想的病人，护士勿与其争辩；对罪恶妄想，嫉妒妄想的病人，应加强心理疏导；对钟情妄想的病人，尤其是异性病人，注意举止稳重，尽可能避免与其单独接触，或将病人转到其他病区。

（3）接触抑郁病人的方法：接触抑郁病人时，护士声音宜轻快明亮，要给病人以新鲜而有积极意义的语言刺激，认真倾听病人的痛苦。对病人要热情、耐心，使用非语言方式向病人传递关心、支持和鼓励。

（4）接触木僵病人的方法：木僵病人的意识是清晰的，往往具有昼重夜轻的特点，在接触时，要尊重病人，给病人以关怀和同情，不要在病人面前议论病情，同时要注意保护性医疗制度。特别要注意安全护理和生活护理，防止病人受伤、受凉或突发性的冲动行为。

（5）接触老年精神病人的方法：接触老年精神病人时一定要先熟悉病人的情况，尤其是躯体状况，注意语言和态度。与病人交谈时根据实际情况可适当提高音量、放慢语速，要耐心、细致，多关心、体贴、照顾病人。接触病人时要随时观察病人的生活、躯体状况和情绪状态。

三、病人的组织与管理

（一）开放病房的组织与管理

开放式管理的目的是为了使病人在获得良好的治疗和护理的同时，尽可能过上正常人的生活。主要适合某些神经症病人及其他精神障碍症状缓解或稳定期的病人。

在开放的病区，病人可自由出入病区、活动室，与外界环境保持密切接触，有利于病人与亲人和社会的交往，减轻病人的心理压力，促进其社会功能的康复。鼓励病情稳定的病人参与病房管理，对病房的管理提出合理化建议；组织病人开展文体活动、学习、读报、看电视、看新闻等，充分发挥病人的主观能动作用。

（二）封闭病房的组织与管理

封闭式管理适合于急性期行为紊乱、有较大危险性（自杀、冲动伤人、毁物、外走）、生活不能自理的病人。病人在全封闭管理的病区活动，不能独自离开病区。封闭式病区的设施要求非常严格，主要围绕防止病人外走、自杀、冲动而设计。

四、实施或协助治疗

（一）掌握病人的相关资料

在病人接受各种治疗前，护士要熟悉病人的相关资料。除病人现在的疾病、症状、体征、年龄、检查结果、躯体状况、治疗、护理等，尚需了解病人既往的病史、治疗、药物使用史（包括药物剂量、效果、过敏史、不良反应）。

（二）配合并保证治疗方案的执行

护士应了解各种治疗，并掌握各种治疗的技术和护理措施，是治疗方案的执行者，通过与病人建立良好的护患关系，做好各种治疗的护理，以配合和保证治疗方案的执行。

（三）监测治疗效果

在临床工作中，护士与病人接触的时间最长、最频繁，较容易了解病人在治疗过程中和治疗后的各种反应。监测病人治疗的效果和不良反应，以及对病人生理、心理和社会的影响，是护士的基本职责。

五、培训与健康教育

护理健康教育（health education in nursing care）是整体护理的重要内容，健康教育的主要对象是住院病人及其家属，其次是健康人群。无论对病人采取何种治疗方式，应对病人及家属进行相关知识的培训和宣教，培训与健康教育的内容包括疾病知识、治疗知识（作用、不良反应、注意事项等）、心理健康指导等。

健康教育应根据病人的病情和疾病的不同阶段进行指导，贯穿于临床护理的全过程。

第二节　精神科护理的基本内容

【案例】 病人，男，37 岁。

8 年前无明显诱因出现精神异常。主要表现为多疑，说政府及单位同事要害他整他，自己房间被他人安有摄像头监控他的言行举动，还说有人窃听他的电话。个人生活能自理，对工作和社交无任何影响。家人带到医院门诊求治，诊断不详，给予奥氮平对症治疗，病人不承认有病，回家后拒绝服药，病情时好时坏。6 年前因上述表现到医院住院治疗，诊断“精神分裂症”，给予奥氮平对症治疗，1 周后病情无明显好转自动出院。出院后仍拒绝服药，整日待在家中不与外界接触，语言减少，不与家人交谈。个人生活懒散，不主动换洗衣服及洗澡，整日无故说有人整他及害他，有人监控他，阵阵自言自语，时而指着某一地方说话。夜间睡眠差，有时整夜不眠无法工作，于四年前病退回家。近 5 天来拒绝进食，不服从家人管理，今在家人的哄骗下送来医院住院治疗。

一、安 全 护 理

（一）概述

精神病人由于受精神症状的影响易出现自杀、自伤、冲动伤人、毁物等破坏性行为或外走等。精神科意外情况常贯穿于整个疾病过程，因此，安全护理是精神障碍护理工作的重要组成部分，护士要有高度的安全意识，做好安全护理，不仅能使病人的安全得到保障，还能提高医疗、护理质量。

（二）护理措施

1. 掌握病人的病情 护士要熟悉病史，密切观察，掌握病人的精神症状、疾病诊断、治疗、护理要点、注意事项，对有自杀、自伤、伤人、毁物、外走、服假药的病人，要心中有数，将病人置于视线范围内，随时观察其动态。重症病人必须安置于重病室，并重点交班，必要时24小时监护。

2. 加强巡视 每10～15分钟巡视病房一次，观察病人的精神症状、躯体情况、治疗效果和药物反应等，及时发现自杀、自伤、冲动、外走先兆，积极采取有效措施，防止意外发生。在夜间、交接班、午间、节假日等特殊时段，病房工作人员较少，要特别注意，加强巡视。

3. 严格执行各项工作制度和护理常规 严格执行各项护理工作常规和制度，如安全检查制度、探视制度、交接班制度、给药及药物管理制度、危险物品管理制度及各项专科护理常规等，以确保病人住院期间的安全。

4. 加强安全管理

（1）病区环境安全：定期检查病房门窗、锁、床、护栏、家具以及抢救物品及设备、消防和电源设备等，如有损坏应及时修理，并做好安全检查记录；保持地面干燥，防止病人跌倒；妥善保管病区钥匙。

（2）严格管理危险物品：病房内的危险物品，如药品、玻璃制品、约束带、器械、易燃物品、锐利物品等要定点放置并加锁保管，每班清点并记录，如有缺失，及时查找。危险物品一般不准带入病室，若需使用，必须在工作人员的看护下进行，并及时收回。

（3）严格安全检查：严格执行危险物品检查制度，在入院时、探视时、探视后、外出请假返院时做好危险物品检查工作。每天晨间护理时进行一次常规检查；封闭式病房每周一次大检查。

（4）加强重症及高风险病人的管理：精神科重点管理的病人，包括“三防”（防自杀、自伤，防伤人、毁物，防外走）病人，生活不能自理、拒食、木僵、伴严重躯体疾病的病人等。这些病人较容易出现安全问题，必须密切巡视、重点观察，必要时专人管理，做好相应的护理工作，确保病人的安全。

（5）加强病人和家属安全知识的宣传教育：向病人和家属进行安全知识的宣传教育，增强病人和家属安全意识，使病人和家属主动配合治疗，遵守院科各项规章制度。

二、日常生活护理

知识链接

优质护理服务示范工程

卫生部于2010年在全国范围内开展“优质护理服务示范工程”活动，活动主题：“夯实基础护理，提供满意服务”。通过开展以病人满意、社会满意、政府满意为目标的“示范工程”活动，到2010年底，在全国范围内创建100所“优质护理服务示范医院”、300个“优质护理服务示范病房”和600名“优质护理服务先进个人”。“示范工程”活动的开展提高了病人和家属的满意度，使医患关系更加和谐，在提高临床护理工作质量和护理管理方面也取得了一定成效。

（一）概述

精神科病人往往生活懒散，日常生活自理能力下降或丧失，护士应督促、鼓励和帮助病人做好日常生活护理，并注意督促培养病人生活自理能力。

（二）护理措施

评估病人生活自理能力。根据病人生活自理能力，确定予以帮助的程度，包括完全帮助、部分帮助、督促指导等。

1. 入院卫生处置 新病人入院时，应根据情况做好一般卫生处置（如洗头、沐浴、更衣等），检查有无外伤、头虱、皮肤病等，并及时作好相应处置。

2. 制定日常生活护理计划 根据病人的情况制定日常生活护理计划，帮助病人养成良好的卫生习惯。

3. 督促协助病人个人卫生料理

（1）晨晚间护理：督促或协助病人晨晚间口腔护理、洗脸、梳头、洗脚、清洗会阴等，保持病室和床单位的整洁。女性病人要注意督促或协助经期卫生护理。

（2）个人卫生：根据病人情况，定期督促或协助病人沐浴、更衣、洗发、理发、修剪指（趾）甲，检查皮肤情况。

（3）排泄护理：精神病人由于服用精神药物易出现便秘、排尿困难等，需每天观察病人的排泄情况。加强健康宣教，鼓励病人多吃蔬菜水果、多喝水、多活动，预防便秘，若3日无大便，可适当予以缓泄剂。对排尿困难或尿潴留的病人，可先采用诱导法刺激排尿，无效则据医嘱予以导尿。

大小便不能自理的病人，如慢性衰退和痴呆病人等，要注意观察其大小便规律，定时督促、协助如厕或予以便器，并进行训练。及时更换衣裤及床单，使病人保持清洁、舒适。

（4）衣着卫生：气候变化时，督促或帮助病人增减衣服，避免中暑、受凉等，帮助病人保持衣着整洁，定期更衣。

4. 加强健康教育，鼓励病人自我护理 加强健康教育，使病人理解日常生活料理的重要性和必要性，经常表扬病人，适当给予一些小奖励，开展个人卫生评比，促使或鼓励病人自我护理。

三、饮 食 护 理

（一）概述

精神病人因症状影响可致各种饮食障碍，如拒食、厌食、异食以及药物不良反应引起的吞咽困难、噎食等，因此，护士应认真做好饮食护理，使病人能正常进食，以保证治疗的顺利进行。

（二）护理措施

1. 创造良好的就餐环境 为病人创造一个整洁、宽敞、明亮的就餐环境，督促病人餐前洗手，一般采取集体用餐方式，兴奋冲动的病人宜分开进食或单独进食。

2. 拒食的护理

（1）对因被害妄想、疑心饭菜有毒的病人，可采取让其自选饭菜，由医务人员或其他人先尝食，或与他人互换食物。适当满足病人的要求，促使其进食。

（2）对有罪恶妄想的病人，可将饭菜拌在一起，使病人认为是残汤剩饭而促使其进食。

（3）对疑病、消极的病人，应耐心解释、劝导、鼓励其进食。

（4）对木僵、紧张综合征的病人，先尽量劝其进食或喂食，若无效，则遵医嘱留置胃管给予鼻饲饮食或静脉补充营养，或将饭菜置于床旁，有时病人会自行进食。

3. 厌食的护理　对厌食的病人，尽量准备其喜爱的食物，劝其进食，必要时予以鼻饲饮食或静脉补液，以保证病人得到充足的营养。

4. 暴食病人的护理　暴饮暴食或抢食的病人，宜安排其单独进餐，限制进食量和进食速度。

5. 异食病人的护理　对异食病人要重点观察，密切巡视，必要时专人陪护或予以隔离，防止其吞食异物。

6. 老年病人的饮食护理　对老年、吞咽困难的病人，可给予流质饮食或软食，不宜催促病人进食，要重点照顾，防被其他病人伤害。伴有躯体疾病的病人，应根据医嘱给予适宜的饮食。

在进餐过程中，应密切观察病人进食情况，防止抢食、拒食、漏食或冲动伤人、自伤等意外发生。餐后督促其进行餐具洗涤消毒。

四、睡眠护理

（一）概述

大部分精神病人在发病前或发病时常出现睡眠障碍，睡眠的正常与否常预示病情的好转、波动或恶化。在护理时须密切观察病人的睡眠情况，采取有效措施，保证病人充足的睡眠，对稳定病人情绪、巩固治疗效果有着重要作用。

（二）护理措施

1. 创造良好的睡眠环境　保持环境安静、整洁，及时处理兴奋吵闹的病人，工作人员应做到“四轻”（说话轻、走路轻、操作轻、关门轻）。室内空气流通，温度适宜，光线柔和。被褥清洁、干燥、舒适。

2. 合理安排作息制度　指导病人养成良好的睡眠习惯，督促病人按时作息，白天除午睡1～2小时外，尽量不过多卧床，可进行适当活动，鼓励病人参加病房的工娱活动。

3. 避免睡前兴奋

（1）睡前避免参加可引起兴奋、激动的娱乐活动和长时间的谈话，不宜看情节紧张刺激的小说和影视。

（2）入睡前忌服引起兴奋的药物和饮料，如浓茶、咖啡等。

（3）晚餐不宜过饱或餐后过多饮水。

4. 睡眠障碍的护理

（1）入睡困难的病人，分析原因，对症处理：对新入院、环境不适应、思家的病人，应耐心劝说，予以解释、安慰，并指导病人有助睡眠的措施；对因躯体不适而不能入睡的病人，应及时帮助解决躯体情况，排除不适；对因精神症状不能入睡的病人，及时报告医生，遵医嘱予以镇静安眠药物帮助入睡；对无睡眠感的病人，护士耐心解释并证实他有过睡眠的事实。

（2）指导病人应用帮助睡眠的措施：如睡前热水泡脚、喝热牛奶、听轻音乐等。

5. 加强巡视　护士应定时巡视，密切观察病人的睡眠情况，如病人有蒙头睡觉、经常如厕、装睡等，应引起重视，严防意外。

五、药物依从性护理

（一）概述

药物治疗是精神障碍治疗的主要途径，贯穿于治疗的整个过程。精神病人常常会因为自知力缺失、受精神症状支配、害怕药物不良反应等而拒绝服药或藏药。故护士应严格执行给药操作规程，采取有效措施，保证药物治疗的顺利进行。

（二）护理措施

1. 严格执行查对制度，做好“三查八对”　三查：操作前查、操作中查、操作后查。八对：对床号、姓名、药名、浓度、剂量、用法、时间、病人面貌。

2. 发药时　必须看着病人将药服下并认真检查病人的口、手、水杯、衣袖或口袋，防止病人藏药，以免影响治疗效果或累积顿服自杀。

3. 熟悉病情，有针对性的防范　要善于发现藏药行为：担心药物反应而藏药的病人，应向其进行药物知识宣教并主动关心病人；对因疾病因素拒绝服药的病人，予以解释劝说使其配合，必要时予以鼻饲给药或改变给药途径；对有引吐行为的病人，服药后须停留15～30分钟方可离开。

六、探 视 护 理

（一）概述

重性精神病人和急性发作性病人，一般收住在封闭式病房，病人因环境改变或自知力障碍而不愿住院，常表现出焦虑、烦躁、激越，影响病人安全和病室秩序，故应合理安排探视，稳定病人的情绪，巩固治疗效果。

（二）护理措施

1. 合理安排探视时间　根据病人的情况，可以每天探视或隔天探视一次；新入院病人最好一周后再探视；探视要避开病人的休息时间。

2. 探视要求　严格执行探视制度，遵守探视时间安排。探视时不能携带危险物品进入病区，在规定的场所进行，未经医生许可，不可将病人带出病区；病情没有控制、有特殊企图或家属探视时情绪波动的病人，暂停探视；需到床旁探视时，应由工作人员陪同。探视结束，病人需经过安全检查方能进入病房。

3. 专人负责　探视时有专职护士接待并登记。

4. 安全检查　对带给病人的物品经过检查后方可带入病房，对拒绝带入的物品要向家属做好解释工作。探视结束要认真清点病人数。

5. 健康教育　根据情况利用探视机会向家属进行健康教育，如探视制度和要求、病人住院情况、协助配合治疗、请假制度等。

第三节　精神科分级护理

精神科分级护理是根据病人病情轻重和对自身、他人及周围环境安全的影响程度分为特级护理及一、二、三级护理。

一、特级护理

（一）护理对象

1. 精神障碍伴有严重躯体疾病，生活完全不能自理者。

2. 有明显意识障碍，有极严重的自杀、自伤危险或自杀未遂者。

3. 被迫入院、极端兴奋躁动，有严重冲动伤人、外走危险者。

4. 因精神药物引起的严重药物不良反应如恶性症状群、急性粒细胞减少等，出现危象、危及生命者。

（二）护理要点

1. **设24小时专人护理** 严密观察病情变化，及时制定护理计划，填写护理记录。

2. **做好基础护理** 认真落实各项治疗和护理常规，严防并发症，确保病人安全。

3. **备好急救物品和药品** 以备抢救之需。

4. **实行封闭式管理。**

二、一级护理

（一）护理对象

1. 严重的自杀、自伤和极度兴奋躁动，有可能发生意外事件者，或有严重的幻觉、妄想，可能发生自杀、自伤、伤人、毁物、外走者。

2. 重症病人，生活不能自理者。

3. 特殊治疗需严密评估病情和加强监护的病人。

4. 新入院不合作的病人。

（二）护理要点

1. 安置于重点病室，严密监护，重点交接班，实行封闭式管理，病人的活动不能脱离护士的视野。

2. 病人以重病室内活动为主，外出必须由工作人员陪同，生活物品由工作人员保管。

3. 严格执行危险物品管理制度；定期检查危险物品，定期检查病人有无受伤。

4. 有自杀、自伤、冲动、毁物行为的病人，予以保护性约束。

5. 做好基础护理，严密观察治疗后反应，填写护理记录。

6. 酌情进行针对性心理辅导。

三、二级护理

（一）护理对象

1. 一级护理病人病情好转而且稳定，或仅有一般躯体疾病。

2. 精神症状不危害自己和他人。

3. 有轻度自杀、外走观念，能听劝说且无行为者。

4. 生活自理尚需协助，或年老体弱、儿童病人。

（二）护理要点

1. 安置于一般病室，以半开放式管理为主。可在病室内自由活动，在工作人员的陪同下参加户外活动。个人生活物品可由病人自行管理。

2. 定时巡视，密切观察、评估病情及治疗反应。

3. 督促或协助病人进行生活料理。

4. 有计划地安排病人参加病房的集体活动和工娱治疗等。

5. 加强心理护理，进行针对性的健康教育。

6. 每周填写护理记录1～2次。

四、三级护理

（一）护理对象

1. 经治疗症状基本消失、病情稳定，等待出院的康复期病人。

2. 无自杀、自伤、冲动、外走危险的病人。

3. 生活能自理的病人。

（二）护理要点

1. 安置于一般病室，可实施开放式管理。用物自行管理，在规定时间内允许病人外出或假出院。

2. 充分调动病人的积极性，鼓励病人参加病区管理，集体活动和工娱治疗，逐步培养和锻炼回归社会的适应能力。

3. 邀请病人参加工休会，共同制定康复训练计划，鼓励病人参加病房的集体活动和工娱治疗。

4. 对病人进行出院前的心理护理、康复训练和健康教育。

5. 建立一般病人护理观察记录。

考点提示

1. 精神科护理观察方法和记录原则。
2. 精神科护理健康教育的对象和内容。
3. 精神病人的护理和精神科分级护理。

（倪世芬）

思考题

1. 如何保障精神病人住院期间的安全？
2. 简述接触特殊精神病人的方法。
3. 精神科护理的基本内容有哪些？
4. 您将如何帮助拒食病人进餐？

第四章　精神障碍的病因与症状学

学习目标

1. 掌握感知、思维、情感、意志、行为障碍的症状表现。
2. 熟悉导致精神障碍的生物学因素、社会心理因素；注意、记忆、智能、自知力和定向力、意识障碍的症状表现。
3. 了解常见的精神障碍综合征。
4. 学会辨别常见精神症状。

精神障碍是人的大脑受到各种不良因素作用，发生病理生理变化和功能损害，出现认知、情感、意志和行为等精神活动的异常。这些异常在人的日常生活中通过言谈举止、书写、表现与动作行为等表现出来，称为精神症状。通过对症状的观察记录，研究其表现、起因、症状间相互关系，以及症状对诊断的意义等就是精神障碍的症状学，又叫精神病理学。对精神障碍病理学的了解可以帮助理解精神障碍的症状表现和提出较为有效的治疗与护理措施，改善疾病的预后。

第一节　精神障碍的病因学

一、生物学因素

（一）遗传

遗传物质决定了个体的生物学特征，当它发生了病理性改变时，便会影响到人的精神活动与行为。遗传因素与精神障碍的关系见于以下三个方面。

1. 染色体病　染色体畸变、数目或结构异常可导致严重的躯体和精神发育障碍，有的还可引起人格异常、反社会倾向、儿童行为问题和儿童孤独症等问题。

2. 代谢障碍　由基因突变可形成某种氨基酸、类脂质的代谢障碍，造成酶的质和量的改变，从而导致先天性代谢缺陷或遗传性疾病。目前已经发现在已知的200多种酶缺陷疾病中，约可引起70多种精神发育障碍或行为异常。但大部分精神障碍的致病基因目前尚未明确，被认为属于复杂性多基因遗传方式。

3. 血缘调查与双生子研究　家系调查证实了遗传因素的作用，即病人亲属中同类精神疾病发生率比正常人群中的发病率明显增高，而且血缘关系越近，发病率越高，发病率在一级、二级、三级亲属中有显著差别。

双生子和寄养子的调查发现，同卵双生子的同病率远高于异卵双生子的同病率；研究发现精神分裂症的同病率在单卵双生子为47%，异卵双生子为12%；抑郁症的同病率，单卵双生子为69%～95%，而异卵双生子为12%～38%。有人观察了47名患精神分裂症母亲的子女寄养到正常父母家庭中，并与50名双亲健康的寄养子女作对照，到成年时，发现研究组有5人患精神分裂症，而对照组无一人患精神分裂症，说明遗传因素在该病的发生中起着重要作用。

（二）神经发育异常

当孕妇有严重营养不良性贫血、缺氧、尿毒症、子痫及分娩时胎儿出现颅脑损伤、早产与新生儿窒息等都可能引起胎儿畸形或严重发育障碍，后遗智力发育迟滞，人格发展异常以至精神障碍。直接累及躯体与心理素质的形成，对今后乃至终生都有长远影响。

（三）感染

目前已知由细菌、病毒、寄生虫等导致的全身感染、中枢神经系统感染和其他系统感染均可引起精神障碍。

二、社会因素

如环境污染、长期噪声、住房拥挤、交通堵塞、社会变迁、人际关系恶劣等均可增加精神压力，诱发精神障碍。文化传统是指不同民族都有着与众不同的文化背景、社会习俗、宗教信仰、生活习惯等，这些都与精神障碍的发生有着密切的关系。某些精神障碍只发生于特定的地区和民族，冰神附体只见于日本冲绳岛、蒙古的比伦奇和加拿大等地。我国农村与城市精神障碍病人的症状表现也因地域不同而表现不同，如农村病人的症状常与封建迷信有关，而城市病人的妄想与幻觉常与电波、微波、电子等有关。

三、心理因素

心理因素在某些精神障碍发生上可以起主导作用，但不一定是单一因素，某些精神障碍的发生与否和病人的心理素质、心理应激的强度有关，如心因性精神障碍、神经症和与文化密切相关的精神障碍等。

1. 应激 能够致病的应激来源于重大生活事件，其特点有突然性和超强性，如亲人突然逝去、失恋、自然灾害、突遇重大的生活打击（改变）、战争等，但不是所有的人面临应激时都会发生精神障碍，只有在心理素质不健康的人或有遗传倾向的人身上才会发生。

2. 人格特征 主要是气质和在其背景下形成的性格。气质与性格本身不是致病因素，但不良的或过于易感的气质，如神经质特征突出的人易患神经症，而精神质特征突出的人易产生精神病性障碍。另外过于敏感、脆弱与内向的性格，在有害的外界因素作用下易于出现精神障碍；而稳定、坚强与外向的性格在同样刺激作用下能表现出较高的耐受性，不出现精神障碍。

四、多因素致病学说

将疾病按病因学分类是临床各科共同追求的理想目标，但在精神障碍中，目前可以明确病因的疾病仅占全部精神障碍的10%左右，大多数的精神障碍尚未明确其病因，从临床观察的角度上看，只能解释为多因素综合致病的结果。其中，遗传因素作为个体的生物学素质基础起着长期的或者称远期因素；心理社会因素作为近期因素或称促发因素（诱发因素）与发病直接或间接地相关。

第二节 常见的精神症状

一、感知障碍

（一）感觉障碍（disorders of sensation）

多见于神经系统器质性病变和分离性障碍。

1. 感觉过敏（hyperesthesia） 又称感觉增强，是对外界一般强度的刺激感受性增高，难以忍受。如感到阳光特别耀眼、声音特别刺耳、颜色显得不自然地格外清楚、普通的气味异常刺鼻等。多见于神经症、更年期综合征、感染中毒后脑病以及疼痛障碍。

2. 感觉减退（hypoesthesia） 是由于感觉阈值升高和强烈的情绪抑制造成，表现为对外界刺激的感受性减低。如强烈的疼痛几乎感知不到，见于精神分裂症、抑郁症。感觉减退严重时，对外界刺激不产生任何感觉，又称感觉消失（anesthesia）。见于抑郁状态、木僵状态、分离性障碍和意识障碍。

3. 内感性不适（senestopathia） 是感觉异常所致，躯体内部出现各种不舒适和难以忍受的感觉，如牵拉，挤压、游走、蚁爬感等。病人不能明确指出具体不适的部位，此有别于内脏性幻觉。多见于疑病症、分离性障碍、精神分裂症、抑郁状态和脑外伤后精神障碍。

4. 感觉倒错（paraesthesia） 对外界刺激可产生与正常人不同的或相反的异常感觉，如对冷刺激反而产生热感觉，用棉球轻触皮肤时，病人产生麻木感或疼痛感。多见于癔症。

（二）知觉障碍（disorders of perception）

1. 错觉（illusion） 是不正确的知觉。正常人在光线暗淡、恐惧、紧张、暗示和期待的心理状态下可产生错觉，经解释或条件改善后可以纠正和消除。病理性错觉常常因意识障碍或其他精神障碍产生，病人常坚信不疑，并伴有相应的情绪和反应，不容易纠正，多见于精神分裂症。还可增添细节变成幻想性错觉，见于感染中毒性精神障碍、分离性障碍和精神分裂症。

2. 幻觉（hallucination） 是没有现实刺激作用于感觉器官时发生的知觉体验。幻觉是精神科临床常见而重要的精神障碍性症状。

（1）幻觉的性质

1）真性幻觉（genuine hallucination）：具有幻觉的一般性特征。即缺乏相应的客观刺激作用于感官。病人的知觉体验清晰、鲜明、生动。知觉体验来源于外界，具有明确的定位。病人的知觉体验是通过感官而感觉到的。

2）假性幻觉（pseudo hallucination）：具有幻觉的一般性特征。病人知觉体验与真性幻觉接近，但其来源无明确定位。经常主诉“声音”或“映象”存在于脑中，不用感官就能感觉到。

3）功能性幻觉（functional hallucination）：指病人的幻觉是伴随现实刺激而出现的，正常知觉与幻觉并存。当某种感觉器官处于功能活动状态同时出现涉及该感官的幻觉。如在听到钟表嘀嗒声中同时听到议论病人的声音就是功能性幻听，多见于精神分裂症和心因性精神障碍。

4）反射性幻觉（reflex hallucination）：当某一感官处于功能活动状态时，出现涉及另一感官的幻觉。如看见某人站在自己的前面，就听见别人在议论自己，多见于精神分裂症。

（2）幻觉的种类：

1）幻听（auditory hallucination）：指病人所体验到的声音缺乏外界和体内真实的起源。分言语性幻听和非言语性幻听；言语性幻听包括评论性幻听、议论性幻听和命令性幻听等，非言语性幻听属原始性幻听，如音乐声、鸟鸣声等。多见于脑局灶性病变。临床上多见的是言语性幻听，病人听到有人在议论他，说话的内容以斥责、讽刺、辱骂多见，因而病人常为之苦恼、愤怒和不安，并产生兴奋、自伤、伤人。言语性幻听为精神病性症状之一。其中与情感不协调的评论性幻听、议论性幻听和命令性幻听为诊断精神分裂症的重要症状学标准。

【案例】 病人男，18岁精神分裂症偏执型。

病人入院后经常卧床并侧耳倾听，说有人在室外议论他，说他是班上最坏的学生，要开除他，公安局要来逮捕他。病人到处寻找议论他的人未能找到，因此常向窗外回答说"我要和你们辩论，我太冤枉了"等等。

2）幻嗅（olfactory hallucination）：病人可以闻到一些使人不愉快的难闻气味，如腐烂、烧焦的食品、化学药品等气味以及体内散发的气味。幻嗅往往与其他幻觉和妄想结合在一起，如病人坚信他所闻到的气味是坏人故意放的，可表现为掩鼻动作并可拒食。从而加强了迫害妄想的观念，单一出现的幻嗅症状，需考虑嗅感觉器官受损和癫痫。

3）幻味（gustatory hallucination）：病人尝到食物中并不存在的某种特殊的或奇怪的味道并因此拒食或继发被害妄想。

4）幻视（visual hallucination）：在意识清晰状态出现的幻视，常见于精神分裂症。在意识障碍时产生的幻视，多为生动鲜明的形象，并常具有恐怖性质，因之可引起病人不协调性精神运动性兴奋，多见于症状性精神障碍谵妄状态。

5）幻触（tactile hallucination）：病人感到体表有一处奇怪的麻木感、刀刺感、电击感、虫爬感。幻触有时难与感觉障碍区别。

6）内脏性幻觉（visceral hallucination）：病人有内脏被捏、拉、膨胀、虫爬、刀割、舌头在动等体验。上述这些幻觉都可见于脑器质性精神障碍和精神分裂症。

（3）幻觉与其他症状的鉴别：言语性幻听，特别是评论性或议论性幻听要与关系妄想区别。关系妄想是病人认为在议论他，并未听到人们在说他的声音。幻视要与知觉和表象区别，幻视缺乏客观实体作用于视觉器官；而表象的发生与消失受个体意识的控制，且其映象的清晰度不及幻觉鲜明生动。

（三）感知综合障碍

1. 视物变形症（metamorphopsia）　病人感到外界事物的形状、大小、体积等发生变化。如看到母亲的脸变长、眼睛变小如瓜子大小。若感到外界事物变大，称为视物显大症；变小则为视物显小症。

2. 空间感知综合障碍（disorders of space sensorial synthesis）　病人感到周围事物的距离发生改变。如候车时汽车已经驶进站台，而病人却感觉汽车离自己尚很远。

3. 人格解体（depersonalization）　是指对自我与周围现实的一种不真实感觉；对自我的不真实感即为狭义的人格解体。病人感到自己的整个躯体或个别部分，如四肢的长短、粗细、躯体的轻重、形态，面部器官发生了变化，甚至畸形。病人此时对自己体验到一种陌生感和空虚感。对周围环境的这类感觉叫做非真实感（derealization）。病人感到周围事物和环境变得不真实，像是一个舞台布景，房屋树木等像是纸板糊成的；周围人似是没有生命的木偶等。对此病人具有自知力，有恍如梦中的感觉。有人认为人格解体是丧失存在意识的一种临床表现，病人不能觉察出自己的精神活动或躯体的存在，丧失了“自我”的感觉。如有的病人会说“我的脑子变得不是我自己的了，没有‘我’了”，“我的一切行动都不是表演而是真的，但我不是真正的自己在行动”。

4. 时间感知综合障碍（disorders of time sensorial synthesis）　病人对时间体验的判断出现了障碍，如过得特别缓慢或特别的迅速，或感觉事物的发展变化不受时间的限制。如旧事如新感和似曾相识感。多见于颞叶癫痫和精神分裂症。

二、思维障碍（disorders of thought）

（一）思维形式障碍(disorders of thinking form)

思维形式障碍是指思维的量和速度、思维联想过程以及思维逻辑出现障碍，常见的症状有：

1. 思维迟缓（inhibition of thought）　即联想抑制，联想速度缓慢、困难。病人表现言语缓慢，语量减少，语声甚低，反应迟钝。病人感到“脑子不灵了”，“脑子变慢了”，“什么都想不起来了”。常见于抑郁症。

2. 思维奔逸（flight of ideas）　联想加快，思维活动量增多和转变加快。病人表现为语量增多，语流变快，新的概念不断涌现，内容十分丰富。思维常随着周围环境中的变化而转变话题（随境转移），也可有音韵联想（音联）或字意联想（意联）。病人表现健谈，口若悬河，自觉脑子特别灵活，好像机器加了“润滑油”，可以出口成章，下笔千言，一挥而就。但思维逻辑联系非常表浅，缺乏深思而信口开河，多见于躁狂症。

【案例】　病人女，50岁，双相情感障碍躁狂发作。

医生请病人读当天的报纸，标题《朝着光明的道路前进》。病人边读边加以说明，“朝即是朝廷的朝，革命不是改朝换代，我们家门是坐北朝南，朝字上下有两个十字，中间有个日字，子曰学而时习之，朝字左半有日字，右半有月字，两合起来念明，光明黑暗，开灯关灯，电灯管儿灯。(医生催她念报）朝中方，四方形，几何画，方的，圆的，不以规矩，不能成方圆……”此时进来一位老医生，病人马上起立让坐，说向白衣战士学习，向白衣战士致敬，(音联、意联、随境转移)。

3. 病理性赘述（circumstantiality）　是思路的障碍，思维活动表现为不必要的过分详尽的累赘描述，以致一些无意义的繁文缛节掩盖了主要的内容，进行速度缓慢但不离题，最后能到达预定的终点。多见于脑器质性、癫痫性及老年性精神障碍。

【案例】　病人男，44岁，麻痹性痴呆。

当医生问“你们工厂几点上班时”，病人答：“我每天七点起床，洗脸，漱口，到厂对过的锅炉房打水，那里的开水很热，锅炉房有值班的老头，60多岁了，他有一个孩子，大概是七八岁的样子，孩子的妈妈常来，提着一个篮子，里面放的吃的东西，我打开水时碰见过她，洗完脸后才去食堂吃饭，人很多要排队，我每天吃一大碗稀饭两个馒头，一分钱咸菜，工人常常吃完饭打乒乓球，我不会打所以吃完饭就上班了，不到8点就开始工作……”

4. 思维松弛（loosening of association）　又称思维散漫。病人思维活动表现为联想松弛，内容散漫，对问话的回答不够中肯，不很切题，缺乏一定的逻辑关系，以致使人感到交谈困难，对其言语的主题及用意也不易理解。严重时发展为破裂性思维。

5. 破裂性思维（splitting of thought）　病人在意识清楚的情况下，思维联想过程破裂，缺乏内在意义上的连贯性和应有的逻辑性。在病人的言谈或书写中，虽然单独语句在结构和文法上正确，但主题与主题词，甚至语句之间缺乏内在意义上的联系，因而别人无法理解其意义。严重时言语支离破碎，个别词句之间也缺乏联系，多见于精神分裂症。

【案例】　病人男，22岁，精神分裂症青春型。

医生问：“这是什么地方？”病人答：“现在的地方不管它，就是一小部分。”问：“你来这儿干吗？”“我来这里没法说，生活困难，现在我来就是多余，现在就代表一句话，院长就这样，今天是下午。”问：“你认识我们吗？”答：“我早晨没有吃饭，我找原来前面的那个小商店。”（破裂性思维）。

6. 思维贫乏（poverty of thought）　为联想数量减少，概念与词汇贫乏。病人表现为沉默少语，谈话言语单调，自感“脑子空虚没有什么可说的”。可见于精神分裂症，也可见于脑器质性精神障碍。

7. 思维中断（thought block）、**思维被剥夺**（thought withdrawal）　在意识清晰时无外界原因，病人体验到在思考的进程中思维突然中断，称为思维中断。如病人认为其思想被某种外力压走则为思维被剥夺。两症状均为诊断精神分裂症的重要症状，但临床较难查出，须与注意力不集中区别。

8. 思维插入（thought insertion）、**思维云集**（pressure of thought）　病人体验到不属于自己的思想强行进入其脑中，不受他的意志所支配，为思维插入。如病人体验到强制进入的思想是大量涌现的，为思维云集。两症状对诊断精神分裂症有重要意义。须注意与强迫观念和思维奔逸鉴别。关键是思维插入和思维云集，病人体验到思维是异己的，而强迫观念和思维奔逸，病人明确是自己的思想。

9. 思维化声（thought hearing）、**思维鸣响**（thought echo）　病人思考时体验到自己的思想同时变成了言语声，自己和他人均能听到。病人体验此种声音来自心灵之中或脑内，为思维化声，体验声音来自外界为思维鸣响。两症状为精神分裂症的特征性症状之一。

10. 思维扩散（diffusion of thought）、**思维被广播**（thought broadcasting）　病人体验到自己的思想一出现，即尽人皆知，感到毫无隐私可言，为思维扩散；如果病人认为自己的思想是通过广播而扩散出去的，为思维被广播。此种症状是精神分裂症的重要症状。

11. 病理性抽象思维（symbolic thought）　为概念的转换，以无关的具体概念来代表某一抽象概念，不经病人自己解释，别人无法理解。正常人可有象征性思维，如以鸽子代表和平，但能为人们共同理解并不为病态。如某病人经常反穿衣服，以表示自己“表里如一，心地坦白”。某病人吞食骨头，说可以使自己具有“硬骨头”精神。多见于精神分裂症。

【案例】　病人男，34岁，精神分裂症。

病人经常双臂舞动，有时将左腿放在右腿上，有时将右腿放在左腿上，有时双手捧着肚子或抱着头，病人对此行为不予解答，也不接受劝告而停止。病情好转后回忆左臂代表全心全意为人民服务；左腿代表依靠群众；右腿代表克服困难；左腿放在右腿上是依靠群众克服困难；右腿放在左腿上代表克服困难依靠群众。双手捧着肚子代表保护人民，抱着头代表保护领导。

12. 语词新作（neologism） 为将不同含义的概念或词融合、浓缩在一起，或作无关的拼凑，或自创文字、图形、符号，并赋予特殊的概念。如病人指“尖”为“心”，称“解剖鸡的心脏，是上面小下面大，所以‘尖’应该读为‘心’。”多见于精神分裂症。

13. 逻辑倒错思维（paralogism） 主要特点为推理缺乏逻辑性，既无前提也无根据，或因果倒置，推理离奇古怪，不可理解，可见于精神分裂症，偏执狂等。

【案例】 病人男，22岁，精神分裂症。

病人说：“想到进化时觉得人是由动物进化的，所以人不应该吃猪肉；又想到动物是由植物进化的，因此也不应该吃蔬菜。以后又想菜是由土地生长的，所以觉得人不应该站在地上，有时觉得自己走了一万多里地就能够比别人进化一些。”

（二）思维内容障碍（disorder of the content of thought）

1. 妄想（delusion） 是在病理基础上产生的歪曲的信念，发生在意识清晰的情况下，是病态推理和判断的结果。具有以下特点：①妄想的内容无事实根据，但病人坚信不疑，不能以亲身经历所纠正也不能为事实所说服。②妄想具有个人特征，不同于集体所共有的信念。③与个人需要和安全密切相关。④受个人经历和时代背景的影响。病人的妄想内容带有浓厚的文化背景和时代色彩。如科学发达时代多有物理影响妄想；落后地区病人的妄想则具有迷信内容。

妄想有原发性和继发性两种。原发性妄想的特点为突然发生，内容不可理解，妄想与其他心理活动和症状之间缺乏任何联系，包括突发妄想、妄想知觉、妄想心境和妄想气氛。原发性妄想对精神分裂症的诊断具有重要意义。继发性妄想是发生在其他病理心理基础上的妄想，如继发于错觉、幻觉、情感低落或高涨；也可继发于某种期待心理或心因性障碍基础上，见于多种精神疾病。

1）被害妄想（delusion of persecution）：是最常见的一种妄想。病人坚信某些人或集团要对他进行打击、陷害、破坏等不利的活动。如认为饭里放毒、跟踪、监视或阴谋等。病人受妄想的支配可有拒食、控告、逃跑或采取自卫、自伤、伤人等行为。常见于精神分裂症偏执型、偏执性精神障碍等。

【案例】 病人女，42岁，精神分裂症。

病人于一年前与丈夫感情突然变坏，常失眠感到全身不适，认为是丈夫在食物中放了毒药暗害她，故吃饭时总让丈夫吃后她再吃，某次吃饭时要和丈夫换碗，并说“试验试验你”，之后看着孩子哭起来，说“妈舍不得你呀！”认为鸡蛋中有辣味，饭里放了药，使她泻肚。

2）关系妄想（delusion of observation）：病人将环境中与他无关的事物都认为是与他有关，如别人的讲话、咳嗽、一举一动都与他有一定的关系，并常与被害妄想交织在一起。认为周围人的咳嗽是故意刺激他，偶尔的一瞥是对他不怀好意，某报纸杂志上的某篇文章是有意影射他、暗示他的，故意做给他看的。有时还将某些表现赋予某种特殊的意义，称为特殊意义妄想，如有人唱热爱祖国的歌曲，病人认为是说他不爱国。

【案例】 病人女，21岁，精神分裂症。

近半年来病人不愿与人接触，以至于不愿去上班，追问病人，病人说："报纸广播都在议论我，报上登载小孩的事是指我幼年时的事。不知为什么街上人的行为举动都是针对我的，如有人点头或笑表示我做对了，摇头是告诉我错了。机关同事也指桑骂槐，含沙射影地讽刺说我不好好干活偷懒，这样我还能受得了吗?"（特殊意义妄想及关系妄想）。

3）被控制妄想（delusion of control）：病人体验到他自己的意志、思想、言语、情感、动作和行为被某种力量或作用所取代，如电波、仪器、光等，不受自己意识的控制，又称物理影响妄想。该症状对精神分裂症有诊断意义，但临床上易与癔症性附体体验相混淆，须予以区别，亦需与命令性幻听相鉴别。

【案例】 病人男，18 岁，精神分裂症偏执型。

5 年前，病人开始觉得有一种仪器控制自己，如看书时感到脑子有时特别快，有时特别慢，有时中断。全身肌肉，特别是胸腹部感到刺痛，脑子也突然痛，同时觉得脑子收缩了，全身肌肉也收缩了，使得他不能正常生长发育。有时让他出不来气，不自主地笑，有时想哭又不让哭。使身体有时发冷，有时发热，有时肉跳一下……病人坚信是有某种特殊仪器控制他。

4）夸大妄想（delusion of grandeur）：病人坚信自己具有非凡的才智、地位和权势，有很多的财富和发明创造，或认为是名人的后裔。多发生在情绪高涨的背景上，内容常受病人生活环境、文化及经历等影响而不同。多见于双相情感障碍躁狂发作、精神分裂症。

【案例】 病人男，41 岁，精神分裂症偏执型。

病人为某工厂工人，平时工作一般，在同事间的威信很低。病后自认为是高级干部、厂领导，说自己是四化建设群英会的代表，搞了很多新技术，写了很多文章，已经登在《人民日报》等全国的杂志上，为此中央首长要接见他并发给他奖状。

5）罪恶妄想（delusion of sin）：病人毫无根据地坚信自己犯了严重的错误，不可宽恕的罪恶，应受到严厉的惩罚，认为自己罪大恶极死有余辜，病人要求劳动改造或请罪等手段以赎罪，严重者可以坐以待毙或拒食、自杀，常见于抑郁症，也见于精神分裂症。

【案例】 病人男，40 岁，双相情感障碍抑郁发作。

病人因情绪低落，自杀未遂入院。曾在自杀前给家人及组织写遗书，说自己对不起领导，自己有罪。因贪污过 100 元稿费（实为病人应得的稿酬），在工作中没有成绩，写私人信件用公家的信封信纸是占公家的便宜，要求法律处分。入院后每天劳动扫地，要求到法院自首。不吃肉、蛋，认为是浪费，否则更罪大恶极。

6）嫉妒妄想（delusion of jealousy）：病人坚信自己的配偶对自己不忠实，而另有外遇的病态信念。可表现为对配偶的跟踪、盯梢、暗中检查配偶的衣服、床单、窥查配偶的提包、信件、手机以寻觅私通情人的证据。可见于精神分裂症、更年期精神障碍。

【案例】 病人男，40 岁，精神分裂症偏执型。

病人 25 岁时自由恋爱结婚，夫妻感情一直很好，其妻生活作风正派。近半年来坚信妻子与单位某男青年相爱，故每天接送妻子上下班，并在上班时打数次电话问妻子是否在上班，有时守候在妻子单位门口，甚至有时坐在妻子办公桌旁。当妻子与男同志谈话时，病人即与妻子吵架。晚上回家首先翻妻子的手提包等物，发现"疑点"即打骂妻子，并怀疑邻居的老头与妻有"暧昧"关系，曾反复问妻子，要她交代……

7）疑病妄想（hypochondriacal delusion）：病人毫无根据地坚信自己患了某种严重躯体疾病或不治之症。即使通过一系列详细检查和多次反复的医学验证都不能纠正。此类妄想可在幻触或内感性不适的基础上产生。严重时病人认为自己“内脏都腐烂了”、“脑子变空了”、“血液停滞了”、“心脏不跳了”，称之为虚无妄想。多见于精神分裂症、更年期及老年期精神障碍。

【案例】 病人女，41 岁，精神分裂症。

近 3～4 年来病人自感食欲不振，大便常稀便，医院检查未发现异常。病人仍感不适，认为自己得了肠癌，到处求医跑遍了各大医院，做了各种消化系统的检查，未能查出有什么疾病。病人主动要求大夫做腹部探查手术，术后未见异常，病人稍安静，但仍诉说不已，认为癌细胞已扩散，并经常以手、小木棍抚摸肛门才感舒服。医生多方解释无效。病人为之焦虑，情绪低沉，不思饮食，卧床不起，认为已无法挽救。

8）钟情妄想（delusion of love）：病人坚信自己被某异性所爱。即使遭对方严词拒绝，仍毫不置疑，认为对方是在考验自己对爱情的忠诚，仍纠缠对方不已，多见于精神分裂症。

【案例】 病人女，22 岁，精神分裂症偏执型。

病人为大学生，每于周末回家与邻居男孩见面，两人从未交谈更无来往，但病人总认为对方喜欢自己，并多次写信表示自己爱慕之心，对方根本无此意，将其信退回，病人认为对方确实喜欢她，只是因害羞将信退回，同时总感到别人谈话都在称赞他们是一对美好的婚姻。病人父母为此事再三解释，病人非但不信，并认为父母是表面相劝，实质上是同意和此男孩好。特请对方与病人当面谈，并表示决无相爱之意，病人依然坚信，这正是表示爱情的一种特殊方式。

9）思维被洞悉妄想（delusion that thoughts are being read）：病人认为其内心所想的事，未经语言文字表达而被周围人所洞悉。该症状常常与关系妄想或其他妄想以及幻觉等同时存在。

【案例】 病人女，25 岁，精神分裂症偏执型。

病人认为她所想的事已被别人知道，如在餐厅吃饭，觉得菜很淡想拿酱油，但别人先拿走了，自己想吃饭时别人就咀嚼，想喝水有人即去倒水，想上厕所时老师即说下课。病人认为别人了解自己的思想，故他们的言行与自己的思想是同步的。多见于精神分裂症及其他急慢性精神障碍，亦可见于器质性精神障碍。

10）被窃妄想（delusion of being stolen）：多见于脑器质性精神障碍、老年期抑郁症。病人认为自己所收藏的东西被人偷窃了。它可能与老年人的心理、生理特征以及记忆减弱有关。

11）变兽妄想（delusion of metamorphosis，lycanthropy）：病人确信自己变为某种动物，并有相应的行为异常，如吃草，趴在地上等。

2. 强迫观念（obsessive idea）　或称强迫思维，某一概念在病人脑内反复出现。强迫观念的内容病人认为是不必要的，没有意义的；病人想摆脱，但摆脱不掉。强迫思维可表现为某一想法、某几句话、某些事件的回忆、计数（强迫性回忆、计数），追究某些无意义的荒谬问题（强迫性穷思竭虑）。常可伴有继发性强迫动作，如病人离家锁门外出，随即在锁门后对是否已锁好门、屋内的抽屉是否锁好产生无端怀疑，反复疑虑，故又返回家数次反复检查（前者为强迫性怀疑，继发有强迫性检查），多见于神经症。

【案例】 病人男，25 岁，强迫性神经症。

近几年来病人遇到方形东西必须计数，否则感到很不舒服，什么事也做不下去。一次晚上7点多去商店购物，在商店前仰头一看有很多玻璃窗，于是一块块地数起来，还没数完好像漏了一块很不放心，因此又从头数起，这次又觉得多了一块，故又从头数起，这样反复数了十几次才算数完。病人自觉浪费很多时间，商店也将关门，东西没买成扫兴而去（强迫性计数）。

（三）超价观念（over valued idea，hyperquantivalent idea）

超价观念是意识中占主导地位的错误观念，其发生一般均有事实的根据。此种观念片面而偏激，但在逻辑道理上并不荒谬。超价观念的内容往往与自身利益有关，并带有强烈的情感作用，影响其行为。超价观念没有强迫观念所特有的强迫感和被纠缠感，其内容被病人认为是有重要意义的。如艺术家对本身天才的超价观念。多见于人格障碍和心因性障碍。

三、注意障碍（disorders of attention）

（一）注意程度方面的障碍

1. 注意增强（hyperprosexia）　为主动注意的增强。如有妄想观念的病人过分地注意别人的一举一动是针对他的；有疑病观念的病人，注意指向病人本身的某些生理活动，过分地注意自身的健康状况。

2. 注意减退（hypoprosexia）　主动及被动注意兴奋性减弱，注意的稳定性显著下降。病人的注意难以在较长时间内集中于某一事物，同时注意的广度也变狭窄。多见于疲劳状态、神经衰弱、脑器质性精神障碍及伴有意识障碍时。

（二）注意稳定性方面的障碍

1. 注意涣散（aprosexia）　为主动注意的明显减弱，注意不集中所致，即病人不能将注意力集中于某一事物并保持一定的时间，即使看了很长时间的书，结果仍不知都看到了什么，就像没看过一样。多见于神经衰弱及精神分裂症。

2. 注意转移（transference of attention）　主要指被动注意的兴奋性增强，注意稳定性降低，注意的对象不断地转换。如双相情感障碍躁狂发作时病人注意易转移（随境转移）。

3. 注意固定（fixation of attention）　是指病人的注意稳定特别增强。如有的发明家和思想家，固定注意于一定的思考内容，这些思考内容牢固地控制了他们的整个意识，特别是这种思考与相当强烈的情绪反应相联系时，可见于正常人和精神障碍病人。

（三）注意集中性方面的障碍

1. 注意狭窄（narrowing of attention）　病人的注意广度明显缩小，主动注意减弱。当病人集中注意于某一事物时，而其他一般易于唤起注意的事物并不引起病人的注意。多见于蒙眬状态和痴呆病人。

2. 注意缓慢（blunting of attention）　指病人注意兴奋性缓慢和集中困难，但注意的稳定性障碍较小。病人对被提问的第一个问题能回答得完全正确，但对紧接着的第二个、第三个问题的回答明显缓慢，是由于注意兴奋性的缓慢和联想过程的缓慢造成。见于抑郁症。

四、记忆障碍（disorders of memory）

记忆障碍可以在记忆的四个基本过程的不同部分发生，一般都同时受损，只是严重程度不同。临床上记忆障碍可分两方面：一是记忆量的方面如记忆增强、记忆减退及遗忘；二是记忆质的方面如错构症、虚构症。

1. 记忆增强（hypermnesia） 病态的记忆增强，对病前想不起来且不重要的事都能回忆起来。常见于轻躁狂状态和偏执状态的病人。

2. 记忆减退（hypomnesia） 是指记忆的四个基本过程普遍减退。早期多是回忆减弱，表现为远、近记忆减弱。如记不住刚见过面的人、刚吃过的饭。远记忆也减退，如回忆不起个人经历等，可见于较严重的痴呆病人。神经衰弱病人记忆减退都较轻，只是易忘，记忆困难。也可见于正常老年人。

3. 遗忘（amnesia） 是指对某一事件或某一时期内的经历完全不能回忆，是回忆的丧失。

（1）顺行性遗忘（anterograde amnesia）：即回忆不起在疾病发生以后一段时间内所经历的事件，遗忘的时间和疾病同时开始，如脑震荡、脑挫伤的病人回忆不起受伤一段时间内的事。

（2）逆行性遗忘（retrograde amnesia）：即回忆不起疾病发生之前某一阶段的事件，多见于脑卒中发作后，颅脑损伤伴有意识障碍时，病人回忆不起在受伤前他正在做什么，在什么地方等。

【案例】 病人男，43岁，精神分裂症偏执型、颅脑外伤。

病人于入院前4个月出现多疑、关系妄想及被害妄想，1个月后在妄想的支配下跳楼自杀，头部受伤昏迷数小时，经急救后意识稍清醒，但仍不能辨别周围人，并有恐惧不安躁动等，当日送某医院治疗。1周前转入精神病院，病人对医生护士都不满意，无故破口大骂，入院5天后病人变得非常安静合作，自觉如大梦初醒，但自诉不知怎么到这里来，对入院后吵闹骂人等表现毫不记得，对在什么单位工作想不起来，经提醒后能回忆。关于跳楼以后的事多次启发提醒都想不起来，对头部受伤以及送医院都觉得惊奇。对远事记忆尚可，能够回忆起自己成长经过及工作经历，但不很确切（逆行性遗忘及顺行性遗忘）。

（3）进行性遗忘（progressive amnesia）：除了识记和保存受到影响外，再认和回忆的损害更严重，即病人除了遗忘之外，还伴有日益加重的痴呆和淡漠。

（4）心因性遗忘（psychogenic amnesia）：指病人在应激或某种心因作用的情况下将某一特定情境遗忘。这些情境包括急性创伤性情境、病人不愿回忆或谈及的情境。多见于应激状态或癔症。

4. 错构（paramnesia） 是记忆的错误，对过去曾经历过的事情，在发生时间、地点、人物、情节上出现错误回忆，并坚信不疑，多见于酒精中毒性精神障碍，脑外伤性痴呆。

5. 虚构（confabulation） 是错误记忆的另一类型。病人以虚构的事实来填补所遗忘的那段经历。其内容生动，带有荒诞色彩，常瞬间即忘。多见于各种原因引起的痴呆。

6. 潜隐记忆（kryptomnesia） 又称歪曲记忆。是指病人对不同来源的记忆混淆、颠倒。病人把自己过去看到过或听到的，或是在自己梦中体验过的事物的回忆认为是自己实际体验过的事物。如病人把早已为世人所知的科学发明认为是自己的创造。

7. 似曾相识症（déJà vu） 病人体验新事物时，有一种似乎早已体验过的熟悉感，或对已多次体验过的事物感觉似乎从未体验过，有生疏感。

五、智能障碍（disorders of intelligence）

1. 精神发育迟滞（mental retardation）　是指先天、围生期或在生长发育成熟以前（18 岁以前），大脑的发育由于各种致病因素，如遗传、感染、中毒、头部外伤、内分泌异常或缺氧等因素，使大脑发育不良可受阻碍，智能发育停留在一定的阶段，随着年龄增长其智能明显低于正常的同龄儿童。

2. 痴呆（dementia）　是一种综合征，涉及各种高级皮质功能损害，包括定向、记忆、智能和人格的受损。其发生具有脑器质性病变基础。临床表现：病人后天获得的知识、能力丧失，不能从事学习工作，甚至生活不能自理。意识清楚，但思维活动变得不完善，记忆力、计算力、理解力、分析综合、判断推理能力减弱或下降；精神活动方面，由于痴呆的影响而出现轻重不等的失调，逐渐丧失高级的社会性的情感，原始的情感和本能意向占优势。一般来说，病变多为进行性的，常不易恢复或不能完全恢复。但如治疗适当，也可阻止继续发展，病情有可能得到改善。

根据大脑病理变化的严重程度以及性质不同，可分为全面性痴呆及部分性痴呆。

（1）全面性痴呆：大脑出现弥散性器质性损害，所以痴呆涉及智能活动的各个方面，因而影响到病人全部精神活动，常出现人格的改变。病人对本病无自知力，并可出现定向力障碍。见于阿尔茨海默病和麻痹性痴呆等。

（2）部分性痴呆：大脑的病变只侵犯脑的局部组织，如侵犯大脑血管的周围组织。病人只产生记忆力减退，理解力削弱，分析综合困难等，但其人格仍保持良好，并有一定的自知力，定向力完整。但当疾病发展严重时，临床上也很难区分是全面性或部分性痴呆，如脑血管性痴呆，脑外伤性痴呆等。

（3）假性痴呆（pseudodementia）：在临床上可见一种与痴呆类似的表现，但是本质却不同，称之为假性痴呆，是在强烈的精神创伤后产生的，因而大脑组织结构方面无任何器质性的损害，是一种功能性疾病。预后较好，常见于癔症及反应性精神障碍，有以下两类：

1）心因性假性痴呆：又称 Ganser 综合征（Ganser syndrome），即病人对一些简单问题给予近似的错误回答。如一位 20 岁的病人，当问到她一只手有几个手指时，答“4 个”，问及年龄时答“49 岁”，对简单的计算如 2＋3＝1 以近似回答。说明病人已理解问题的意义，但回答内容十分错误，给以近似回答。行为方面也可错误，如将钥匙倒过来开门，筷子倒过来吃饭，但对某些复杂问题反而能正确回答解决，如下象棋、打牌，一般生活问题都能解决。

2）童样痴呆（puerilism）：即病人表现为类似一般儿童稚气的样子，学着幼童讲话的声调，称自己才 3 岁，逢人就喊阿姨、叔叔。

六、自知力障碍和定向力障碍

1. 自知力障碍（insight）　又称领悟力或内省力，是指病人对自身精神障碍的认识、判断能力。神经症病人有自知力，主动就医诉说病情。但精神病人一般均有程度不等的自知力缺失，因此不承认自己有精神障碍，也不主动看病，甚至拒绝看病、住院，拒绝服药。在精神疾病的初期，有的病人自知力尚保存。随病情的发展，病人常对自己的精神症状丧失了判断力，称之为自知力丧失。当病情好转时，自知力逐渐恢复，从部分恢复到全部恢复。临床上将有无自知力以及自知力恢复的程度做为判定病情轻重和病情好转程度的重要指标，一般以症状消失，并对所患精神障碍的症状表现能认识到是病态，即为自知力恢复。所以自知力完整是精神障碍病情痊愈的重要指标之一。

2. 定向力障碍（orientation） 指一个人对时间、地点、人物以及对自身状态的认识能力。前者称对周围环境的定向力，病人知道现在是几点钟、上午或下午、白天或晚上、日期、月份等，知道自己在什么地方，知道周围人物的身份及与病人的关系：后者称自我定向力，病人知道自己的姓名、年龄、职业。定向力障碍多见于症状性精神障碍及脑器质性精神障碍时的意识障碍。定向力障碍是意识障碍的一个重要标志，但有定向力障碍不一定有意识障碍。

精神分裂症病人可有双重定向，将一个地点或人物做出两种判断，这多与病人妄想观念有关，如病人将医院认为又是医院又是法院，或认为表面上是医院而实际上是法院等。

七、情感障碍（disorders of emotion）

（一）情感性质改变

1. 情感高涨（elation） 情感活动明显增强，表现为不同程度的病态喜悦，有着与环境不相符的过分愉快与欢乐。讲话语音高昂，眉飞色舞，喜笑颜开，表情丰富，洋洋自得以致盛气凌人，傲慢自负或引人发笑，常带有明显的夸大色彩。病人常有良好的自身感觉，如感到无比舒畅和幸福，因与外界环境配合，所以这种欢乐情绪有一定的感染力，易引起周围人的共鸣。但这种情感高涨并不稳定，病人易激惹，稍有不遂则勃然大怒，遇悲哀的事就会伤心流泪，但转瞬即逝，迅速恢复原状。多见于躁狂状态。

2. 欣快感（euphoria） 病人有幸福喜悦的内心体验，面带笑容，表现得很轻松，但给人以呆傻、愚蠢的感觉，病人也说不清高兴的原因，内容也较单调刻板。多见于脑器质性精神障碍。

3. 情感低落（depression） 是负性情感的增强，轻者表现情绪低落、忧心忡忡、愁眉不展、唉声叹气。重者忧郁沮丧、悲观绝望，认为自己一无是处，对生活感到绝望，有度日如年之感。外界的一切均不能引起他的兴趣，因此常自罪自责，认为生不如死，而出现自杀观念及企图。常伴有思维迟缓、动作减少，多见于抑郁状态。

4. 焦虑（anxiety） 是病人在缺乏明显客观根据的情况下，过分担心发生威胁自身安全和其他不良后果的心境。表现为紧张恐惧，顾虑重重，认为病情严重无法治疗，或认为问题复杂无法解决，以致搓手顿足，坐卧不安有如大祸临头。常伴有自主神经功能紊乱及疑病观念。多见于焦虑性神经症及更年期精神障碍。急、重性的焦虑发作称焦虑-惊恐发作，发作时病人有濒死感、失控感和大祸临头感，伴明显的循环、呼吸、泌尿和自主神经系统症状。一般发作持续时间较短，数分钟至十数分钟。

5. 恐惧（phobia） 病人出现对外界事物超出正常范围的恐怖感，虽然自知不必要，但仍无法摆脱，同时伴有明显的自主神经功能紊乱以及强烈的躲避意向和行为。病人在面临恐惧对象时害怕得让人难以理解，在想到或旁人提到这些事物时也表现出不同寻常的恐惧感。恐惧与焦虑的区别在于焦虑没有明确的对象，而恐惧有。

（二）情感波动性的改变

1. 情感脆弱（emotional fragility） 在外界轻微刺激下甚至无明显的外界因素影响下，病人情绪就出现波动，感动得伤心流泪或兴奋激动。常见于脑动脉硬化性精神障碍、癔症、神经衰弱。

2. 情感淡漠（apathy）　为情感活动减退表现。病人对外界任何刺激均缺乏相应情感反应。病人对引起正常人极大悲伤或愉快的事件，如生离死别、久别重逢表现得无动于衷。对周围发生的事漠不关心，说话声调平淡，面部表情呆板，内心体验极为贫乏或缺如。严重时对个人生活漠不关心。见于慢性精神分裂症和脑器质性精神障碍。

3. 病理性激情（pathological affect）　是一种突然发作的、非常强烈的又较短暂的情感障碍。此时病人可产生冲动行为，以致伤害别人，病人难以控制，常伴有一定程度的意识障碍，可能有遗忘。多见于癫痫、较严重的颅脑外伤，也可见于精神分裂症。

4. 易激惹（irritability）　为急剧而短暂的情绪波动，很小的刺激就产生强烈的情感反应，多为激动、不满、愤怒、发脾气等。可见于躁狂发作、反社会人格、偏执型人格、神经衰弱或甲状腺功能亢进等疾病所致的精神障碍。

5. 情感暴发（emotional outburst，raptus）　是指在一定精神因素作用下，较突然地暴发情绪如吵闹、哭笑无常、捶胸顿足、满地打滚等，或突然停止，常出现戏剧性地变化。

6. 情感迟钝（dullness，emotional blunting）　指对能引起常人鲜明情感反应的刺激，给予平淡的情感反应，同时缺乏相应的内心体验，细微情感逐渐消退。如对亲人不体贴，对工作不认真负责，情感反应不鲜明、不生动。多见于早期精神分裂症和某些器质性精神障碍。

（三）情感协调性的改变

1. 情感倒错（parathymia）　病人的情感体验与当时外界刺激及病人思想内容不协调。如谈及别人在迫害他时，还表现为愉快的表情；听到令人高兴的事时，反而表现为伤感。多见于精神分裂症。

2. 情感幼稚（emotional infantility）　病人的情感反应退化到童年时代的水平，容易受直觉和本能活动的影响，缺乏节制。面部表情幼稚，喜忧形于色，不能适应环境变化，极易受周围环境的影响而波动。多见于分离性障碍、痴呆。

3. 情感矛盾（affective ambivalence）　对同一事件同时产生两种相互对立的情感体验，如病人认为自己的亲友在迫害自己，对此同时产生仇恨和喜欢两种感情，但并不认为有矛盾之处。此症状是精神分裂症的本质特征之一。

八、意志障碍（disturbance of will）

1. 意志增强（hyperbolic）　是指意志活动的增多。这类症状的产生往往与其他精神活动有密切的内在联系，或以其为基础，或受其支配和影响。在精神分裂症病人中，由于被害妄想的支配，反复上诉控告，或在夸大妄想的支配下，病人夜以继日地从事无效的发明创造。在躁狂状态情感高涨时，病人对其周围环境中的一切事物都感兴趣，什么事都去参与或进行干涉，终日忙忙碌碌精力充沛，不感疲劳，但由于随境转移以致做事有始无终，不能贯彻到底，结果一事无成。还有表现在食、性等本能意向的要求增多，无明显的目的性，给人以一种与环境不协调的感觉。可见于青春型兴奋病人。

2. 意志减弱（hypobulia）　是指意志活动减少。由于情绪低落，对周围一切事物无兴趣以致意志消沉，不愿活动。工作学习感到非常吃力，甚至不能进行，以致整日呆坐或卧床不起，病人一般能意识到，但总感到做不了。常与思维迟缓、情绪低落同时存在。见于抑郁状态。

3. 意志缺乏（abulia） 是指意志活动缺乏。病人对任何活动缺乏动机和要求，对工作学习无自觉性，故个人生活也极端懒散。严重时本能的要求也没有，行为孤僻、退缩。这类症状常与思维贫乏、情感淡漠同时出现。为精神分裂症常见的基本症状之一。多见于精神分裂症晚期精神衰退时、脑器质性精神障碍痴呆状态时。

4. 矛盾意向（ambivalence） 指对同一事物，同时出现两完全相反的意向，但病人并不感到不妥。如遇到朋友时，一面想哭，一面想笑。常见于精神分裂症，是诊断的重要依据。

5. 意向倒错（parabulia） 主要是指病人的意向要求与一般的常理相违背或为常人所不允许，以致病人的某些活动或行为使人感到难以理解。如病人伤害自己的身体、吃人所不能吃或不敢吃的东西，如肥皂、土、大便、草木等，又称异食癖。有时这种行为可在某些幻觉和妄想的支配下产生，病人还会对此做出一些荒谬的解释。多见于精神分裂症青春型和偏执型。

九、行为障碍（disorders of behavior and movement）

1. 精神运动性兴奋（psychomotor excitement） 是指整个精神活动的增强。故涉及精神活动的各方面，随疾病不同而有不同表现。

（1）协调性精神运动性兴奋（coherent excitement） 病人的言语动作增多，是与其思维、情感活动的增多相一致，并和环境密切联系配合。病人活动的增多是有目的的，是可理解的，整个精神活动是协调的，多见于躁狂状态。

（2）不协调性精神运动性兴奋（in coherent excitement） 病人的言语动作增多与思维情感不相配合，动作单调杂乱，无动机及目的性，使人难以理解，所以精神活动是不协调的，与外界环境也是不配合的。如精神分裂症青春型兴奋。精神分裂症紧张型兴奋也属于此，常突然发作，有冲动及攻击破坏行为。脑器质性精神障碍所见的不协调性精神运动兴奋常伴有智能障碍及人格障碍。症状性精神障碍出现不协调性精神运动兴奋时常有意识障碍。

2. 精神运动性抑制（psychomotor retardation） 是整个精神活动的降低，病人的言语动作普遍迟缓和减少。

（1）木僵（stupor） 病人意识清楚，出现言语动作行为抑制。轻时病人言语动作和行为显著减少，缓慢迟钝。严重时运动完全抑制，缄默不语，不吃不喝，保持一个固定的姿势，僵住不动，对体内外任何刺激不起反应，口涎外溢，不自主大小便，面无表情。见于精神分裂症紧张型。较轻的木僵也可见于严重抑郁症、反应性精神障碍及脑器质性精神障碍。

（2）蜡样屈曲（waxy flexibility） 在木僵严重的病人中，病人的肢体可任人随意摆布，即使是不舒服的姿势，也能较长时间似蜡塑一样维持不动。如将病人头部抬高好似枕着枕头的姿势，病人也不动，可维持很长时间，称之为空气枕头，此时病人意识清楚，病好后能回忆，只是当时不能抗拒。见于精神分裂症紧张型。

（3）缄默症（mutism） 病人呈缄默不语，也不回答问题，有时可以手示意。见于癔症及精神分裂症紧张型。

3. 刻板动作（stereotyped act） 病人持久地重复单一单调动作。常与刻板言语同时出现。多见于精神分裂症紧张型。

4. 模仿动作（echopraxia） 病人无目的地模仿别人的动作，常与模仿言语同时出现。多见于精神分裂症。

5. 违拗症（negativism） 病人对于别人向他提出的要求不仅没有相应的行为反应甚至加以抗拒。病人做出与对方要求完全相反的动作为主动性违拗，如要病人张口，病人却闭紧。病人对别人的要求加以拒绝，不去执行为被动性违拗。多见于精神分裂症紧张型。

6. 作态（mannerism） 病人做出古怪的、愚蠢的、幼稚做作的动作、姿势、步态与表情。如病人做怪相、扮鬼脸等。多见于精神分裂症。

十、意识障碍（disorders of consciousness）

意识障碍多见于急性器质性脑病，经治疗有效可以恢复意识清晰。意识障碍可通过定向力、注意力、简单计算力等检查和观察病人的表情（如迟钝、茫然、淡漠和惶惑）及动作行为（无目的地多动、少动或不动）等予以确定。临床上须与痴呆区别。痴呆为慢性过程，主要为智力严重削弱，而感知觉的减退不明显。意识障碍可表现为意识清晰度的降低，意识范围缩小及意识内容的变化。临床上常见的意识障碍，以意识清晰度降低为主的有嗜睡、混浊、昏睡、昏迷，其他伴有意识范围缩小或意识内容变化等。

1. 嗜睡（drowsiness） 意识清晰度水平降低较轻微，在安静环境下病人呈睡眠状态，呼叫或推动病人肢体，病人可立即清醒，也能正确地交谈，但当刺激一消失就又入睡。此时吞咽、瞳孔、角膜等反射均存在。见于功能性及脑器质性疾病。

2. 意识混浊（clouding of consciousness） 又称反应迟钝状态。强烈的刺激才能引起病人的反应。病人反应迟钝、思维缓慢，注意、记忆、理解都有困难，对时间、地点、人物可有定向障碍。此时吞咽、角膜、对光反射尚存在。出现原始动作如舔唇、伸舌、强握、吸吮等。多见于躯体疾病所致精神障碍。

3. 昏睡（sopor） 意识清晰度水平较前者更低，对周围环境及自我意识均丧失，在强烈疼痛刺激下，如以手指压病人眶上缘内侧时，可引起面肌防御反射。此时角膜、睫毛等反射减弱，对光反射、吞咽反射仍存在，可出现不自主运动及震颤。

4. 昏迷（coma） 意识完全丧失，对任何刺激不产生反应，吞咽、防御，甚至对光反射均可消失。可引出病理反射。多见于严重的脑部疾病及躯体疾病的垂危期。

5. 蒙眬状态（twilight state） 意识清晰度降低情况下，又有意识范围的缩小或狭窄。病人在此缩小的范围内，可有相对正常的感知觉，以及协调连贯的复杂行为。但除此范围外的事物都不能正确感知判断。在此同时可有定向障碍，片断的幻觉、错觉、妄想以及相应的行为。常忽然发生，突然中止，持续时间不长，数分钟至数小时，数日较少见。事后遗忘或部分遗忘。多见于癫痫性精神障碍，癔症。

6. 谵妄状态（delirium） 在意识清晰度降低的同时，产生大量的幻觉、错觉。以幻视多见，幻觉的内容多为生动而鲜明的形象性的情境，如见到昆虫、猛兽等。有的内容具有恐怖性，病人常产生紧张、恐惧的情绪反应，和相应的兴奋不安，出现不协调性精神运动性兴奋。思维不连贯，理解困难，有时出现片断妄想。定向力障碍，自我定向力及周围环境定向力都丧失。谵妄状态多在夜间加重，昼轻夜重，持续时间可数小时至数日，意识恢复后可有部分遗忘或全部遗忘。躯体疾病所致精神障碍急性脑病综合征时多见。

7. 梦样状态（dream-like state） 指病人表现像做梦一样完全沉湎于幻觉、妄想之中，对外界环境毫不在意，但外表好像清醒。对其幻觉过后并不完全遗忘。迷茫状态、困惑状态和梦呓状态都属于意识梦样改变的范畴。多见于睡眠剥夺、过劳、精神分裂症以及某些药物如致幻剂等。

第三节 常见的精神障碍综合征

精神障碍综合征是指知、情、意各方面的精神症状之间存在着有机的内在联系，从而影响着个体生理功能和社会功能。在某一疾病过程中，有些症状或同时发生，或先后出现，并常伴有躯体症状或生理、社会功能变化。这些症状聚合在一起称为综合征，成为该病主要的、占优势的临床表现。

一、幻觉妄想综合征

以幻觉为主，在幻觉的基础上产生妄想，如被害妄想，影响妄想等。其特点是幻觉和妄想密切结合，而相互补充，互相影响。多见于精神分裂症和某些脑器质性精神障碍。如以单一系统的妄想，或多种相互影响的妄想为主，则称为妄想综合征，或妄想状态。

二、紧张综合征

最突出的症状是病人全身肌紧张力增高，并因此而得名，包括紧张性木僵及紧张性兴奋两种状态。紧张性木僵包括木僵、违拗症、刻板言语及刻板动作，模仿言语及模仿动作、蜡样屈曲、缄默等症状，可持续数月，在无任何原因下转入紧张性兴奋状态。紧张性兴奋持续较短暂，往往是突然暴发的兴奋激动和暴烈行为，然后进入木僵状态或缓解。在精神分裂症紧张型时可见典型的表现，在症状性精神障碍、抑郁症、反应性精神障碍、颅脑损伤时可见不典型的表现。

三、遗忘综合征

遗忘综合征又称柯萨可夫综合征。其特点是识记能力障碍，时间定向力障碍，虚构症，顺行性或逆行性遗忘。多见于慢性酒精中毒性精神障碍，也可见于颅脑损伤时精神障碍及其他的脑器质性精神障碍。

四、急性脑病综合征

继发于急性器质性疾病或急性应激状态。起病急骤、症状鲜明，持续时间短。临床表现主要为各种阶段的意识障碍，伴有急性精神障碍表现如不协调的运动性兴奋、紧张综合征、类躁狂状态或抑郁状态。

五、慢性脑病综合征

主要由慢性器质性疾病引起，也可由急性脑病综合征迁延而致，不伴有意识障碍。临床主要表现为痴呆，伴慢性精神障碍症状，如抑郁状态、类躁狂状态，类精神分裂症样表现、人格改变和遗忘综合征。

六、病理嫉妒综合征

病理嫉妒综合征指以怀疑配偶不忠的嫉妒妄想为核心症状的综合征。多见于男性，病人以许多似是而非的证据来证明配偶另有新欢，但往往说不出具体的对象，为此经常反复侦察、盘问、跟踪、甚至拷打。症状可以持续数年，不断增强的妄想可以产生攻击性行为，甚至杀死配偶。病人具有过于敏感、自卑、焦虑和不安全感，易激惹、沮丧、紧张。但病人的其他精神活动基本正常，常见于偏执状态，精神分裂症、慢性酒精中毒、器质性精神障碍。

七、精神自动综合征

是在意识清晰状态下产生的一组综合征，包括假性幻觉、被控制感、被揭露感、强制性思维及系统化的被害妄想，影响妄想等相互联系的综合征。此综合征突出特点为病人所有病态体验为异己感、被外力控制感、强制感、为外力所影响，不属于自己的体验。多见于精神分裂症和器质性脑病。

知识链接

病理性嫉妒综合征

又名奥赛罗综合征（Othello syndrome），是指以怀疑配偶不贞的嫉妒妄想为中心的精神科综合征。典型的情况见于病态人格者，病人个性固执、多疑，家庭中可能有类似而较轻的情况。好发年龄为30～40岁，病人以许多似是而非的证据来证明其配偶另有新欢，但往往说不出具体的对象。为此反复侦察、盘问、跟踪、拷打。症状可以持续数年，可能发生攻击行为，甚至杀死配偶，就犹如莎士比亚描述的奥赛罗一样。

考点提示

常见的精神障碍症状表现。

（周意丹）

思考题

1. 说出精神障碍的致病因素都有哪些？
2. 列表区分各类精神障碍的症状。
3. 然后将其中比较容易混淆的症状进行对比。
4. 说出常见的精神障碍综合征。

实践1：精神障碍症状见习

【目的】 学会辨别常见精神症状。

【准备】

1. 用物　电教视频：精神科常见症状、见习报告表。

2. 场所 教室（电教室）、或临床病房（需标准护士着装）。

3. 时间 2学时。

4. 学生 以班为单位或8～10人的小组。

【方法与过程】

1. 观看教学片，然后写出观察报告。

2. 组织临床见习，然后写出见习报告。

【实践步骤】

1. 以班为单位组织学生看电教片，然后填写见习报告表格。

2. 将学生分为若干小组，每组8～10人，携带见习报告表格，在临床带教老师的带领下进入到病房对症状进行实地见习。

3. 组织各学习小组课后写出报告。

【小结】

本次见习的结果总结：所看到的症状都有哪些？

讨论：分析与区别各种不同或类似的症状？说出自己观察后的体会。

【布置作业】

1. 说出各类精神症状的名称。

2. 能基本正确地区分出较类似的症状。

	感知觉	思维	注意	记忆	智能	自知力 定向力	情感	意志	行为	意识
症状种类										
描述它们的主要表现										
区别相类似的症状										

注：此表可扩展

第五章　精神分裂症病人的护理

学习目标

1. 掌握精神分裂症的概念、临床表现、护理程序。
2. 熟悉精神分裂症的分型及特征。
3. 了解精神分裂症的病因与发病机制、诊断、治疗原则、预后。
4. 学会运用护理程序对精神分裂症病人进行护理及健康教育。

精神分裂症（schizophrenia）是临床上常见的重型精神障碍，突出表现为思维障碍，并有感知、情感、意志行为障碍及精神活动与环境不协调。本病病程大多迁延，呈反复加重的特点，部分病人可最终发展为精神衰退。对本类病人护理的重点是保证病人的安全、对病人及家属实施有效的健康教育及预防病情复发。

第一节　概　　述

一、概念与流行病学

（一）概念

精神分裂症是一组病因未明的常见精神障碍，多发生于青壮年，临床表现为思维、情感、行为等多方面的障碍，以精神活动脱离现实，与周围环境不协调为特征，一般无意识障碍和明显的智能障碍。

（二）流行病学特点

调查显示，精神分裂症是各类精神障碍中患病率最高的疾病，约占我国住院精神疾病病人的50%，慢性精神疾病病人的60%。本病可见于不同人群，患病率为1.4‰～4.6‰，发病率为0.16‰～0.43‰。城市高于农村，女性高于男性，尤以35岁以上年龄组差异明显，男∶女比例为1∶1.6。无论城市或农村，其患病与家庭经济水平呈负相关。

二、病因与发病机制

（一）生物学因素

1. 遗传因素　通过家系调查、双生子及寄养子研究，证明遗传因素是精神分裂症的最可能的原因。有精神分裂症家族史的人群患病率比一般人群高10倍，与病人血缘关系越近，发病率越高；同卵双生的同病率是异卵双生的4～6倍；精神分裂症母亲所生子女从小寄养生活于正常家庭中，成年后仍有较高的患病率，以上提示遗传因素在本病发病中起主要作用。

2. 神经生化方面的异常　目前主要有以下几个方面的假说：①多巴胺（DA）功能亢进假说：本假说认为病人中枢边缘系统的 D_2 受体数量增多，DA 活动过度，导致精神分裂的妄想、幻觉等症状。经典抗精神病药物可通过阻滞 DA 受体而发挥治疗作用。②谷氨酸生化假说：该假说认为中枢谷氨酸功能不足可能是精神分裂症的病因之一。谷氨酸受体拮抗剂如苯环利定、氯胺酮等在人类可引起一过性幻觉、妄想等症状；此外，皮质下多巴胺系统和氨基酸系统不平衡也是精神分裂症发生因素之一。

3. 大脑结构的异常　近 30 年来由于医学新技术如电子计算机断层扫描（CT）、磁共振（MRI）及组织病理学研究等的应用，发现有 30%～40%病人有脑室扩大和沟回增宽，提示精神分裂症病人存在脑组织萎缩或其他脑结构异常。

4. 其他　①母孕期病毒感染：研究发现，妊娠期曾患有病毒感染或产科并发症的新生儿，成年后发生精神分裂症的比例明显高于对照组，推测病毒感染影响胎儿的神经发育，与精神分裂症病人皮质神经细胞结构上的紊乱有关。②人格异常：很多学者认为精神分裂症发病与病前人格缺陷有关，如内向、孤僻、好幻想、思维缺乏逻辑性等。

（二）社会心理因素

调查资料显示：精神分裂症发病与生活事件及社会经济背景密切相关。由于社会或家庭生活环境差、失恋等负性心理社会应激因素的刺激，在遗传素质的基础上就容易发病。国内调查发现，首次发病的病人中，病前半年有重大生活事件刺激者占 40%～80%；如果在儿童时期遭遇不幸，常导致成年后患病；精神分裂症的患病率在低经济社会阶层与高经济社会阶层之比为 9∶1。

综上所述，目前较一致的观点是：生物性因素特别是遗传因素是精神分裂症发病的主要因素，心理社会因素对本病具有诱发作用。

三、分型与临床表现

（一）分型

《中国精神疾病分类与诊断标准》第 3 版（CCMD-3）将精神分裂症主要分类为五型：偏执型、青春型、单纯型、紧张型、未分化型。其临床特点如下：

1. 偏执型　又称妄想型，是临床上最常见的类型。以妄想和幻觉最常见。妄想以被害妄想、关系妄想最多见，其次是自罪、嫉妒、影响、夸大和钟情妄想，大多数病人常同时存在几种妄想。幻觉以言语性幻听最常见，内容多使人不愉快，如批评、讽刺、威胁、命令等，命令性幻觉常使病人出现伤人、自伤或毁物行为。情感淡漠较轻，但情感多不稳定，易发怒、有敌意、恐惧和猜疑。本型发病年龄相对较晚，多在青壮年或中年期，在发病数年后尚能维持正常生活，人格相对完整，智能完好，一般接触较好。病程发展较缓慢，如治疗彻底，可获得满意的缓解，预后较好。

【案例】　病人男，28 岁，未婚。

半年前因其热恋的女友突然离开他后，开始失眠、精神萎靡，怀疑有人要害他，并在自己房间录音和录像，监视自己的一举一动。并说自己的脑子被“另一个人”控制了，他的哭和笑都受“另一个人”支配，是“他”强加于自己的。某周末病人到姐姐家作客，姐姐因事外出让他照顾年幼的外甥，此时病人听见有声音告诉他：“打死你的外甥，就没人敢害你了……”，于是操起一把钝器将外甥砍伤致死。平素病人意识清楚，独自卧床，不合群，情绪不稳，有时自言自语，有时侧耳倾听。

2. 青春型　此型近年来呈下降趋势。发病年龄较早，多在青春期急性或亚急性起病，病情进展快，多在2周之内达到高峰。以情感不协调、思维障碍和行为幼稚愚蠢为临床特征。情感改变表现为情感喜怒无常、变化莫测，常伴傻笑、表情做作；思维障碍表现为思维凌乱甚至破裂，内容荒诞离奇；行为障碍表现为行为幼稚、愚蠢、奇特，常有兴奋性冲动行为，病人本能活动（性欲、食欲）亢进，可有意向倒错，如吞食脏食，喝脏水等。部分病人有片断的幻觉、妄想，内容荒诞与病人的愚蠢行为一致。此型病程发展较快，易反复发作，对抗精神病药物反应较好，但疗效不如偏执型，预后亦较偏执型差。因此药物维持治疗对预防疾病的复发起重要作用。

【案例】　某女，17岁，高三学生。

发病前半月准备高中毕业会考，出现失眠。随后语言增多，一会儿说自己考了全市第一名，一会又说自己变成了世界小姐，说话声音幼稚似幼儿，不连贯，彻夜不眠，学猫叫；无目的到处乱跑，在大街上捡脏东西吃并随地大小便；哭笑无常，并哈哈大笑地说“我妈病重了，治不好了”；无自知力，拒绝治疗。

3. 单纯型　较少见。好发于青少年，以隐匿、持续发展的离奇行为、社会退缩和工作能力下降等为临床特征。早期常出现类似“神经衰弱”的症状，如易疲劳、失眠、工作效率下降等；逐渐出现日益加重的性格改变，如不关心周围的人和事、社交活动贫乏、懒散、孤僻、退缩、生活毫无目的，但幻觉和妄想不明显，因此在发病早期，常不引起重视，甚至会误认为病人“不求上进”、“工作学习压力过大”等而误诊，经数年病情发展到严重时才被发现，但已出现精神衰退，治疗效果较差。

【案例】　某男，27岁，工人。

病人病前孤僻少语，很少与人来往，工作一般。近2年来无明显原因出现失眠，精神萎靡，有时坐卧不安，工作效率下降并经常出错，为此常遭单位领导批评，但并未改进。随之更加孤僻，不愿出门，不愿见人，开始旷工，反复劝说无用，终日待在家中，很少与家人说话。生活不愿料理，不洗脸，不换衣服，不理发，拒绝就医。强迫入院后，卧于床上，对周围的一切事情漠不关心，不参与活动。病人意识清楚，交谈困难，回答问题简单或不回答，表情呆板，未查出幻觉、妄想，无自知力。体格检查、神经检查无阳性发现。

4. 紧张型　此型约占总数7%，近年来有减少的趋势。临床以单独或交替出现的紧张性木僵或紧张性兴奋为主要表现，多在青壮年发病，起病急，病程呈发作性，可自动缓解，积极治疗效果好。

【案例】　某女，20岁，未婚，工人。

病人于1个月前逐渐变得寡言少语，表情淡漠，动作减少，不吃、不动，有时在房间里发呆数小时。几天后突然出现躁动，以头撞墙，把身边所有东西摔坏，需多人方能控制住。入院时整天睡在床上，不吃、不动，呆望天花板。

5. 未分化型　本型病人症状应符合精神分裂症的诊断标准，但不符合上述任何一种亚型的标准，或同时存在上述两种或两种以上类型的精神症状，无法归到上述分型中的任一类别，故将其放到“未分化型”中，此型病人在临床并不少见。

（二）临床表现

精神分裂症的临床症状十分复杂和多样，在疾病的不同阶段、不同的临床类型，临床表现存在很大的差异。但一般可划分为两大类：特征性症状和其他常见症状。

1. 特征性症状 病人的精神活动脱离现实，与周围环境不协调，以及思维、情感、意志活动之间不协调，即所谓精神“分裂”症状。

（1）思维障碍：是精神分裂症最突出的症状。常见有：①思维联想障碍，病人在意识清晰的情况下出现思维散漫、破裂性思维、思维贫乏、思维松弛等。②思维逻辑障碍：主要表现为病人的逻辑推理荒谬离奇（如逻辑倒错性思维）、出现病理性象征性思维、语词新作等。③思维内容障碍（妄想）：常见有被害妄想、关系妄想及影响妄想，还可见钟情妄想、嫉妒妄想、疑病妄想等。④被动体验：精神分裂症常见的症状之一，表现为被揭露感、被洞悉感、影响妄想等。

（2）情感障碍：情感淡漠、情感反应不协调也是精神分裂症的重要特征。一般按顺序出现情感迟钝、情感淡漠、情感倒错等症状。最先涉及的是较细腻的情感，对朋友或同事不关心，对亲人不体贴，对周围事物的情感反应变得迟钝或平淡，兴趣爱好减少，对生活、学习的要求减退。病情加重后，病人的情感体验日加贫乏，甚至对一般人可产生莫大痛苦的事件也表现淡漠，丧失了对周围环境的情感联系。严重时情感反应与思维内容或环境不协调。

（3）意志行为障碍：表现为：①意志活动减退：病人活动减少，缺乏主动性，行为被动。②意向倒错：病人的意向要求与常情相违背，令人难以理解。如伤害自己的身体，吃一些不能吃的东西（如肥皂、脏物、大便）。此外部分病人可出现违拗、刻板动作或幼稚、愚蠢行为，甚至有冲动、自伤、伤人等行为发生。

2. 其他症状

（1）感知障碍：最突出表现为幻觉，以幻听最常见，幻视也可见。幻听一般为评论性、命令性、议论性幻听，是精神分裂症重要的症状，特点是在意识清楚的情况下反复出现持续性、顽固性幻听，其内容荒谬、脱离现实。部分病人出现人格解体，认为自己的一部分内心体验或活动不属于自己，如感到脑子离开了自己的躯干，走路时感觉不到自己的腿，自己分裂成 2 个或 3 个人，丧失了“自我”的感觉。

（2）紧张综合征：突出表现为紧张性木僵：以缄默、随意运动减少或完全抑制为特征，常伴有肌张力增高。轻者表现为少语、动作缓慢、长时间保持一个姿势；病情严重时病人保持一个固定姿势，对任何刺激均不起反应；严重的木僵病人，可出现空气枕头和蜡样屈曲。有时可突然出现冲动行为，即紧张性兴奋，病人行为冲动，动作紊乱，做作并带有刻板性。

（3）自知力损害：病人常不承认自己的精神活动不正常，所以常拒绝就医治疗。

四、病程与预后

据调查发现，大约有 1/5 的精神分裂症病人发作一次后终生不发作，首次发作的病人中，75％以上可达到临床痊愈，但 5 年内的复发率超过 80％，中断药物治疗者的复发风险是持续治疗者的 5 倍。由于现代治疗学的不断进步，大约 60％的病人可达到社会性缓解。若病程迁延持续呈慢性，可出现精神衰退。本病的预后与病因、临床特点、病程、治疗的及时性和系统性、社会及家庭支持等因素密切相关。如起病年龄较晚，急性起病，发作短暂，有明显的情感症状、病前人格无明显缺陷者预后较好，反之预后不良。通常女性优于男性。

五、诊断、治疗与预防

（一）诊断

根据《中国精神疾病分类与诊断标准》第 3 版（CCMD-3），精神分裂症的诊断标准如下：

1. 症状标准　症状标准至少有下列两项，并非继发于意识障碍、智能障碍、情感高涨或低落。单纯精神分裂症另规定：①反复出现言语性幻听；②明显的思维松弛、思维破裂、言语不连贯或思维内容贫乏；③思维被插入、被撤走、被播散、思维中断或强制性思维；④被动、被控制或被洞悉体验；⑤原发性妄想或其他荒谬的妄想；⑥思维逻辑倒错、病理性象征性思维或词语新作；⑦情感倒错或有明显的情感淡漠；⑧紧张综合征、怪异行为或愚蠢行为；⑨明显的意志减退和缺乏。

2. 严重标准　自知力障碍，并有社会功能严重受损或无法进行有效交谈。

3. 病程标准　①符合症状标准和严重程度标准至少持续 1 个月，单纯型另有规定；②若同时符合精神分裂症和心境障碍的症状标准，当情感症状减轻到不能满足心境障碍症状标准时，精神分裂症症状需继续满足精神分裂症症状标准至少 2 周以上，方可诊断为精神分裂症。

4. 排除标准　需排除器质性精神障碍、精神活性物质和非成瘾物质所致精神障碍。

（二）治疗

对精神分裂症的治疗，抗精神病药物起着重要作用，支持性心理治疗及康复治疗对改变病人的社会生活环境及提高社会适应能力亦十分重要。目前多采用以药物治疗为主的综合治疗。一般急性期以药物治疗为主；慢性期在药物维持治疗的同时，辅以心理社会康复治疗。

1. 抗精神病药物治疗

（1）常用抗精神病药物：分经典类药物与非经典类药物两大类。①经典类药物：又称神经阻滞剂，能有效控制精神分裂症的精神症状。按临床作用特点，分为低效价和高效价两类。前者以氯丙嗪为代表，后者以氟哌啶醇、三氟拉嗪为代表。②非经典类药物：以氯氮平为代表，有明显镇静和抗精神病症状的作用，锥体外系副作用较轻，对难治性精神分裂症疗效优于其他抗精神病药物。也可使用第二代抗精神病药物，如利培酮、奥氮平及佐替平和喹硫平等。

（2）药物治疗原则：①首发或复发病人抗精神病药物治疗力求系统和充分，强调早期、足量、足疗程。②药物的选择应因人而异，可根据病人的典型临床症状及可能出现的不良反应合理选择药物。③继续治疗和维持治疗：在急性期症状得到控制后，应继续使用治疗剂量 1 个月以巩固疗效，使病情得到进一步缓解；为稳定病情、减少复发，应较长时间（如第一次发病维持治疗 2 年）甚至终生维持用药。注意减量不宜过快，并定期复查，随时调整剂量，避免复发。④一般为两种药物联用，并以一种药物为主。

2. 电休克治疗　精神分裂症出现严重兴奋躁动、冲动伤人、木僵或亚木僵状态，或伴有明显的抑郁症状者较适合电休克疗法；或在药物治疗的基础上合并使用电休克治疗，可缩短病程，有利于病人尽快康复。使用该疗法时需严格掌握适应证，以确保病人安全，一般 6～12 次为一疗程。

3. 心理治疗及心理社会康复治疗

（1）支持性心理治疗：对稳定病情、提高自知力、增强治疗的依从性具有重要作用。

在治疗过程中应了解与发病有关的生活和工作中的应急，了解病人在病情好转阶段对疾病的态度、顾虑，协助病人解决家庭生活中的急慢性应激。

（2）心理社会康复：可减少病人在社会生活中的应激、减少复发、促进病人的心理社会康复起到积极作用。重视病人在住院时的社会生活，有组织地开展工娱、工疗活动，关心病人与家庭、社会的联系；重视对慢性病人的日常生活能力、职业劳动能力和社交能力的训练，以提高病人回归社会后的适应能力。此外还应开展对病人家属的心理教育，改善病人家庭环境中的人际关系。

（三）预防复发

精神分裂症在精神症状控制后，采用维持治疗，可减少复发或再住院。一般在第一次发作后，应用药物维持治疗两年，若为第二次发作，药物维持治疗的时间应更长，有些病人甚至需要终生服药。心理治疗、健康教育和增强社会支持系统对预防本病的复发也非常重要。

第二节 精神分裂症病人的护理

【案例】 张某，女，29岁，无业。

4年前因与男友分手，渐渐出现情绪波动大，易激惹、冲动，常因为一些小事与家人或同事发生口角和冲突。认为自己能力强，常去应聘高职位工作，但又不能胜任，有时在单位上班时不梳妆而在办公区漫无目的走来走去。多次被不同的单位辞退。与家人、同事关系欠佳，总认为单位有人议论自己，对自己不好，是舅舅害她丢了工作，因此到舅舅单位反映问题，对家人疑心重，认为家人要害她，家人烧的饭菜有毒，并多次报警。曾被送到心理咨询门诊就诊，医生建议住院治疗，但被病人拒绝。4天前病人外出返家时，觉得家人对自己态度冷淡，于是发脾气、吵闹、摔碎东西，甚至让外婆给自己跪下，被家人强行送入院。病人睡眠差，每天仅睡1～2小时。

【护理评估】

1. 健康史 评估病人及家族中有无精神分裂症的病史，病人是否为足月顺产者、母孕期及围生期有无异常，病人成长过程中有无负性生活事件等。

2. 生理心理状况 评估病人的饮食、睡眠、体重等情况。对病人的认知、情绪情感、意志行为、自知力等情况进行评估，特别是对病人的精神活动与外界是否协调、有无幻觉、妄想、情感倒错等进行重点评估。

3. 社会状况 对病人的人际关系、社会交往能力及可利用的支持系统等情况进行全面分析。

【护理诊断】

1. 有对他人施行暴力的危险 与被害妄想、缺乏自知力等有关。

2. 睡眠型态紊乱 与妄想、兴奋、睡眠规律紊乱等有关。

3. 不合作 与妄想、自知力缺乏等有关。

4. 营养失调：低于机体需要量 与妄想致摄入量不足有关。

5. 社会功能障碍 与思维过程改变有关。

【护理目标】

1. 病人学会控制自己的情绪，用恰当的方法发泄自己的愤怒；并在住院期间不发生伤人、毁物的行为，能控制攻击行为。

2. 病人能按时、按要求进食，营养供给均衡，体重恢复正常。

3. 病人能认识和分析自己的病态行为，恰当表达个人的需要，有适宜的应对方式。

4. 病人能说出几种应对失眠的方法，不依赖药物恢复正常睡眠。

5. 病人人际关系改善，能与他人建立有效地沟通，恢复正常的社会功能。

【护理措施】

1. 安全护理 为病人提供安全的治疗环境；加强病区内物品的管理，清除所有危险物品，避免病人用其当作攻击武器；作好病人入院、会客、假出院或外出返院时的安全检查，防止将危险品带进病房；定期巡视病房，对有严重自杀倾向者要设专人护理，24 小时不离开护士的视线；对极度兴奋、有冲动伤人毁物行为的病人需隔离，一旦病人发生冲动行为，应实施有效医疗护理措施，并认真执行保护性约束护理常规；对不合作病人应适当限制活动范围，防止外逃。

2. 生活护理

（1）饮食护理：了解病人不进食的原因，有针对性的采取相应的护理措施，如因害怕食物中毒而拒食者，可让病人自己到配餐间参与备餐或集体进餐。如因兴奋、行为紊乱不知进食者，宜单独进食；木僵病人应喂食；异食病人要限制活动范围；暴饮暴食者要严格控制入量；老年病人或因药物不良反应致吞咽困难者，进食速度要慢，并应协助进半流食或流食，防止发生噎食。

（2）睡眠护理：评估病人睡眠情况，了解睡眠紊乱的原因；为病人提供良好的睡眠条件，保持环境安静，温度适宜，避免强光刺激；合理安排作息制度，鼓励病人白天尽量多参加集体活动，以保证夜间睡眠质量；指导病人使用促进睡眠的方法，如深呼吸、放松术等；对严重睡眠障碍者，可遵医嘱使用镇静催眠药物辅助睡眠。

（3）个人卫生护理：督促、指导病人的日常生活料理，必要时协助口腔及皮肤护理，对兴奋不合作病人，应协助完成晨晚间护理。

3. 用药护理 护士应向病人解释遵医嘱服药的重要性，并督促病人按时服药。对经反复劝说解释无效的不配合病人，可采取强制措施进行治疗，用药期间应密切观察病人用药疗效与副作用。

4. 心理护理 护士应与病人建立良好的护患关系，取得病人信任。鼓励病人用语言表达内心感受而非冲动行为，并做出行为约定，承诺今后用其他方式表达愤怒和激动情绪，观察病人情绪情感反应的程度和言行，及时预测其心理生理需要，主动满足病人合理要求。逐渐教会病人克服急躁情绪及处理压力的方法，鼓励病人在无法控制其行为时能积极寻求医护人员的帮助。

5. 健康教育 对恢复期病人及家属进行健康教育，以提高对治疗的依从性，可有效地控制症状复发，使其社会功能和行为最大限度地调整和恢复。

（1）家属：指导家属学习精神分裂症的相关知识和预防复发的常识。①为病人创造良好的家庭护理环境，改善家属与病人的关系，增加对病人的理解、支持，减少对病人的压力，提供与家人、社会接触的机会；②强调维持治疗的重要性，督促病人服药，观察药物的不良反应，以便在问题出现时进行简单的处理；③指导家属学会简单的观察、识别、监护病人行为的变化、判断疾病复发及应对各种危机的方法。

（2）病人：向病人介绍疾病的知识。①强调药物治疗对疾病的影响及维持用药对防止复发的重要性，使其服从治疗、坚持服药；指导病人掌握症状复发的先兆、发现药物不良反应的方法；②指导或帮助病人掌握解决有关社会环境压力的方法，消除自卑情绪；③保持规律生活制度，注意劳逸结合、合理用脑，适当参加劳动及工娱活动。

【护理评价】

病人的情绪是否控制良好，有无冲动伤人行为发生；睡眠状况是否得到改善；营养摄入与机体消耗是否达到平衡，体重是否在正常范围；是否能配合治疗护理，并参加工娱活动；能否恰当地与他人交往。

考点提示

1. 精神分裂症的典型临床表现及常见类型的临床特点。
2. 精神分裂症复发的预防。
3. 精神分裂症的主要护理措施及健康教育。

（江领群）

思考题

1. 精神分裂症的常见类型及主要表现有哪些？
2. 如何对精神分裂症病人实施健康教育？

实践2：精神分裂症案例分析

【目的】

掌握精神分裂症的常见症状，能根据症状做出相应的护理诊断，并制定出护理计划。

【准备】

1. 用物 临床案例

2. 场所 精神病院病房，如条件不具备也可在教室

3. 时间 1学时

4. 学生 按护士标准着装，态度认真、语言亲切、与病人进行有效沟通。如无条件到医院与病人直接沟通，可在教室认真阅读老师提供的典型案例。对病人的相关资料进行分析、讨论。

【方法与过程】

1. 病例分析 每组若干人（每组8～10人），各组分别进行案例分析，制定出相应的护理诊断和护理计划。

病例1：某男，22岁，大学二年级学生。近一年来病人听课发愣，不做笔记，时有自语自笑，动作迟缓，吃一顿要一个多小时，病人5天前开始终日卧床，不吃饭，不知上厕所。精神检查：意识清晰，卧床不动不语，针刺其身体无反应，肌张力增高，令其张嘴，反把嘴闭得更紧，将其肢体摆成不舒服的姿势，可以保持很久不变，躯体及神经系统检查无异常。

病例2：某女，35岁，待业。半年前其母突然病故，此后失眠、情绪低沉、不愿与人交往。近三个月来独处时常听见有声音对她讲话，说母亲病故与某人有关，故多次给公安

机关写信反映母亲被害之事，后来又感到自己的思维、情感不由自己支配，自己的想法还未说出已人人皆知，常独自哭泣。神经系统检查未见异常。

2. 医疗诊断　精神分裂症

3. 分析思考　组织各学习小组阅读病历，进行分析讨论。

（1）该病人属于哪种类型的精神分裂症？

（2）对上述案例要作出正确的护理诊断还需收集哪些资料？

（3）提出护理诊断并根据护理诊断制定护理计划。

【小结】

带教老师将各组的书面记录、分析结果汇总，小结。

【布置作业】

1. 各组写出上述2个病例的典型精神症状；

2. 给出相应的护理诊断和护理措施。

3. 请写出本次实践课的体会。（病房见习时）

第六章　心境障碍病人的护理

学习目标

1. 掌握心境障碍的概念、临床表现与护理程序。
2. 熟悉心境障碍的分型、诊断、治疗与预防。
3. 了解心境障碍的病因与发病机制。
4. 学会利用护理程序对心境障碍病人进行护理与健康教育。

WHO 预测，在 21 世纪，心境障碍将成为全球首位的公众健康问题。心境障碍是指悲伤或情绪高涨显得十分强烈，并且持久；有双相（有抑郁与躁狂期）及单相（只有抑郁）之分。双相障碍的发病年龄较轻，周期较短，发作频率较高，一般从抑郁开始，在病程中至少有某一个时期显得情绪高涨；单相心境障碍是复发性的抑郁发作，但有 1/3 病例可能终生只发作一次。

第一节　概　　述

一、概念与流行病学

（一）概念

心境障碍（mood disorder）又称情感性精神障碍（affective disorders），是以显著而持久的情感或心境改变为主要特征的一组功能性疾病。临床上主要表现为情感高涨或低落，伴有相应的认知和行为改变，可有精神病性症状，如幻觉、妄想。大多数病人有反复发作的倾向，部分可有残留症状或转为慢性。躁狂、抑郁两种主要表现可在同一病人身上间歇交替发生，间歇期精神状态正常，临床上称为双相障碍。躁狂症或抑郁症是指仅有躁狂或抑郁发作，习惯上称为单相躁狂或单相抑郁，临床上单相躁狂较少见。

（二）流行病学特点

根据 1982 年国内在 12 个地区开展的精神障碍的流行病学调查，发现我国人群心境障碍总患病率为 0.76％，1993 年又对十年前调查的 7 个地区进行了复查，发现心境障碍的终生患病率为 0.83％。2002 年江西省精神病患病率调查结果，发现心境障碍的总患病率为 1.12％。总体来看，患病率有逐年增加的趋势。抑郁症患病率女性高于男性一倍以上。西方国家心境障碍的终生患病率一般为 2％～25％。

二、病因与发病机制

（一）遗传因素

1. 家系研究 心境障碍病人中，有家族史者为30%～41%。流行病学调查显示，心境障碍病人先证者亲属患本病的概率为一般人群的10～30倍，血缘关系越近，患病率越高，并且有早现遗传现象，即发病年龄逐代提前，疾病严重性逐代增加。

2. 双生子研究 国外研究发现单卵双生的同病率为56.7%，而双卵双生为12.9%，由此可说明遗传因素占有重要的地位。

（二）生化因素

中枢神经系统去甲肾上腺素和5-羟色胺递质代谢紊乱与心境障碍的发生密切相关。在5-羟色胺减少的情况下，去甲肾上腺素降低，可导致抑郁症；去甲肾上腺素功能亢进则可导致躁狂症。

（三）神经内分泌功能异常

许多研究发现，心境障碍病人有下丘脑—垂体—肾上腺轴、下丘脑—垂体—甲状腺轴、下丘脑—垂体—生长素轴的功能异常。

（四）心理社会因素

心理社会因素在心境障碍（尤其是抑郁症）的发病中作用尤为突出，92%的抑郁症病人发病前有促发的生活事件。创伤性生活事件如亲人亡故等是导致抑郁发病的重要因素。此外，慢性心理刺激如家庭矛盾等也可诱发抑郁。经济状况差、社会阶层低下者也易患本病。

三、分型与临床表现

（一）分型

《中国精神疾病分类与诊断标准》第3版（CCMD-3）将心境障碍主要分类为：

1. 躁狂发作

2. 抑郁发作

3. 双相障碍

4. 持续性心境障碍

（二）临床表现

1. 躁狂发作 躁狂发作的典型临床症状是情感高涨、思维奔逸和意志行为增强，即所谓的“三高症状”。

（1）情感高涨：这是躁狂状态的主要原发症状。病人整天兴高采烈，而且这种情感具有相当的感染力。有的病人尽管情感高涨，但情绪不稳、变幻莫测。部分病人是以愤怒、易激惹、敌意为特征，并不表现为情感高涨，故动辄暴跳如雷甚至可出现破坏及攻击行为，但常常很快转怒为喜或赔礼道歉。病人情感高涨时自我评价过高，可出现夸大观念，甚至可达到夸大妄想，但内容并不荒谬。有时也可出现关系妄想、被害妄想等，多继发于情感高涨，且一般持续时间不长。

（2）思维奔逸：表现为联想过程明显加快，思维内容丰富多变，常表现为言语增多、滔滔不绝、手舞足蹈，但讲话内容较肤浅，且凌乱不切实际，常给人以信口开河之感，可出现意念飘忽、音联和意联。

（3）意志行为增强：即协调性精神运动性兴奋，其内心体验与行为反应与外在环境均较为统一。病人活动增多，喜交往，爱凑热闹。与人一见如故，好开玩笑或搞恶作剧，办事缺乏深思熟虑，好管闲事，整日忙碌，但做事虎头蛇尾，一事无成。注重打扮装饰，但并不得体，行为轻浮。病情严重时，自我控制能力下降，甚至有冲动毁物行为。

（4）躯体症状：病人很少有躯体不适主诉，常表现为面色红润，两眼有神，体格检查可发现瞳孔轻度扩大，心率加快，且有交感神经亢进的症状。因持久兴奋，体力过度消耗，容易引起失水，体重减轻等。病人食欲增加，性欲亢进，睡眠需要减少。

（5）其他症状：在发作极为严重时，病人呈极度的兴奋躁动状态，可有短暂、片段的幻听；也可出现意识障碍，有错觉、幻觉及思维不连贯等症状。多数病人在疾病的早期即丧失自知力。

2. 抑郁发作 既往曾将抑郁发作的表现概括地称为“三低”，即情绪低落、思维迟缓和意志消沉。这三种症状是典型的重度抑郁的症状，不一定出现在所有的抑郁症病人，甚至并不出现于多数抑郁发作中，因此本章中不再采用“三低”的阐述。抑郁发作的表现可分为核心症状、心理症状与躯体症状三方面。

（1）核心症状：这是抑郁的关键症状，诊断抑郁状态时至少应包括此三种症状中的一个。①情绪低落：病人体验到情绪低沉、悲伤，常常诉说自己高兴不起来。在抑郁发作的基础上病人会感到绝望、无助与无用。②兴趣缺乏：病人对各种以前喜爱的活动缺乏兴趣。典型者对任何事物无论好坏都缺乏兴趣，离群索居，不愿见人。③乐趣丧失：病人无法从生活中体验到乐趣。

（2）心理症状：主要表现为：①焦虑：焦虑与抑郁常常伴发，而且经常成为抑郁症的主要症状之一。②自责自罪：病人对自己既往的一些轻微过失或错误痛加责备，认为自己的一些作为让别人感到失望。认为自己患病给家庭、社会带来巨大的负担。严重时病人会对自己的过失无限制的“上纲上线”，达到妄想程度。③精神病性症状：主要是妄想或幻觉。如罪恶妄想、无价值妄想、灾难妄想、谴责性的听幻觉、被害妄想等。这些妄想一般不具有精神分裂症妄想的特征，如原发性、荒谬性等。④认知症状：主要是注意力和记忆力的下降。认知扭曲也是重要特征之一，如对各种事物均作出悲观的解释。⑤自杀观念和行为：抑郁病人半数左右会出现自杀观念或行为，病人最终会有10%～15%死于自杀。偶尔病人会出现所谓“扩大性自杀”，病人可在杀死数人后再自杀，导致极严重的后果。⑥精神运动性迟滞或激越：多见于所谓“内源性抑郁”病人。表现为思维迟缓，病人将之表述为“脑子像是没有上润滑油”。在行为上表现为运动迟缓，工作效率下降。严重者可以达到木僵的程度。激越病人则与之相反，在行为上则表现为烦躁不安，紧张激越，有时不能控制自己的动作，但又不知道自己因何烦躁。⑦自知力：相当一部分抑郁症病人自知力完整，主动求治。存在明显自杀倾向者自知力可能有所扭曲，缺乏对自己当前状态的清醒认识，甚至完全失去求治愿望。

（3）躯体症状：表现为：①睡眠紊乱：主要表现为入睡困难，睡眠感缺失、早醒，其中以失眠最为多见，而以早醒最具有特征性。少数病人表现为睡眠过多。②食欲下降和体重减轻：其发生率约为70%。不典型抑郁症病人则可见食欲亢进和体重增加。③性功能减退。④精力丧失：表现为无精打采、疲乏无力、懒惰、不愿见人。⑤晨重夜轻：即情绪在晨间加重，在下午和晚间则有所减轻。此症状是“内源性抑郁症”的典型表现之一。有些心因性抑郁病人的症状则可能与之恰恰相反。⑥非特异性躯体症状：包括头痛或全身疼痛，周身不适，胃肠道功能紊乱，心慌气短乃至胸前区痛，尿频、尿急等。

3. 双相障碍　临床特点是反复（至少两次）出现心境和活动水平明显紊乱的发作，有时表现为心境高涨、精力充沛和活动增加（躁狂或轻躁狂），有时表现为心境低落、精力减退和活动减少（抑郁）。发作间期通常以完全缓解为特征。

4. 持续性心境障碍

（1）环性心境障碍：是指情感高涨与低落反复交替出现，但程度较轻，且均不符合躁狂或抑郁发作时的诊断标准。

（2）恶劣心境：目前认为恶劣心境是一种以持久的心境低落状态为主的轻度抑郁，抑郁的严重程度和抑郁症状的数量达不到重性抑郁障碍的程度，至少持续 2 年，从不出现躁狂发作。常伴有焦虑、躯体不适感和睡眠障碍，但无明显早醒、昼夜节律改变及体重减轻等症状。常有自知力，主动要求治疗，但无明显的精神运动性抑制，无精神病性症状，日常生活不受严重影响，但由于长久不能治愈，病人常感到内心痛苦。此类抑郁发作与生活事件和性格都有较大关系。

四、病程与预后

一般认为，心境障碍的预后较精神分裂症好，但心境障碍具有明显的复发倾向或趋于慢性化。未经治疗的躁狂发作一般持续 3 个月左右。现代治疗最终能使 50%的病人完全恢复。未经治疗的抑郁发作病程一般持续 6～13 个月，而通过药物治疗可缩短到 3 个月左右。首发抑郁发作后约半数以上会在未来 5 年以内出现复发，特别是 3 次抑郁发作者复发的概率约 90%。双相障碍的首次发作后约 40%～50%在 2 年内复发。恶劣心境属慢性心境障碍，预后较差。

五、诊断、治疗与预防

（一）诊断

根据《中国精神障碍分类方案与诊断标准》第 3 版（CCMD-3），心境障碍的诊断标准如下：

1. 躁狂发作的诊断标准

（1）症状标准：以情绪高涨或易激惹为主，并至少有下列各诊断标准中的 3 项（若仅为易激惹，至少 4 项）：①注意力不集中或随境转移。②语量增多。③思维奔逸（语速增快、言语急促）、联想加快或意念飘忽的体验；注意力不集中或随境转移。④自我评价过高或夸大。⑤精力充沛、不感疲倦、活动增多、难以安静，或不断改变计划和活动。⑥鲁莽行为。⑦睡眠需要减少。⑧性欲亢进。

（2）严重标准：严重损坏社会功能或给别人造成危险或不良后果。

（3）病程标准：①符合症状标准和严重程度至少持续 1 周。②可存在某些分裂性症状，但不符合分裂症的诊断标准。若同时符合分裂症的症状标准，在分裂症状缓解后，满足躁狂发作标准至少 1 周。

（4）排除标准：排除器质性精神障碍，或精神活性物质和非成瘾物质所致躁狂。

2. 抑郁发作的诊断标准

（1）症状标准：以心境低落为主，并至少有下列中的 4 项。①情趣丧失、无愉快感。②精力减退或疲乏感。③精神运动性迟滞或激越。④自我评价过低、自责，或有内疚感。

⑤联想困难或自觉思考能力下降。⑥反复出现想死的念头或自杀、自伤行为。⑦睡眠障碍，如失眠、早醒或睡眠过多。⑧食欲降低或体重减轻。⑨性欲减退。

（2）严重标准：社会功能受损，给本人造成痛苦或不良后果。

（3）病程标准：①符合症状标准和严重程度至少已持续2周。②可存在某些分裂性症状，但不符合分裂症的诊断。若同时符合分裂症的症状标准，在分裂症状缓解后，满足抑郁发作标准至少2周。

（4）排除标准：排除器质性精神障碍，或精神活性物质和非成瘾物质所致抑郁。

3. 双相障碍诊断标准　目前发作符合某一型躁狂或抑郁标准，以前有相反的临床相或混合性发作，如在躁狂发作后又有抑郁发作或混合性发作。

4. 环性心境障碍诊断标准　在过去的12个月中，至少有4次心境障碍发作，每次发作符合轻躁狂或躁狂发作、轻抑郁或抑郁发作，或情感障碍的混合性发作标准。

5. 恶劣心境的诊断标准　抑郁症状至少持续2年，其间如有正常心境间歇期，不会长于几周。无轻躁狂发作。在2年内，抑郁的严重程度达不到复发性轻抑郁的诊断标准。

（二）治疗

心境障碍主要是通过药物治疗、电抽搐治疗和心理治疗等方法，减轻或缓解症状，逐步恢复社会功能，减少病死率。

1. 药物治疗

（1）躁狂发作：①碳酸锂：是首选药物，既可用于躁狂的急性发作，也可用于缓解期的维持治疗，总有效率80%。锂盐对躁狂的复发也有预防作用；②抗癫痫药：主要有卡马西平（酰胺咪嗪）、丙戊酸盐（钠盐或镁盐），用于治疗躁狂发作或双相障碍维持治疗。

（2）抑郁发作：对抑郁症的治疗应当是全病程治疗，如急性期治疗、巩固期和维持期治疗，不同的治疗期有相应的治疗目标和策略。急性期治疗的目标应当是尽可能达到症状缓解（也有称为临床痊愈）；巩固和维持期治疗的目标是预防复发，恢复病人的社会职业功能。特别是复发性抑郁，更应重视巩固和维持期治疗。

主张单一用药，尽可能选用最小有效量，如疗效不佳时，应逐渐增加剂量至有效治疗量。急性症状控制后，需维持治疗以预防复发。常用的抗抑郁药物有：①选择性5-羟色胺再摄取抑制剂：如氟西汀、舍曲林等，为临床治疗抑郁症的首选药物，起效时间需要2～3周；②去甲肾上腺素和5-羟色胺双重摄取抑制剂：如万拉法辛；③三环类及四环类抗抑郁药：如阿米替林及多塞平等。

2. 电抽搐治疗

（1）躁狂发作：对急性重症躁狂发作极度兴奋躁动、对锂盐治疗无效或不能耐受的病人有一定治疗效果，起效迅速，可单独应用或合并药物治疗。一般隔日一次，4～10次为一疗程。合并药物治疗的病人应适当减少药物剂量。

（2）抑郁发作：电抽搐治疗对于有严重消极自杀言行或抑郁性木僵的病人应是首选的治疗；对使用抗抑郁药治疗无效的病人也可采用电抽搐治疗。电抽搐治疗见效快，疗效好。6～10次为一疗程。电抽搐治疗后仍需用药物维持治疗。

3. 心理治疗　对有明显心理社会因素作用的抑郁症病人，在药物治疗的同时常需合并心理治疗。通过认知治疗、行为治疗、婚姻及家庭治疗等一系列治疗技术，帮助病人识别和改变认知歪曲，矫正其适应不良性行为，改善人际交往能力，提高社会适应能力，从而减轻或缓解病人的抑郁症状，促进康复，预防复发。

（三）预防复发

若第一次抑郁发作且经药物治疗临床缓解的病人，药物的维持治疗时间多数学者认为需 6 个月～1 年；若为第二次发作，主张维持治疗 3～5 年；若为第三次发作，应长期维持治疗。双相障碍的复发率明显高于单相抑郁障碍，若在过去的两年中，病人每年均有一次以上的发作者，主张应长期服用锂盐预防性治疗。心理治疗和社会支持系统对预防心境障碍的复发也有非常重要的作用。

第二节　心境障碍病人的护理

一、躁狂发作病人的护理

【案例】 李某，女，31 岁，待业。

最近 1 个月表现异常兴奋，话多，滔滔不绝，喜欢逛街购物，乱花钱，一改以往的穿着习惯，变得打扮花哨。自称要当武则天。睡眠差，每天 2～3 小时。时常纠缠父母要求找对象，与男友相处开始几天尚可，但几天后，无故大发脾气骂人，说男朋友不会说话，将其骂走。病人住院后，丝毫不当成是住院，说是来疗养的，整天跑来跑去，说话滑稽可笑，不时引起其他病友哈哈大笑。

【护理评估】

1. 健康史　评估病人及家庭成员是否曾有过心境障碍的病史。病人生长过程中是否有负性生活事件对心境的影响。

2. 生理心理状况　评估病人的面容、食欲、体重、心率、性欲及睡眠等情况。对病人的认知、情感及精神运动等情况进行评估，特别是对病人的伤人、毁物等危险行为要进行重点评估。

3. 社会状况　对病人社会参与和可利用的支持系统等情况进行全面分析。

【护理诊断】

1. 有对他人施行暴力的危险　与失去正常的行为控制能力有关。

2. 营养失调：低于机体需要量　与体力过度消耗及能量摄入不足有关。

3. 不合作　与自知力缺乏有关。

4. 睡眠型态紊乱　与精神运动性兴奋有关。

5. 社会功能障碍　与思维过程改变有关。

【护理目标】

1. 病人学会控制自己的情绪，不发生伤害他人的行为。
2. 病人营养供给均衡，体重恢复正常。
3. 病人能认识和分析自己的病态行为，恰当表达个人的需要，有适宜的应对方式。
4. 病人能够不依赖药物，恢复正常睡眠。
5. 病人人际关系改善，能与他人建立有效地沟通，恢复正常的社会功能。

【护理措施】

1. 安全护理　护士要为病人提供安全、安静的病室环境，避免拥挤、嘈杂及强光刺激，清除所有危险物品，病房内家具宜少且实用，避免病人用其当作攻击武器。一旦病人发生冲动行为，应实施有效医疗护理措施，并认真执行保护性约束护理常规。

2. 生活护理

（1）做好饮食护理：护士应为病人选择高热量、富含维生素、易消化的食物，督促病人进食及饮水，必要时为病人准备便于携带，能边活动边吃的食物。

（2）保证病人的休息和睡眠：护士应一方面引导病人休息，另一方面指导病人在睡眠前避免喝咖啡和浓茶，不宜长时间谈话，可热水浴或遵医嘱给予安眠药物。

（3）加强个人卫生护理：督促、引导病人保持个人卫生，注意仪表整洁，对于病人异常的打扮和修饰给予婉言的指正，教会其更好地体现个人修养和身份。

（4）引导病人参加适宜的集体活动：配合恰当的肯定和鼓励，既增强病人的自尊心，又使病人过剩的精力得以自然疏泄。

3. 用药护理 护士应告诉病人遵医嘱服药的重要性，督促病人按时服药，并密切观察病人用药疗效与副作用。

4. 心理护理和健康教育 护士应选择适当时机让病人认识自己的情感失控是病态，从主观上能够主动调整情感和行为。对于病人的挑剔及要求过多，应分析其合理性，对不合理要求给予限制，或采取拖延的策略，对合理要求给予满足或部分满足。逐渐教会病人克服急躁情绪及处理压力的方法，鼓励病人在无法控制其行为时能积极寻求医护人员的帮助。

【护理评价】

1. 病人情绪症状是否控制良好，无伤人行为发生；
2. 病人体重是否在正常范围；
3. 病人能否恰当表达个人的需要，有适宜的应对方式；
4. 病人自主睡眠是否恢复正常；
5. 病人能否恰当地与他人交往。

二、抑郁发作病人的护理

【案例】 某女，33岁，话少流泪，整天唉声叹气三月。

近3个月以来，病人说话逐渐减少，不愿出门，在家唉声叹气，有时独自流泪，家人问及时偶尔低声回答，说脑子没用了，想什么都很困难，还说自己做错事，有罪，应该死。以前喜欢看的电视连续剧现在也不感兴趣了。食欲不振，体重明显下降，睡眠减少，早上3～4点钟即醒来。就诊时，由家人搀扶入室，低着头，愁眉不展，问多答少，声音低沉缓慢。谈到病情时，病人流着泪说："我活着连累家人，我应该死"。

【护理评估】

1. 健康史 评估病人及家庭成员是否曾有过抑郁症的病史。病人在生长过程中是否有影响人格形成的因素。是否处在某些易感生理阶段；是否长期生活在不愉快的环境中，最近是否有重大丧失等。

2. 生理心理状况 评估病人的面容、食欲、体重、性欲及睡眠等情况。对病人的情感、认知、记忆及意志活动等情况进行评估，特别是对病人的自杀观念和自杀行为要进行重点评估。

3. 社会状况 对病人生活环境、社会参与和可利用的支持系统等情况进行全面分析。

【护理诊断】

1. 有自杀的危险 与自责自罪、消极的自我信念有关。

2. 营养失调：低于机体需要量　与食欲减退有关。

3. 睡眠型态紊乱　与严重抑郁有关。

4. 社交障碍　与兴趣丧失有关。

5. 自尊紊乱　与消极的自我信念有关。

【护理目标】

1. 病人能够用适当的方式排解抑郁，住院期间不发生自杀行为。
2. 病人能恢复正常饮食，营养供给均衡。
3. 病人能在无药物的辅助下，睡眠恢复正常。
4. 病人能主动并恰当的与他人交往。
5. 病人的自我价值感增强，能对自我做出正确的评价。

【护理措施】

1. 安全护理　应将有自杀企图的病人安排在便于观察的病室内，病房光线应充足、明亮，减少噪音的干扰，物品应简洁，清除所有的危险品，以免病人将其作为自杀工具。注意与自杀病人的沟通，鼓励病人在出现自杀意念时能及时向工作人员寻求帮助。

2. 生活护理

(1) 做好饮食护理：有自责、自罪的病人常有拒食现象，护士应了解拒食原因并设法劝其进食。对坚决拒食者，必要时可鼻饲流质。

(2) 保证病人的休息和睡眠：教会病人应对失眠和早醒的方法，减少日间卧床时间，鼓励其下床活动，临睡前禁饮咖啡、浓茶，必要时可遵医嘱给予安眠药物。

(3) 协助病人完成个人照料：护士应耐心督促或协助病人搞好个人卫生。尽量引导病人自己完成，以免形成依赖。

(4) 鼓励病人参加集体活动：最初多安排一些对病人有吸引力的、能使病人愉快、能恢复病人精神的活动。鼓励病人主动参加集体活动，引导病人关注周围及外界的事物，转移病人注意力，降低其焦虑水平，使其逐渐获得自尊、自信和成就感，恢复其社会功能。

3. 用药护理　护士应告诉病人遵医嘱服药的重要性，督促病人按时服药，严防囤积药物用以自杀，密切观察病人用药疗效与副作用。

4. 心理护理和健康教育　护士应鼓励病人抒发自身的感受，耐心倾听病人的诉说，帮助病人理性的看待自己，纠正负性认知。教会病人运用正确的应对方式来处理压力。鼓励病人合理安排日常活动，做一些力所能及的事情，使病人发现自己的潜能，增强自信。

【护理评价】

1. 住院期间病人是否存在自杀行为。
2. 病人体重能否恢复正常。
3. 病人睡眠时间和质量是否有所改善。
4. 病人是否能主动与他人交往。
5. 病人能否对自我做出正确评价。

知识链接

运动是沮丧的天然良药

维吉尼亚大学心理治疗教授布朗博士研究了108位沮丧的学生，将他们分成运动组和不运动组。研究结果是：两星期慢跑5天，十星期就能明显降低沮丧积分，而一星期跑3天的人，亦有同样的成绩，但在这期间不运动的人，却没有任何改变。”

考点提示

1. 心境障碍的概念。
2. 躁狂发作的临床表现、治疗原则、护理要点。
3. 抑郁发作的临床表现、治疗原则、护理要点。

（李凤霞）

思考题

1. 试述心境障碍的临床表现。
2. 躁狂发作病人的护理措施有哪些？
3. 抑郁发作病人的护理措施有哪些？

实践3：心境障碍案例分析

【目的】

掌握心境障碍的常见症状，能够根据症状做出相应的护理诊断，并制定出护理计划。

【准备】

1. 用物 临床案例

2. 场所 精神病院病房，如条件不具备也可在教室

3. 时间 1学时

4. 学生 按护士标准着装，态度认真、语言亲切、与病人进行有效沟通。如没有条件到医院与病人直接沟通，可在教室认真阅读老师提供的典型案例，对病人的主观资料和客观资料进行分析、讨论。

【方法与过程】

1. 病例分析 每组若干人（每组8～10人），各组分别进行案例分析，制定出相应的护理诊断和护理计划。

病例1：王某，女，47岁，初中文化，已婚，退休工人，失眠，情绪低落2个月，伴有想死念头3天。由丈夫和弟弟陪来。

自我陈述：我是在半年前退休的，刚开始还好。后来就觉得无聊，很烦躁。想打电话给丈夫又怕影响他工作，儿子在大学读研究生也很忙。心情也越来越差，做事没精力，对什么事都没兴趣。每天早上丈夫出门的时候，就开始担心这一天该怎么过，他下班后会好些。晚上睡不着，有时只睡1～2个小时。记性也越来越差，连做菜都会忘记放调料。我越想越觉得自己没用，再这样下去会害了丈夫和儿子的。所以我就想死了算了（哭泣）。

丈夫反映：我妻子初中毕业后就进了工厂，一向工作兢兢业业，是劳动模范。半年前退休后在家，刚开始很好的，很勤快地做家务。但2个月前我发现她好像有心事，整天闷闷不乐，做事没有精神，说话反应慢。近一个月来我看她越来越瘦，吃饭没胃口，还说胸口被东西堵住了，吃不下，人也瘦了好几斤，性生活也明显减少。晚上睡觉时老翻来翻去睡不好。每天除了做饭就在床上躺着，也不看电视。这2、3天特别厉害，我下班后发现她连饭也不做了，还说活着没意思。今天早上我回来拿忘了带的东西，发现她正在系绳子要上吊，说她不想活了。我就带她来了。

病例2：刘某，女，20岁，待业。最近1个月反复发作兴奋、话多，加重20天。病前性格较孤僻，不爱与同学交往，虚荣心强，固执任性。

1997年5月8日，因与家人发生口角而生气，大发脾气，摔碎东西。第二天早晨出去锻炼身体，直到下午才回家，表现异常兴奋，话多，说看上一位饭店老板，要嫁给他。喜欢逛街购物，乱花钱，买些不实用的东西，爱打扮修饰。吸烟增多，每天3～4盒，开始饮酒，自称要当杨贵妃，又称爱上出租车司机“孙龙”，经常坐他的车，一天不见就想他。睡眠差，每天2～3小时。时常纠缠父母要求找对象，说“我需要男人的爱”，与男友相处开始几天尚可，但几天后，无故大发脾气骂人，说男朋友不会说话，不主动照顾她，将其骂走。病人进入病房后丝毫不当成是住院，说是来疗养的。整天跑来跑去，热情地与医生、护士打招呼，说话滑稽可笑，不时引起其他病友哈哈大笑。

2. 医疗诊断　案例1诊断为抑郁症，案例2诊断为躁狂症

3. 分析思考　组织各学习小组阅读病历，进行分析讨论。

（1）该病人的医疗诊断正确吗？

（2）评估病人的健康史、身体状况及心理社会状况。

（3）提出护理诊断并根据护理诊断制定护理计划。

【小结】

带教老师将各组的书面记录、分析结果汇总，小结。

【布置作业】

1. 各组写出上述2个病例的典型精神症状；并给出相应的护理诊断和护理措施。

2. 写出本次实践课的体会。

第七章　神经症性与分离性障碍病人的护理

学习目标

1. 掌握神经症性障碍与分离性障碍的概念、临床表现与护理程序。
2. 熟悉神经症性障碍与分离性障碍的特点、类型、诊断与治疗要点。
3. 了解神经症性障碍与分离性障碍的病因及发病机制。
4. 学会利用护理程序对神经症性障碍与分离性障碍病人进行护理和健康教育。

神经症（neurosis），旧称神经官能症，是一组非精神病性功能性障碍。人格因素、心理社会因素是其致病主要因素，但又并非应激障碍；障碍性质属功能性，非器质性；具有精神和躯体两方面症状；神经症是可逆的，外因压力大时加重，反之症状减轻或消失；社会功能相对良好，自知力充分。

第一节　神经症性障碍概述

一、概念与流行病学

（一）概念

神经症性障碍简称神经症，为一组病因、发病机制和临床表现颇不一致的精神障碍，主要表现为精神活动能力下降、烦恼、焦虑、抑郁、恐怖、强迫症状、疑病症状或各种躯体不适感。

（二）流行病学

根据我国1982的流调资料显示，神经症中患病率最高的是神经衰弱，总患病率为13.03‰。神经症初发年龄以20～29岁为最高，患病率以40～44岁最高，青少年患病者罕见；文化程度低者患病率较高；经济情况差、家庭气氛不和睦者患病率较高；女性患病率高于男性。

二、病因与发病机制

（一）病因

1. 生物学因素

（1）遗传因素：通过双生子患病率调查发现，遗传因素对发病有一定影响，但无法排除共同生活经验及生活环境对发病的影响。

（2）素质因素：如恐惧性障碍病人病前性格多为胆怯、依赖、过于内向、容易焦虑等；病前有人格障碍表现者，如焦虑型人格或强迫型人格也与本病的发生有一定关系。

（3）神经内分泌因素：如恐惧性障碍病人的神经系统的警醒水平偏高，病人总是处于过度警觉状态，交感神经系统兴奋占优势。这些具有较强易感素质的人，在较弱的心理社会因素作用下即可发病。

2. 心理社会因素　病人在发病前可能有某种心理社会方面的应激因素，例如经历恐惧性质的刺激；经常处于压力、紧张、威胁等不利的处境中，生活节奏过快；要求过于严格或是遭遇重大的精神刺激等。另外，也与病人不正确的认知水平、防御机制和应对方式有关。

（二）发病机制

根据目前的科学技术水平，还不能发现肯定的病理学依据，发病机制尚不完全明了。

三、神经症性障碍的临床表现与分类

（一）神经症性障碍的共同特点

神经症性障碍各临床亚型的共同特点有：发病常与心理社会因素有关；病人在发病前常具有某种个性特征；症状没有相应的器质性病变基础；社会功能相对完好；自知力充分。

（二）几种常见的神经症性障碍

《中国精神疾病分类与诊断标准》第 3 版（CCMD-3）将神经症性障碍分为恐惧性障碍、焦虑性障碍、强迫症、躯体形式障碍、神经衰弱及其他或待分类的神经症。本书主要介绍焦虑性障碍和强迫症。

1. 焦虑性障碍的临床表现

【案例】　病人，女，34 岁，某公司职员。

病人一个月前无明显诱因突然感到一种强烈的恐惧涌上心头，同时感到胸闷、心悸、心脏剧烈跳动像要跳出来，呼吸困难、手颤，四肢麻木，伴有强烈的濒死感，病人高声尖叫呼救。周围同事立即将她送往医院，但在途中病人症状消失，发作整个过程历时十余分钟。病人到达医院后进行了全面的检查，未发现明显异常。近一个月内，病人又有三次上述发作，遂来院就诊。

焦虑性障碍即焦虑症（anxiety），是一种以焦虑情绪为主要表现，伴有自主神经症状和运动不安等特征的一类神经症。病人的焦虑并非由实际威胁所致，在没有明确客观对象或充分根据的情况下出现紧张、担忧、恐惧，甚至极端惊恐，其紧张程度与现实情况很不相称。临床上常见有急性焦虑和慢性焦虑两种表现形式。

（1）急性焦虑：即惊恐发作。病人在无特殊诱因或处境的情况下，感受到一种突如其来的惊恐体验，伴有严重的自主神经症状，如胸痛、心动过速、呼吸困难、头晕、头痛、全身发麻和针刺感、多汗、无力等。常会出现濒死感或失控感，于是四处奔走、呼救或惊叫。通常起病急骤，持续时间较短，数十分钟后可自行缓解，但可反复发作。

（2）慢性焦虑：又称广泛性焦虑，病人总是忧心忡忡、紧张不安，明知这种担忧没有必要，但却无法控制，苦恼不已。其焦虑的程度和持久性与实际不符。伴有自主神经功能紊乱的症状，如胸闷、心悸、多汗、上腹部不适、腹泻或便秘、尿频等。运动性不安的症状表现为搓手顿足、坐立不安、肌肉紧张性疼痛、肢体发抖、手指震颤等。

2. 强迫症的临床表现　强迫症（obsessive-compulsive disorder）是一种以强迫观念

和强迫动作为主要特征的神经症。病人明知这些观念和行为是没有必要的、不合理的，但却无法控制或摆脱，因而焦虑和苦恼，求治心切。

（1）强迫观念：可以表现为强迫怀疑、强迫回忆、强迫性穷思竭虑。例如总是怀疑门是否锁好、反复回忆以往的经历、对于一些无实际意义的问题反复思索等等。

（2）强迫行为：可以表现为强迫洗涤、强迫检查、强迫计数、强迫性仪式动作等。例如反复洗手、擦拭桌面、检查核对、计数等等，为此耗费大量时间甚至误事，病人为此深感痛苦。

此外，还可有强迫情绪、强迫意向等表现。

【案例】 病人，女，30 岁，教师，性格文静，待人和气，工作认真。

病人小时候曾有一只毛毛虫爬到她手上，将她吓哭，之后她拼命洗手，生怕染上病菌。此后，她就养成了认真洗手的习惯，现在每天要洗二十几遍手，每次都要仔细用香皂搓洗。避免触碰她认为“脏”的东西，也尽量不与别人握手。由于教学工作经常会使用粉笔，病人为此非常苦恼，最后只好转做行政工作。病人明知没有必要这样“爱干净”，但每次总因为心烦而无法戒除洗手的习惯。

四、神经症性障碍的病程与预后

神经症性障碍多为慢性起病，病程大多持续迁延或呈发作性。疾病预后与多方面因素有关，如起病缓急、病程长短、诱因是否明显、症状轻重、是否伴有人格障碍、所处环境及精神压力如何等。以焦虑性障碍为例，大多数病人如果处理得当，可在数周内好转。但如果病前有特殊人格或遭遇较多的负性生活事件者，预后较差。

五、神经症性障碍的诊断、治疗与预防

（一）诊断

《中国精神疾病分类与诊断标准》第 3 版（CCMD-3）对神经症性障碍的诊断标准如下：

1. 症状标准 至少有下列症状中的 1 项：①恐惧；②惊恐发作；③广泛性焦虑；④强迫症状；⑤脑功能衰弱症状；⑥疑病症状；⑦躯体化症状；⑧躯体形式症状。

2. 严重程度标准 ①社会功能受损；②无法摆脱的精神痛苦；③主动要求治疗。

3. 病程标准 符合症状标准持续病程至少 3 个月（惊恐发作另有规定）。

4. 排除标准 排除器质性精神障碍、精神分裂症、偏执性精神病、各种精神病性障碍、心境障碍等疾病。

（二）治疗

主要以药物治疗和心理治疗为主。

1. 药物治疗 根据病人病情对症给予抗焦虑药物、抗抑郁药物和以普萘洛尔为代表的β受体阻滞剂等药物；既可以缓解病人的情绪症状和强迫症状，又可以减轻或消除自主神经功能失调的症状，由于使病人的典型症状很快得到控制，增强了病人完成治疗的信心。

2. 心理治疗 不论采取何种心理治疗方法，其共同点都是纠正病人不正确的认知评价，调动主观能动性，使病人能够正确地对待自身所患疾病，改变其原有的非适应性行为，建立起新的适应性行为。

（1）行为疗法：行为疗法主要针对病人的适应不良性行为，通过矫正病人的异常行为，进而矫正其异常心理活动。在治疗神经症性障碍时可采用的方法有厌恶疗法、系统脱敏疗法、暴露冲击疗法。

（2）认知疗法：病人病前常遭遇生活事件，又有一定的个性素质基础，容易产生错误的认知评价。认知疗法可以纠正病人不正确的认知过程，建立起正确、客观的判断，矫正其适应不良的情绪和行为。

（3）精神分析疗法：弗洛伊德认为焦虑是神经症性障碍的核心症状。通过精神分析，挖掘病人潜意识中的心理矛盾冲突，使这种心理矛盾冲突进入到意识领域中，进而使病人有所认识和领悟，最终消除这些心理矛盾冲突对病人的影响，达到治疗目的。

（4）森田疗法：森田正马认为神经症的病人多具有疑病素质，容易形成“精神交互作用”。通过“顺其自然”，让病人顺应那些不愉快的体验，如恐惧、焦虑等，接受各种症状的出现，打破这种“精神交互作用”，“为所当为”，直至症状按其发展规律自然消失。

（5）其他：如松弛疗法，又称为放松疗法，通过病人肌肉的松弛来降低生理警醒水平，进而减轻焦虑反应。生物反馈疗法、音乐疗法、瑜伽、静气功的原理都与之接近，疗效也相仿。

在进行上述治疗的同时，应鼓励病人积极参与各种体育、文娱和社交活动，进行力所能及的劳动，对病人也有一定的疗效。

知识链接

香薰疗法

香薰疗法（芳香疗法），可以调节神经系统，起到舒心养颜、放松减压的作用。例如檀香、香水百合、薰衣草、玫瑰、茉莉等具有缓解焦虑、减轻忧郁、助眠的功效，而柠檬、香橙、桂花、紫罗兰具有振奋精神、缓解疲劳的作用。可在医生指导下酌情选用。

（三）预防复发

神经症性障碍的发生，与病人病前的性格和各类应激事件的发生有着很大关系。因此，除遵医嘱服药外，要积极参加有益身心健康的体育运动和社会活动，养成乐观向上、坚毅顽强的性格，培养稳定的心理素质和强健的体魄，正确处理好人际关系，建立起有效的社会支持系统。

第二节 神经症性障碍病人的护理

【案例】 病人，男，35岁，已婚。病人于一年前乘车时，由于强烈颠簸而摔倒在地，头昏眼花，腹部难受恶心，好像要“休克”，意识清楚，去医院治疗后好转。以后又有几次类似发作，均无明显诱因，每次检查都没有异常情况。近一个月发作频繁，每次发作后都大汗淋漓，平时感到手足发冷、乏力，担心再发作。工作很努力，但有时仍不能达到领导的要求，有压力。近一年来，对许多事都担心，担心自己生病，工作怎么办。坐飞机怕掉下来，坐火车怕出轨，坐汽车怕出事故，住楼怕地震，即使步行也害怕发生交通意外，总之，成天提心吊胆。

【护理评估】

1. 健康史 了解病人的病史，例如首次发病、确诊和治疗的情况；目前症状发作的持续性、频繁性和严重性；诱因、伴随症状；有无冲动行为史和自杀自伤史；治疗情况等等。还要评估病人的家族史。

2. 生理心理状况 评估病人对疾病的认识及心理负担、病人的个性特征及认知反应与疾病的关系等。

3. 社会状况 主要评估病人的学习、工作、生活和人际关系情况、病人的成长经历、家属对病人病情的认识及对病人所持态度等。

【护理诊断】

1. 焦虑 与病人过分的、不必要的病态观念有关。

2. 恐惧 与病人预感性的担心自身健康、安全将受到威胁有关。

3. 睡眠型态紊乱 与疾病引起的严重焦虑、恐惧有关。

4. 应对无效 与病态观念所致的无力应对压力情境有关。

【护理目标】

1. 病人住院期间焦虑感减少或消失。

2. 病人住院期间恐惧感减少或消失。

3. 病人每晚有6～8小时不间断的睡眠，醒后状态良好。

4. 病人能够以合理的应对方式使症状减轻，生理和心理上的舒适感增加。

【护理措施】

1. 安全护理 减少外界刺激，防止病人在焦虑、恐惧难以控制又难以承受疾病困扰的情况下发生冲动、不合作或自伤、自杀的行为。对存在明显危险行为动机的病人应密切监护，必要时专人护理，严加防范意外发生。一旦发生安全事件，应立即隔离病人，与医生合作实施抢救措施，并做好病人的心理护理，了解事件发生后病人的心理状况，以便制定进一步的防范措施。

2. 生活护理

（1）饮食：负性情绪经常会影响病人的食欲，因此在饮食上要给予易于消化、富于营养的食物，保证病人营养的摄入。

（2）个人卫生：通常病人的生活自理能力不受影响，护士要鼓励和督促病人养成良好的生活习惯，搞好个人卫生。

（3）睡眠：针对病人的睡眠问题，采取相应的睡眠护理措施，必要时护士可遵医嘱给予安眠药物。

3. 用药护理 药物治疗可以控制病人的焦虑情绪，又可以减轻自主神经功能紊乱症状。用药时，要向病人说明用药的目的和注意事项，严密观察药物疗效和不良反应。做好药品的管理，严防病人蓄积药物用以自杀。

4. 心理护理与健康教育 护士应充分接纳和理解病人，讲解疾病的相关知识，当病人因疾病而痛苦时可酌情予以陪伴，鼓励倾诉并耐心倾听，促使病人压抑的恶劣情感得到有效释放，还可以与病人分析存在的不合理信念和认知及其与疾病的关系，共同讨论应对方法，帮助病人建立合理的认知评价和应对方式，建立和谐的人际关系，营造和睦的家庭氛围。指导病人采取健康的生活方式，教会病人放松技术，多参加有益身心健康的活动，如体育锻炼、户外活动、绘画等，既可以分散病人对疾病的过分关注，又可以降低症状发作的强度。对病人取得的进步及时给予鼓励和表扬，树立战胜疾病的信心。对病人既要关心，又要适度，以免产生消极暗示作用。

【护理评价】

1. 病人焦虑症状显著减轻，情绪平稳。
2. 病人恐惧症状显著减轻，情绪平稳。
3. 病人睡眠稳定，休息后精神状态良好。
4. 病人能以恰当的方式处理生活事件。

第三节 分离性障碍病人的护理

一、分离性障碍概述

（一）概念与流行病学

分离（转换）障碍（dissociative [conversion] disorders）旧称“癔症”（hysteria），是由精神因素，如生活事件、内心冲突、暗示或自我暗示，作用于易病个体引起的精神障碍。主要表现为分离症状和转换症状。女性患病率高于男性。初发年龄在20岁以前者占14%，30～40岁者占37%，40岁以上初发者少见。

（二）病因与发病机制

精神刺激是引发本病的重要因素。病人首次发病前常有精神方面的诱因，以后发病可无诱发因素，通过触景生情、联想、暗示或自我暗示发病。具有癔症性人格基础的人在受到精神刺激或暗示后容易发病。遗传因素可能对发病有一定影响，但关于遗传因素作用的研究结果颇不一致。此外，神经系统的器质性损害也与发病有关。

本病的发病机制尚不完全清楚，有的观点认为癔症是一种原始的应激现象，另一种认为癔症是一种有目的的反应。

（三）临床表现与分型

分离性障碍的临床表现极为多样，可分为癔症性精神障碍、癔症性躯体障碍和癔症的特殊表现形式。

1. 癔症性精神障碍 即分离性癔症，主要表现为发作性意识范围缩小、以发泄为特点的情感爆发、选择性遗忘或自我身份识别障碍等。具体表现有：

（1）朦胧状态：常突然发生，病人表现为意识范围缩小，时空感知局限，其言行多涉及其精神创伤内容，而对外界其他事物均反应迟钝。此种状态常历时数十分钟后自行终止。意识恢复后对发病经过通常不能完全回忆。

（2）情感爆发：在遭遇精神刺激时常突然爆发强烈的情绪体验，病人或号啕大哭、捶胸顿足，或声嘶力竭、大吵大闹，撕扯自己头发、衣服或以头碰壁撞墙，尽情发泄，完全不顾及个人形象。有人围观时表现得更为强烈。历时数十分钟后可自行缓解，事后部分遗忘。

（3）假性痴呆：是在强烈精神刺激后突然出现的智能障碍，但并无脑组织的器质性损害。病人表现为对一些简单的问题给予近似却错误的回答，给人故意做错的印象。还有的成年病人表现非常幼稚，语言、表情、行为类似幼儿。

还可以出现分离性遗忘、分离性漫游、分离性身份障碍等症状。

2. 癔症性躯体障碍 又称转换性癔症，表现为运动障碍和感觉障碍等转换症状，以及躯体、内脏障碍等躯体化症状，但各种检查都不能发现器质性损害的证据，其神经症状不符合神经解剖生理特点。

（1）感觉障碍：可以表现为感觉过敏、感觉缺失、感觉异常、失明、管状视野、失聪等。

（2）运动障碍：病人可以表现为痉挛发作、肢体瘫痪、局部肌肉抽动或阵挛、行走不能、失音症和缄默症。以上症状均无脑电、肌电的异常改变，无病理反射，无肌肉萎缩，无相应的肌张力或腱反射改变，声带检查正常。

3. 癔症的特殊表现形式 这一类临床表现比较复杂，①流行性癔症：发生于共同生活，经历、观念基本相似的集体中，由一人发病通过暗示的作用，在短期内暴发，多人出现类似症状；②赔偿性神经症：由于工伤、交通事故、或医疗纠纷处理不当而诱发；③职业性神经症：与职业活动密切相关的运动协调障碍；④癔症性精神病：受到强烈精神刺激后突然发生的一种急性起病、又很快终止的意识蒙眬、漫游症、幼稚与紊乱行为等表现，此时病人对疾病的自知力不完整。

（四）病程与预后

癔症性障碍的病程有发作性和持续性两种，如蒙眬状态、情感爆发、分离性遗忘、分离性身份障碍、分离性假性痴呆等分离性障碍多呈发作性病程；分离性瘫痪、分离性失音、分离性感觉缺失等转换性障碍多呈持续性病程。预后一般良好。

（五）诊断、治疗与预防

1. 诊断 病人具备以下条件，方可诊断为分离性障碍：有心理社会方面的诱因，有分离（转换）症状，自身社会功能受到影响，并能充分排除器质性病变和其他精神病（如神经系统病变、应激相关障碍、精神分裂症等）。

2. 治疗 主要采取心理治疗为主，配合药物、物理等方法的综合治疗手段。早期充分治疗对防止症状反复发作十分重要。

（1）心理治疗：由于心理因素在发病中起主要作用，所以心理治疗占有重要地位。可采取个别心理治疗、暗示疗法、系统脱敏疗法精神分析疗法等，从认知和行为上予以矫正。进行心理治疗时应注意：①建立良好的医患、护患关系。②辅助检查要尽快完成，只需进行必要的检查来排除器质性损害即可。③以消除实际症状为主，仅给予适当的保证，不要过多讨论发病原因。

暗示疗法是治疗分离性障碍的经典方法，巧妙的暗示疗法对急性发作、暗示性较高、求治愿望强烈的病人常有着戏剧性的效果。既可单独运用，又可以配合物理治疗和药物治疗进行。

（2）药物治疗：病人常有焦虑、抑郁、失眠、神经衰弱等不适的主诉，这些症状又会使病人进行自我暗示而诱发癔症发作，应对症给予相应药物，如抗精神病药、抗焦虑药或抗抑郁药来控制这些症状，预防癔症的发作。对癔症性精神病或痉挛发作难以接受心理治疗的病人，也要及时应用药物对症处理，待病情稳定后再接受治疗。

（3）其他疗法：对于转换性感觉障碍的病人，可用针灸、电针等物理治疗方法配合暗示疗法使用。

要重视初次发病的治疗，巩固疗效以防止症状反复发作。

3. 预防复发 癔症的发生与心理因素关系密切，所以培养良好的性格对癔症的预防有积极作用。此外，对病人而言，排除不良的心理因素和暗示、减少精神刺激，也有一定的预防作用。

二、分离性障碍病人的护理

【案例】 病人，女，22岁，大学生。

因“言行怪异10小时”入院。病人昨晚在宿舍和同学玩“笔仙”游戏，因病人初次接触这一事物，所以非常投入，玩了一个小时。当听到有同学说，如果到了半夜12点“笔仙”还不停下来的话，“笔仙”就会附体。这时，病人就听到刚去世不久的儿时玩伴的声音，不停呼唤她的名字，而后病人还“看到”了她。此时，病人双手开始在头顶上不停转动，还用另外一个人的口气说话，说自己就是那个死去的人。同学按住她双手，她的身体就开始原地转动。就这样一夜未睡，清晨被送来医院。入院时，意识蒙眬，肢体不时抖动，自言自语，有时叫喊，自知力差，有幻听和幻视，说自己有灵魂附体，能预知未来。病人平时性格外向，比较要强，与同学相处融洽。否认精神病史，体格检查未见异常。

【护理评估】

1. 健康史 了解病人的主诉、现病史和既往史、有无冲动行为史、自杀自伤史，评估病人是否存在潜在的危险。此外，还要评估病人的家族史及合并哪些躯体症状。

2. 生理心理状况 评估病人的营养状态、生命体征、生活自理能力、活动与运动情况以及病人对疾病的认识及心理负担、病人的个性特征及认知反应与疾病的关系等。

3. 社会状况 评估病人的学习、工作、生活和人际关系情况、病人的成长经历、家属对病人病情的认识及对病人所持的态度等。

【护理诊断】

1. 有受伤的危险 与癔症性躯体障碍（分离与转换症状）有关。

2. 急性意识障碍 与意识范围缩小、丧失对个人身份和周围环境的意识有关。

3. 自理缺陷 与癔症性躯体障碍（分离与转换症状）有关。

4. 有对自己施行暴力的危险 与情感爆发有关。

【护理目标】

1. 病人住院期间不发生人身伤害。
2. 病人经过有效治疗与护理，意识清晰。
3. 病人在指导下能照顾好自己的日常起居。
4. 病人住院期间不发生伤害自己的行为。

【护理措施】

1. 安全护理 密切观察病情，尽量减少无关人员的围观和关注，限制可能会对病人产生不良刺激的人员探视。当病人症状发作时，应立即疏散围观人员，将病人隔离，专人护理，为防止其受伤可予以保护性约束，并向病人作出清晰的解释和保证。对有意识障碍和神游症的病人，要防止他们走失或遭受其他意外。加强危险物品的管理，对假意自杀的病人要严加防范，防止他们弄假成真。

2. 生活护理 提供治疗性环境，尽量避免环境中的消极暗示，如过多的围观与关注、紧张情绪的影响等，也不宜将具有相似表现的病人安排在同一病室，以免加重症状。对有躯体症状的病人要做好对症护理，保证他们的正常休息、饮食和个人卫生。例如定时为癔症性瘫痪或木僵的病人翻身、做好皮肤和口腔护理；对进食困难的病人要耐心喂饭，可借助暗示性言语引导和鼓励病人进食。根据病情督促或帮助病人搞好个人卫生。做好睡眠护理，必要时可遵医嘱使用安眠药物。

3. 用药护理　遵医嘱开展各项治疗，注意观察药物疗效和不良反应。对分离性躯体障碍的病人要配合医生开展暗示治疗，并加强对病人听力、运动、言语等方面的训练，以提高疗效。还可指导病人通过放松训练来调节长期处于过分紧张的身心状态。鼓励病人参加并完成工娱治疗，转移其对症状的过分关注，减少自我暗示的影响。

4. 心理护理　护士要尊重和接纳病人，既要稳定病人情绪，又不能做出过分关注的姿态。运用支持性言语让病人认识到症状的危害，正视自身的性格缺陷，通过确切的检查结果向病人证明其病情并没有他认为的那样重，对不合理的要求应认真解释和说服，分散病人对自身症状的过分关注，共同探讨解决办法。对病人主诉的躯体症状，在倾听的同时要排除器质性病变，同时避免对每一主诉都提供照顾。当病人能独立处理好情绪变化和躯体问题、积极配合治疗时应及时给予表扬和鼓励。

5. 健康教育

（1）讲解疾病的有关知识：指导他们正确认识疾病的性质、病因，通过有力的证据说明疾病非实质性，可以治愈，消除病人的疑虑。

（2）教育病人克服个性缺陷：学会协调治疗、工作、学习、生活以及人际关系，正确处理应激事件，逐渐恢复社会功能。

（3）指导家属做好家庭护理：严格遵照医嘱使用药物，不得随意增减药量和更换药物；家属要理解病人的痛苦，既要关心和尊重她，又不能过分迁就病人。减少不良暗示，对病人既要关心，又要适度。

【护理评价】

1. 病人住院期间没有因症状发作受到意外伤害。

2. 病人经过治疗意识清晰。

3. 病人能完成个人生活自理。

4. 病人症状得到有效控制，没有发生伤害自己的行为。

考点提示

1. 神经症的共同特点。
2. 焦虑症的临床表现、治疗要点、护理措施。
3. 强迫症的临床表现、治疗要点、护理措施。
4. 分离性障碍的临床表现、治疗要点、护理措施。

（曾　艳）

思考题

1. 神经症性障碍具有哪些共同特点？
2. 如何护理神经症性障碍的病人？
3. 分离性感觉障碍的临床表现有哪些？

实践4：神经症性与分离性障碍案例分析

【目的】

掌握神经症性与分离性障碍的临床表现，能正确识别和判断。

【准备】

1. 用物　神经症与分离性障碍的视频或临床案例。

2. 场所　多媒体教室或医院病房。

3. 时间　1学时

4. 学生　统一标准着装，态度认真，能与病人真诚沟通。如没有条件开展临床实践，可认真阅读老师提供的案例，了解病人的主、客观资料，做好资料的整理、记录。

【方法与过程】

1. 观看教学片　在《常见精神障碍》教学光盘（人民卫生出版社）中选取有关症状观看，如焦虑、强迫观念、强迫动作、假性痴呆等，加深学习的印象。

2. 选择精神病院临床病例见习。每班分为两组，每组对1名病人或1～2个典型病例进行护理评估，提出护理诊断，并做好记录。学生要服从指导教师安排，尊重病人，组织好语言，讲求技巧。

3. 病例分析　将学生分为若干小组，每组8～10人，抽签选取病例进行分组讨论，做好记录。

病例　病人，女，45岁，小学文化。

两年前，病人在县医院接受子宫肌瘤切除术时，听到医生与护士轻声提到“夹断了”，病人疑窦顿生，虽然手术很成功，但术后病人下肢失去知觉，不能活动。回家后经针灸、理疗后，目前双腿仅能平移。神经系统检查：肌张力未见明显改变，双膝、双踝反射呈阳性，腹壁反射存在，病理反射未引出，其他神经系统检查未见异常。精神检查：意识清晰，查体合作，求治愿望强烈。无幻觉、妄想、无智能障碍。自称能力强，热心肠，常代表所在部门参加活动。辅助检查：血液学、影像学检查均未见异常，肌电图检查结果与病人表现不一致。

医疗诊断：癔症

分析思考：

（1）评估病人有哪些精神症状。

（2）提出主要的护理诊断。

（3）为病人设计一个暗示治疗方案。

【小结】

老师将各组见习和讨论情况进行汇总和小结。

【布置作业】

1. 完成见习报告。

2. 为病例中的病人制定护理计划。

第八章　应激相关障碍病人的护理

学习目标

1. 掌握应激相关障碍的概念、临床表现与护理程序。
2. 熟悉应激相关障碍的分型、病因与预防。
3. 了解应激相关障碍的诊断、治疗、病程与预后。
4. 学会利用护理程序对应激相关障碍病人进行护理与健康教育。

在现代社会中，人们面临着许多竞争和挑战，各种应激事件日趋增多，因此，对人们心身健康的影响也日益突出。应激相关障碍指心理创伤性事件直接引起的精神病性障碍，主要由心理、社会（环境）因素引起异常心理反应所导致，也称反应性精神障碍。以妄想、严重情感障碍为主，症状内容与应激源密切相关。

第一节　概　　述

一、概念与流行病学

（一）概念

应激相关障碍（stress related disorders）是一组由明显的心理社会因素所致的精神障碍，包括急性应激障碍、创伤后应激障碍和适应障碍，也称心因性精神障碍或反应性精神障碍。其症状表现与心理社会刺激密切相关，同时也与个体对刺激的认知评价、个性特征及文化背景等因素有关。

（二）流行病学特点

由于对本病的概念和诊断标准不一致，不少病案病程短暂或自行缓解，因而影响了患病率的精确统计。本病以青壮年发病为多见，男女性别无显著差异。

有关急性应激障碍的流行病学研究很少，仅有的个别研究指出，严重交通事故后的发生率大约为13％～14％；暴力伤害后的发生率大约为19％；集体性大屠杀后的幸存者中发生率为33％。创伤后应激障碍社区调查居民终生患病率为1％～14％，而高危人群中（战后复员军人，天灾人祸中的幸存人群）患病率则高达3％～58％，一般认为女性较男性易患。对于适应障碍，国内尚无权威性的流行病学资料。

二、病因与发病机制

剧烈重大的精神创伤或生活事件，或长期存在的心理社会刺激，在本病的发生中起重要作用。能够引起应激性精神障碍的生理、心理和社会等因素主要有以下三个方面。

（一）遗传因素

文献报告单卵双生者应激障碍的同病率为29.5%，明显高于双卵双生者的发病率，高出2.2%，提示遗传因素在本病的发生中起一定作用。应激障碍的病人中，不少人有以自我为中心、敏感、固执等个性缺陷或神经症的个性特点。

（二）社会文化因素

1. 严重的生活事件　包括灾难性事件和悲痛性事件，如严重车祸、巨大财产损失、飞机失事、被强暴、被劫持，亲人死亡、情感破裂等，这类事件都是意外发生的，给个体造成的刺激极为严重，它所带来心理上的丧失感，往往超出个体的承受能力，容易造成精神障碍。

2. 突发的自然灾害　如强烈地震、山洪爆发、严重火灾等，严重威胁到当事人的生命安全，幸存者在灾后易出现精神障碍。

3. 战争场面　如亲临（或间接听到看到）残酷的战争，目睹残酷的死亡场面，遭受酷刑虐待等，许多幸存者发生了创伤后应激障碍。

4. 日常生活中的困扰　多为生活中的一些不愉快事件，如夫妻矛盾纠纷、工作超负荷等，由于持续时间较长，发生频率较高，也会导致个体出现应激障碍。

（三）易感素质

病人在以往有应激障碍的病史。病前人格不够健全，如敏感多疑、抑郁、情绪不稳定、冲动任性等。缺少社会支持、身体健康状况较差者及老年、儿童易患本病。

三、分型与临床表现

（一）分类

《中国精神疾病分类与诊断标准》第3版（CCMD-3）将应激相关障碍主要分为以下三类：

1. 急性应激障碍

2. 创伤后应激障碍

3. 适应障碍

（二）临床表现

1. 急性应激障碍　急性应激障碍（acute stress disorder）又称为急性应激反应（acute stress reaction），本病起病急骤，当遭受超强应激性生活事件的影响后几分钟出现症状，临床表现有较大的变异性。

（1）意识障碍：多数病人初发症状表现为"茫然"状态或"麻木"，并伴有一定程度的意识障碍。意识障碍可见意识范围的缩小，注意力狭窄，不能领会外在刺激，并有定向力障碍。

（2）感知觉迟钝：病人对痛觉刺激敏感性降低等。

（3）精神运动障碍：表现为精神运动性兴奋或精神运动性抑制。病人行为有一定的盲目性，如兴奋，激越，过度乱动，情感爆发，言语增多；或者为精神运动性抑制，甚至木僵，如情感迟钝，退缩，缄默少语，长时间呆坐或卧床。

（4）自主神经症状：心动过速、震颤、出汗、面部潮红等，显示交感神经活动占优势。

（5）其他症状：病人常伴有失眠、易激惹、警觉性增高等症状。急性应激障碍出现与否以及严重程度与个体的心理素质、应对方式、当时躯体健康状态等密切相关。

2. 创伤后应激障碍　创伤后应激障碍（posttraumatic stress disorder）是由异乎寻常的威胁性或灾难性心理创伤，导致延迟出现和长期持续的精神障碍。应激源往往具有异常惊恐或灾难性质，引起个体极度恐惧、害怕和悲伤的情感体验。其临床表现是：

（1）反复重现精神创伤体验：病人反复发生创伤性体验重现、梦境，或因面临与刺激相似或有关的境遇，而感到痛苦和不由自主地反复回想。

（2）持续的警觉性增高：表现为极易兴奋，受惊，焦虑不安，过分警觉，注意力不集中，睡眠障碍等。

（3）病人持续地回避接触与创伤情景有关的人、物和环境。对创伤性经历有选择性遗忘，有些病人表现为完全想不起创伤经历，对创伤期间发生的人和事有视旧如新感。

（4）不愿与他人接触：在创伤性事件后，许多病人还存在着“情感麻痹”的现象。从外观上看，病人给人以木然、淡漠的感觉，与人疏远、不亲切、害怕、罪恶感或不愿意和别人有情感的交流。甚至觉得万念俱灰，生不如死，严重的可采取自杀行为。

3. 适应障碍　适应障碍（adjustment disorder）是一种短期的和轻度的烦恼状态及情绪失调，常影响到社会功能，但不出现精神病性症状。本病的发生是对于某一明显的处境变化或应激性生活事件所表现的不适反应。发病往往与生活事件的严重程度、个体心理素质、心理应对方式等有关。病人的临床症状变化较大，而以情绪和行为异常为主；还可伴有躯体症状。同时可出现适应不良的行为而影响到日常活动。成年人多见抑郁或焦虑症状，而青少年则以品行障碍较多见。

（1）焦虑性适应障碍：以神经过敏、心烦、心悸、紧张不安、激越等为主要症状。有关焦虑性适应障碍的病例报道不多。

（2）抑郁心境的适应障碍：这是在成年人较常见的适应障碍。临床表现以明显的抑郁心境为主，可见眼泪汪汪、无望感、沮丧等症状，但比重度抑郁为轻。

（3）品行异常的适应障碍：品行异常的表现有对他人权利的侵犯，不履行法律责任，违反社会公德。常见的例子如逃学、毁坏公物、乱开汽车、打架和饮酒过量等。这类病例多见于青少年。

（4）情绪和品行混合的适应障碍：临床表现既有情绪异常，也有上述品行障碍的表现。有时可见到这类病人，但诊断时要谨慎。

（5）混合型情绪表现的适应障碍：表现为抑郁和焦虑心境及其他情绪异常的综合症状，从症状的严重程度来看，比重度抑郁和焦虑症为轻。对这类病人必须排除过去已有的焦虑或抑郁发作。

（6）未分型的适应障碍：这是不典型的适应障碍，如表现为社会功能退缩而不伴有焦虑或抑郁心境；又如有躯体主诉，包括头痛、疲乏、胃肠道不适等症状，既不找医生诊断也不顺从治疗；还有的表现为突然难以进行日常工作，甚至不能学习或阅读资料，而病人并无焦虑或抑郁情绪，亦无恐怖症状。

四、病程与预后

急性应激障碍发病急剧，一般当遭受超强应激性生活事件的影响后几分钟出现症状，病程短暂，一般在几小时至一周内症状消失，通常在1月内缓解，恢复后对病情可有部分或大部分遗忘，难以全面回忆。创伤后应激障碍多数病人在创伤事件后的数天至半年内发病，一般在1年内恢复正常，少数病人可持续多年，甚至终生不愈。适应障碍发病多在应激性生活事件发生后的1～3个月内出现，应激因素消失后，症状持续一般不超过6个月。

五、诊断、治疗与预防

（一）诊断

根据《中国精神障碍分类方案与诊断标准》第3版（CCMD-3），应激相关障碍的诊断标准如下：

1. 急性应激障碍的诊断标准

（1）症状标准：以异乎寻常的和严重的精神刺激为原因，并至少有下列1项：①有强烈恐惧体验的精神运动性兴奋，行为有一定的盲目性；②有情感迟钝的精神运动性抑制（如反应性木僵），可有轻度意识模糊。

（2）严重标准：社会功能严重受损。

（3）病程标准：在受刺激后若干分钟至若干小时发病，病程短暂，一般持续数小时至1周，通常在1个月内缓解。

（4）排除标准：排除癔症、器质性精神障碍、非成瘾物质所致精神障碍及抑郁症。

2. 创伤后应激障碍的诊断标准

（1）症状标准

1）遭受对每个人来说都是异乎寻常的创伤性事件或处境。

2）反复重现创伤性体验（病理性重现），并至少有下列1项：①不由自主地回想受打击的经历；②反复出现有创伤性内容的噩梦；③反复发生错觉、幻觉；④反复出现触景生情的精神痛苦，如目睹死者遗物、旧地重游，或周年日等情况下会感到异常痛苦和产生明显的生理反应，如心悸、出汗、面色苍白等。

3）持续的警觉性增高，至少有下列1项：①入睡困难或睡眠不深；②易激惹；③集中注意困难；④过分地担惊受怕。

4）对与刺激相似或有关的情景的回避，至少有下列2项：①极力不去回想有关的创伤性经历；②避免参加能引起痛苦回忆的活动，或避免到会引起痛苦回忆的地方；③不愿与人交往，对亲人变得冷淡；④兴趣爱好范围变窄，但对与创伤性经历无关的某些活动仍有兴趣；⑤选择性遗忘；⑥对未来失去希望和信心。

（2）严重标准：社会功能受损。

（3）病程标准：精神障碍延迟发生（即在遭受创伤数日至数月后，罕见延迟半年以上才发生），符合症状标准至少已3个月。

（4）排除标准：排除情感性精神障碍、其他应激障碍、神经症、躯体形式障碍。

3. 适应障碍的诊断标准

（1）症状标准

1）有明显的生活事件为诱因，尤其是生活环境或社会地位的改变（如移民、出国、入伍、退休等）；

2）生活事件和人格基础对导致精神障碍均起着重要作用；

3）以忧虑、烦恼、抑郁、焦虑、害怕等情感症状为主，并至少有下列1项：①适应不良的行为障碍，如退缩、不注意卫生、生活无规律等；②生理功能障碍，如睡眠不好、食欲不振等；③存在见于情感性精神障碍（不包括妄想和幻觉）、神经症、应激障碍、躯体形式障碍、品行障碍的各种症状，但不符合上述障碍的诊断标准。

（2）严重标准：社会功能受损。

（3）病程标准：精神障碍开始于心理社会刺激，但不是灾难性的或异乎寻常的，发生后 1 个月内，符合诊断标准至少 1 个月。应激因素消除后，症状持续一般不超过 6 个月。

（4）排除标准：排除情感性精神障碍、其他应激障碍、神经症、躯体形式障碍以及品行障碍等。

（二）治疗

1. 急性应激障碍

（1）心理治疗：①帮助病人尽快离开应激环境，避免进一步的刺激；②对病人进行解释性心理治疗和支持性心理治疗；③帮助病人建立自我及有利的心理应激应对方式；④指导病人家属给予积极、全面的社会支持，以缓和病人的创伤性反应。

（2）药物治疗：药物主要用于对症治疗，但在急性期也是采取的措施之一。如以焦虑、抑郁症状为主的病人，可选用地西泮、阿米替林、氟西汀、阿普唑仑等；如表现精神运动性兴奋的病人，可选用少量抗精神病药物及安眠药，如氯丙嗪、氟哌啶醇、奋乃静、地西泮等。

2. 创伤后应激障碍

（1）心理治疗：对于创伤后应激障碍的病人初期主要采取危机干预的原则和技术，侧重提供支持，帮助病人提高心理应对技能，表达和宣泄相关的情感。在迟发性创伤后应激障碍病人的心理治疗中，除了特殊的心理治疗技术外，为病人争取最大的社会和心理支持是非常重要的。

（2）药物治疗：抗抑郁药物是治疗各个时期创伤后应激障碍最常见的选择。其他药物则包括抗焦虑药物、镇静剂、锂盐等。

3. 适应障碍 适应障碍的治疗重点应该是心理治疗为主，药物只用于情绪异常较为明显的病人。药物治疗的作用是加快症状的缓解，为心理治疗提供基础或合适的环境。

（1）心理治疗：主要是解决病人的心理应对方式和情绪发泄的途径问题。主要采取个别指导、家庭治疗和社会支持等方式。

（2）药物治疗：可根据具体的情况采用抗焦虑药物和抗抑郁药物等。以低剂量、短疗程为宜。在药物治疗的同时，不能放弃心理治疗。

（三）预防复发

对于急性应激障碍心理治疗具有重要的意义。让病人尽快摆脱创伤环境、避免进一步的刺激是首要的；不要避免和病人讨论应激性事件，而应该让病人详细地回忆事件的经过、病人的所见所闻和所作所为。这样的讨论将有助于减少有些病人可能存在的对自身感受的消极评价。药物主要是对症治疗，但在急性期也是采取的措施之一。

创伤后应激障碍主要采用危机干预的原则和技术，侧重提供支持帮助病人提高心理应对技能，表达和宣泄相关的情感。根据有关经验，前期应采用支持和解释心理治疗，建立良好的医患关系，主要是获得病人对于服用药物的理解和接受。在药物取得一定疗效的基础上，进行认知心理治疗，可能会取得更好的效果。

适应障碍应该以心理治疗为主，主要是解决病人的心理应对方式和情绪发泄的途径问题。主要采取个别指导、家庭治疗和社会支持等方式。药物只用于情绪异常较为明显的病人。药物治疗的作用是加快症状的缓解，为心理治疗提供基础或合适的环境。

第二节　常见应激相关障碍病人的护理

一、急性应激障碍病人的护理

【案例】 王某，女，55岁。

两天前，王某的女儿与男朋友驾车旅游时，遭遇车祸死亡，当晚病人获知噩耗后，赶往公安机关。病人看到孩子的尸体后，当即晕厥，数分钟后醒来，出现言语不连贯，拒绝承认尸体是自己的孩子。反复念叨："我女儿和女婿到外面去玩了，她们去旅行结婚了，很快就会回来的"。服用镇静剂后，方安静下来。第二天醒来后，出现情绪波动明显，时常号啕大哭，反复责备自己"那天我要是不让他们出去，把他们留在身边就好了"。对别人的劝解很反感，容易被激怒，情绪波动非常明显。入院后表现情绪激越，坐立不安，不配合，不愿意多说话，定向力障碍，检查不合作，难以与其正常交谈。

【护理评估】

1. 健康史　评估病人是否有遗传因素；病人既往是否有过重大精神刺激，现在恢复的如何；病人是否属于易感素质人群；找出此次发病的应激源。

2. 生理心理状况　评估病人的面容、食欲、睡眠等情况；对病人的认知、情感及精神运动等情况进行评估，特别是对病人是否有自杀的倾向要进行重点评估。

3. 社会状况　对病人社会参与和可利用的支持系统等情况进行全面分析。

【护理诊断】

1. 有暴力行为的危险：对自己或对他人　与行为障碍有关。

2. 突发性意识模糊　与急性心因性反应有关。

3. 语言沟通障碍　与意识障碍和应激情绪反应有关。

【护理目标】

1. 病人在医护人员的照顾下，不发生自伤或伤人的行为。

2. 病人意识障碍得以改善，恢复到意识清晰状态。

3. 病人能与医护人员和家属进行一般性的语言沟通。

【护理措施】

1. 安全护理　加强不安全因素和危险物品的管理。对兴奋状态的病人应将其安置在安静隔离房间内，减少声音、光线和其他刺激的干扰，避免使用刺激性语言。必要时安排专人看护病人，以便早期发现自杀、自伤或冲动行为的先兆，防患于未然。

2. 生活护理

（1）做好饮食护理：护士应为病人及时补充足够的营养和水分，维持水及电解质平衡。

（2）保证病人的休息和睡眠：及时观察病人的病情变化和生命体征，对症护理。保证病人足够的睡眠休息时间。

3. 用药护理　遵医嘱给予相应的治疗药物，如抗焦虑药、抗抑郁药、抗精神病药等，并密切观察病人用药疗效与副作用。

4. 心理护理和健康教育　尊重关心病人，用清晰简短的语言与病人沟通交流，鼓励病人表达情绪体验，强化病人合理情绪表达和适应性行为的形成。指导病人家属给予病人情感上的关心和支持，帮助病人渡过心理应激，并注意避免让病人接触到与应激刺激相关的环境、事件或情景。

【护理评价】

1. 病人情绪症状是否控制良好。

2. 病人是否有伤人或自伤行为发生。

3. 病人能否恰当地与他人交往。

二、创伤后应激障碍病人的护理

【案例】 一般资料：求助者，男性，24岁，大专毕业，中学教师。求助者兴趣广泛，富有爱心。两个月前去四川地震灾区做了一个半月的志愿者，目睹了许多惨烈的场面。求助者现在像变了一个人，情绪低落，不愿与人说话，食欲下降，与女朋友也矛盾重重，大吵一架后分手。总觉得有一口气出不来，时常有打人的冲动，开始吸烟。一些惨烈的场景时常浮现在脑海里，晚上无法入睡，有恐惧感。感到人是那么脆弱，在灾难面前无能为力。开始怀疑人生，缺乏安全感，感到无心做事情，觉得自己无能，为此苦恼。父母和家人劝说无效，前来心理咨询。

心理咨询师观察了解到的情况：求助者以往开朗活泼，家庭经济状况一般，从小就是一个好强的孩子。工作中人际关系较好。

【护理评估】

1. **健康史** 评估病人在以往是否有应激障碍的病史；病人有无遗传因素及易感素质。评估病人的社会支持情况和身体健康状况等。找出此次发病的应激源并评估病人对创伤事件情境的描述，同时了解创伤病人是否存在精神问题以及是如何处理的。

2. **生理心理状况** 评估病人的面容、心率、食欲及睡眠等情况。对病人的情感、认知、记忆及意志活动等情况进行评估，特别是对病人的自杀观念和自杀行为要进行重点评估。

3. **社会状况** 对病人生活环境、应对方式、社会参与和可利用的支持系统等情况进行全面分析。

【护理诊断】

1. **有暴力行为的危险：对自己或对他人** 与应激情绪反应有关。

2. **睡眠型态紊乱** 与易惊醒及应激情绪反应有关。

3. **社交障碍** 与应激反应及社会功能退缩有关。

4. **自我形象紊乱** 与消极的自我信念有关。

【护理目标】

1. 病人能用适宜的方式发泄受挫感，不发生自伤或伤人事件。

2. 病人能在无药物的辅助下，恢复正常睡眠。

3. 病人能完成个人生活自理，能从事日常的社会交往，人际关系和行为方式得到改善。

4. 病人的自我价值感增加，能有恰当的自我评价。

【护理措施】

1. **安全护理** 为病人提供安静舒适的环境，减少外界刺激，加强不安全因素和危险物品的管理，对有罪恶感，甚至觉得万念俱灰，生不如死的病人，更要加强观察，以便早期发现自杀、自伤或冲动行为的先兆，防患于未然。

2. 生活护理

（1）做好饮食护理：保证病人定时足量进食和饮水：对有躯体化症状的病人，应用暗示性言语引导病人缓慢进食，或分散注意力，避免其全神贯注自己的进食障碍而妨碍进食。

（2）保证病人的休息和睡眠：教会病人应对失眠和早醒的方法，减少日间卧床时间，鼓励其下床活动，临睡前禁饮咖啡、浓茶，必要时可遵医嘱给予安眠药物。

（3）协助病人完成个人照料：护士应耐心督促或协助病人搞好个人卫生，如按时洗脸、洗脚、定期沐浴、理发、更衣、整理被褥等。应尽量引导病人自己完成，以免形成依赖。

3. 用药护理　护士应告诉病人遵医嘱服药的重要性，督促病人按时服药，对于抑郁情绪较重的病人应严防囤积药物用以自杀，并密切观察病人用药疗效与副作用。

4. 心理护理和健康教育　作为护士专心聆听和长时间的陪伴是最有效的交流方式，特别要在人格上尊重病人，对病人表达同感心。经常与病人沟通，帮助病人改变不正确的认知、思维，以减轻其内疚、自责心理。鼓励病人在出现自杀意念时能及时向工作人员寻求帮助。鼓励病人能主动参加集体活动，并能在集体活动中与病友友好交往。引导病人关注周围及外界的事情，使其逐渐获得自尊、自信，恢复其社会功能。指导病人家属给予病人情感上的关心和支持。

【护理评价】

1. 住院期间病人是否有自杀或伤人行为发生。
2. 病人睡眠时间和质量是否有所改善。
3. 病人能否完成个人生活自理，能否从事日常的社会交往。
4. 病人能否有恰当的自我评价。

知识链接

快速眼动疗法（EMDR 治疗）

快速眼动疗法又称为眼部运动脱敏和再处理，业内简称 EMDR。该疗法是美国巴罗亚图精神研究所高级研究员芙朗辛·夏皮罗博士创建，大量研究显示 EMDR 治疗对创伤性应激障碍病人的治疗比药物治疗要好。

眼动治疗原理：EMDR 认为创伤回忆是一组关于创伤事件的信息，它几乎以原来的形式紧锁在神经系统里。形象、想法、声音、气味、情感、身体感觉，以及当时出现的自我信念，全部都存在一组神经网络里，这组网络是一组未经处理、出现功能障碍的信息包，只要有少量信息触及原始创伤，都可以令它重新活跃起来。EMDR 通过创伤记忆的全部组成部分来激活它，并进行新陈代谢处理，促进心理创伤的痊愈。这种疗法的特点是经济快速，效率高。

三、适应障碍病人的护理

【案例】 刘某，男，18 岁，大学一年级学生。

病人自入校至今一个月以来不能适应学校的集体生活，不愿意住集体宿舍，总觉得自己不属于这个群体，这个学校也不适合自己。由于自己性格内向，不愿意主动与人交往，看到别人在一起玩时，自己既羡慕又嫉妒，感到没有人愿意接近自己，为此心情越来越差，自入校以来常常失眠、头痛、不想吃饭，经常打电话向妈妈倾诉自己的烦恼，最近两个星期经常请假回家。

对于适应障碍的病人，护士可运用支持性心理疗法，接受病人的情感释放，减轻病人的焦虑不安，增加病人的安全感。帮助病人更清楚地了解自己对应激事件的认识评价，并帮助病人改变不利于适应的认知观念，进而使病人学会应激处理的各种有效的方式和技能，并在实际生活中运用。运用行为疗法，矫正病人的品行障碍，强化适应行为。提高病人的应对能力，消除或缓解症状。

心理治疗是适应障碍的主要治疗手段。对焦虑、抑郁较为严重的病人可以将药物治疗作为辅助手段，适当选用抗焦虑药和抗抑郁药。对暴力行为显著者，可小剂量使用抗精神病药物。运用药物治疗时须控制用药量和时间。

考点提示

1. 应激相关障碍、急性应激障碍、创伤后应激障碍、适应障碍的概念。
2. 急性应激障碍的临床表现、治疗原则、护理要点。
3. 创伤后应激障碍的临床表现、治疗原则、护理要点。

（李凤霞）

思考题

1. 何谓应激相关障碍？其病程与预后如何？
2. 试述急性应激障碍和创伤后应激障碍的临床表现？
3. 急性应激障碍和创伤后应激障碍病人的护理措施有哪些？

实践5：应激相关障碍案例分析

【目的】

掌握应激相关障碍的常见症状，能够根据症状做出相应的护理诊断，并制定出护理计划。

【准备】

1. 用物 临床案例

2. 场所 医院病房，如条件不具备也可在教室

3. 时间 1学时

4. 学生 按护士标准着装，态度认真、语言亲切、与病人进行有效沟通。如没有条件到医院与病人直接沟通，可在教室认真阅读老师提供的典型案例，对病人的主观资料和客观资料进行分析、讨论。

【方法与过程】

1. 病例分析 每组若干人（每组8～10人），各组分别进行案例分析，制定出相应的护理诊断和护理计划。

病例1：男性，26岁，工人，未婚。幼年患佝偻病，躯体发育较迟，中学毕业后即参

加工作，工作肯干，思维欠灵活。病人病前个性较孤僻，为人老实，胆小怯弱，生活中无特殊爱好。病人双亲年老多病，虽有兄妹 3 人照料，唯小妹聪明能干，为家中的主要成员，病人也多有依赖。入院前 5 天，小妹因意外车祸死亡。病人得知噩耗，顿时浑身发抖，号啕大哭。少顷，不认识亲人，并喊“妹妹！你不能死……这是什么地方……”，言语不连贯。晚间服用镇静药后，方可入睡。次日表现较安静，但表情茫然，双目直视，无任何情绪反应，生活需人协助。入院后表现精神不振，定向力障碍，尤以对时间定向障碍明显。多卧床或呆坐，对检查欠合作，难以正常交谈，有的对答不切题，不知来医院目的。生活自理差，需人帮助，无任何要求。

病例 2：刘某，女性，32 岁，四川灾区教师。

案例介绍：病人自述，今年地震时我因当日下午没课，地震发生时刚好在家，因而幸免于难。但我失去了自己唯一的 10 岁儿子和班里多名学生，我不敢相信，几分钟的时间我就这样永远的失去了他们。地震后这些天，我一方面要做学生和家长的工作，另一方面还要面对丈夫、家人、同事，不知哪来的力量，在几乎不吃、不喝、不睡的情况下坚持了下来。失去爱子，心如刀绞，儿子的样子总是浮现在脑海里挥之不去。儿子很可爱，地震的前一天 5 月 11 日是母亲节，儿子亲手绘制了贺卡，放在了我的桌上。那天中午儿子在睡觉，是我把他喊醒的，催他去上学，如果让儿子晚点去学校，儿子就不会死，如果我送儿子去学校，儿子也不一定死，如果让儿子留下来陪自己，儿子根本就不会死。想到这些我更痛苦。我已经决定今后不再当老师了，我不知道怎样面对剩下的学生，现在看到房子就想到地震，看到孩子就想到儿子，晚上无法入睡。内心极度恐惧，有车经过都以为发生余震了，总感觉地在晃动，不敢到墙边去，非常强的无助感。现在情绪非常低落，什么都不想做，也没有什么兴趣，每天就是机械地执行校长和家人的指示，记忆很差，很多事情都需要别人多次提醒，这学期开学后已不能教课。自己知道地震过去了，应该早点摆脱地震的影响，但就是摆脱不了。地震后坚持住在帐篷中，不愿意住活动板房。

2. 医疗诊断　案例 1 诊断为急性应激障碍，案例 2 诊断为创伤后应激障碍。

3. 分析思考　组织各学习小组阅读病历，进行分析讨论。

（1）该病人的医疗诊断正确吗？

（2）评估病人的健康史、身体状况及心理社会状况。

（3）提出护理诊断并根据护理诊断制定护理计划。

【小结】

带教老师将各组的书面记录、分析结果汇总，小结。

【布置作业】

1. 各组写出上述 2 个病例的典型精神症状；并给出相应的护理诊断和护理措施。

2. 写出本次实践课的体会。

第九章　人格障碍与性心理障碍病人的护理

学习目标

1. 掌握人格障碍的临床表现、护理诊断、护理措施及健康教育。
2. 熟悉人格障碍的概念和共同特征。
3. 了解人格障碍的病因、治疗、性心理障碍的类型与临床表现。

人格障碍（psychopathic personality）又称病态人格、变态人格、人格异常等，是指儿童期或青少年期发展起来的严重人格缺陷或病理人格改变，或者人格在总体上不适应的一类心理疾病。在表现形式和处理方法上也与一般精神病不同，是表现在人格方面的病理形态。

第一节　人格障碍

一、概　　述

（一）概念

人格（personality）是指人的个性心理特征的总和，是个体在社会与生活环境中一贯表现出的行为模式。人格是在先天生理素质和后天环境因素的影响下形成的，一般在青春期时人格就基本形成固定下来，形成后的人格往往具有相对稳定性，个人生活中的重大创伤挫折或生活环境发生的重大变化，会使人格发生一定程度的改变。人格主要在社会活动中的人际关系方面体现并在社会实践中塑造和发展。个体在社会生活中适应良好的人格为正常人格；适应不良者为不良人格；与社会经常产生严重冲突的人格则称为人格障碍。

人格障碍（personality disorder）是人格特征显著偏离正常，使病人形成了特有的异常行为模式，表现出一贯的对环境适应不良，明显影响到其社会和职业功能。严重疾病或精神创伤后所致的人格特征异常称为人格改变，不单独诊断为人格障碍，属于原发疾病的一种症状。

（二）流行病学特点

国外的调查结果显示，人格障碍的患病率大部分在2%～10%，在美国大约有10%～13%的人有人格障碍；在德国，人格障碍的发生率约为5%。在我国，人格障碍的患病率为0.10‰。有15%的病人最初因人格障碍住院，在门诊病人中有30%～50%的人存在人格障碍。人格障碍对社会的影响很大，与犯罪、酒中毒、吸毒（药物滥用）存在密切关系。70%～85%的罪犯、70%～90%的药物滥用者和60%～70%的酒依赖者都有人格障碍。

人格障碍具备以下共同特征：①人格障碍始于童年、青少年或成年早期，并一直持续到成年或终生，难以治疗和矫正；②人格特点显著偏离正常，其情绪和行为表现与所在的社会环境中的大部分人的表现偏离；③人格障碍者表现的症状影响其社会功能和人际交往；④没有精神病性症状，如幻觉和妄想，智能发育无明显缺陷；⑤可从事日常工作和生活，有时会为其症状感到痛苦。

二、病因与发病机制

人格障碍的病因及发病机制受诸多因素的影响。如生物学因素、教养方式和环境因素等。其中家庭环境对个体个性的形成有重要影响，儿童时期创伤性的情感体验，如母爱剥夺、父母离异、单亲家庭，遭受遗弃，经常受到严厉的惩罚、虐待或溺爱放纵，缺乏安全感等心理因素对人格形成会产生不良影响。此外，父母本身有人格障碍，儿童没有可供模仿学习的健康人格模式，也会影响儿童，使儿童在模仿学习的过程中正常的人格发育受到影响，形成了异常人格。不良的生活环境、不良交友也会影响人格的形成，另外，社会上的不正之风、不正确的价值观对人格障碍的形成也有一定影响。

三、类型与临床表现

（一）类型

根据中国精神障碍分类系统（CCMD-3）中的F60，人格障碍分为如下类型：①偏执型人格障碍；②分裂型人格障碍；③反社会型人格障碍；④冲动型人格障碍（攻击型人格障碍）；⑤表演型人格障碍（癔症型人格障碍）；⑥强迫型人格障碍；⑦焦虑型人格障碍；⑧依赖型人格障碍；⑨其他或待分类的人格障碍。

（二）临床表现

1. 偏执型人格障碍（paranoid personality disorder） 以猜疑和偏执为主要特征，男性较为多见。此型人格障碍在一般人群中的发生率大约为0.5%～2.5%。

表现为：①敏感多疑，心胸狭窄，不信任别人，人际关系较为紧张；②自我评价过高，自认为具有非凡能力，若有挫折或失败则归咎于他人，拒绝接受批评；③易产生病态嫉妒，常有回击报复之心，对他人过错不能宽容；④经常处于戒备和紧张状态，忽视或不相信与其想法不符的客观证据；⑤将周围事物解释为不符合实际情况的“阴谋”，并可成为超价观念；⑥好争辩与敌对，固执地追求个人不合理的“权利”；⑦常有不安全感和不愉快感，缺乏幽默感。

【案例】 小李，男，15岁。

因与同学关系紧张到门诊咨询。自述喜好历史，尤其是世界历史。经常与历史老师在课堂上争执，认为历史老师“什么都不懂”，他也认为班里的同学智商很低，甚至全年级的同学都是“笨蛋”。班里的同学都觉得他是“怪人”，都很疏远他。最近他开始信奉基督教，每天必做祷告，倘有哪天耽搁了，便惶恐不安。

2. 分裂型人格障碍（schizoid personality disorder） 以社交缺陷、人际关系不良、行为奇特、情感冷淡为特征。在一般人群中的患病率为3%～5%。

表现为：①情感冷漠，对人冷淡，对亲属也不例外，缺少温暖体贴；表情淡漠，缺乏深刻或生动的情感体验；过分敏感，害羞，胆怯，怪癖。②无视公认的社会习俗，有奇怪、反常或特殊的行为或外貌，如服饰奇特、不修边幅、行为不合时宜、习惯或目的不明确。③言语怪异，如离题、繁简失当、表达意见不清，而并非文化程度或智能障碍等因素所引起。④不寻常的知觉体验，如一过性的错觉、幻觉。⑤有奇异信念如相信透视力、心灵感应、特异功能和第六感等。⑥对别人对他的看法漠不关心。⑦多单独活动，与人交往仅限于“必须”。

3. 反社会型人格障碍（antisocial personality disorder） 是一种行为不符合社会规范，无视和违犯他人权利的人格障碍。其行为特征为冲动，不负责任。有时以敌对和严重的暴力方式来缓解内心冲突。普通人群的发生率为2%～3%，男性多于女性。

表现为：①忽视社会道德规范、行为准则和义务，没有同情心，对他人的感受漠不关心；②缺乏责任感，无视社会规范与义务，经常违法乱纪；③不能耐受挫折，常因微小刺激便引起攻击、冲动和暴行；④无内疚感，不能从经验中吸取教训，一犯再犯而不知悔改；⑤责怪他人，不论出了什么问题，他总是自我辩护和责怪别人；⑥对人冷酷，缺乏羞愧悔改之心，有反常价值观念。

反社会行为出现于15岁以前，属少年行为问题，如经常逃学、被公安拘留、反复偷窃、反复挑起或参与斗殴、被学校开除、过早有性活动、虐待动物或弱小同伴等。18周岁后方可成为此种人格障碍。

4. 冲动型人格障碍（impulsive personality disorder） 又称攻击型（aggressive）人格障碍。以情感爆发伴明显冲动行为为特征，男性较为多见。

表现为：①情绪不稳定，易激惹，易与他人发生争执和冲突，常因点滴小事爆发愤怒情绪和攻击行为，发作时难以自控，事前难以预测，不考虑后果。冲动后对自己的行为感到后悔，但不能防止再犯，间歇期正常。②人际关系不稳定，难与人保持持久的人际关系。③情感爆发时轻者争吵、谩骂，重者毁物伤人。④在日常工作生活中缺乏目的性和计划性，缺乏坚韧性，做事虎头蛇尾，难以长时间坚持工作。

5. 表演型人格障碍（癔症性人格障碍）（histrionic personality disorder） 又称戏剧性人格障碍。其主要特征为过分的情感用事和寻求他人注意，一般在成年早期开始形成。在一般人群和就诊者中的患病率为2%～3%。女性多于男性。

表现为：①自我戏剧化、做作性，表情夸张，情感体验肤浅；②受暗示性高，很容易受他人的影响；③自我中心，强求别人符合他的需要和意志，不如意就给别人难堪或强烈不满；④渴望表扬和同情，感情易波动；⑤寻求刺激，过多地参加各种社交活动；⑥十分关心自己是否引人注目，言行方面竭力表现自己以吸引他人，甚至不惜损害身体（自伤或玩弄自杀）；⑦情感易变，反应过当，完全按个人情感判断好坏；⑧说话夸大其词，掺杂幻想情节，完全不为他人着想，以自己的好恶判断别人，没有固定的交友模式，很难维持良好的人际关系。

【案例】 喻某，女，28岁，工人，已婚。

因喜表现自己，感情用事，易激惹入院。病人于12年之前，不明原因逐渐表现经常模仿戏剧演员的动作，不分场合身着戏装、头扎鲜花、浓抹重彩地打扮自己。同时容易发脾气，自己的愿望如不能得到满足，就烦躁甚至打人。与人谈话时，总想让别人夸自己有能力、外貌出众等，常感情用事，以自己高兴与否判断事物的对错和人的好坏，对别人善意的批评，即使很婉转，也不能接受并仇视别人。病人常到火车站帮助检票、售票。有时对人过分热情，但若别人稍违于她，就与别人吵架，几乎无亲密朋友，近年来经常与人发生纠纷。

6. 强迫型人格障碍（obsessive personality disorder） 是一种以要求严格和追求完美为主要特征的人格障碍。在普通人群中，此型人格障碍的患病率约为1%，在病人中约为1%～2%。道德观念强的较灵活性强的人易发生，男性较多见。

表现为：①做任何事情都要求完美无缺，总是对自身的工作和生活难以满意，好怀疑，做事犹豫不决，因而感到紧张、焦虑和苦恼；②做事循规蹈矩，缺少创新精神，坚持己见，不合理地坚持别人也要严格地按照他的方式做事，否则心里很不痛快，对别人做事很不放心；③犹豫不决，常推迟或避免做出决定；④有不安全感，反复考虑计划是否得当并核对检查，唯恐疏忽和差错；⑤拘泥细节，甚至生活小节也要"程序化"，不遵照一定的规则就感到不安或要重做；⑥完成一件工作之后缺乏愉快和满足的体验，反而容易悔恨和内疚；⑦对自己要求严格，过分沉溺于职责义务与道德规范，无业余爱好，拘谨吝啬，对他人的批评非常敏感，对别人的意见考虑过多，过于苛求。

7. 焦虑型人格障碍（anxious personality disorder） 以一贯感到紧张、不安全和自卑为特征，总是需要被人喜欢和接纳，对拒绝和批评过分敏感。表现为：①持续和泛化的紧张感与忧虑；②认为自己在社交上笨拙，不如别人；③在公共场合过分担心被人指责或拒绝；④对拒绝和批评过分敏感；习惯性地夸大日常环境中的潜在危险，有回避某些活动的倾向，回避那些与人密切交往的社交或职业活动。

8. 依赖型人格障碍（dependent personality disorder） 其特征是依赖、不能独立解决问题，怕被人遗弃，常感到自己无助、无能和缺乏精力。表现为：①深感自己软弱无助，有一种"我是小可怜"的感觉。当要自己拿主意时，便感到一筹莫展，像一只迷失了港湾的小船，缺乏主动性，进取心；②想当然地认为别人比自己优秀，比自己有吸引力，比自己能干；过分需要被人照顾，而且害怕离别；③无意识地倾向于以别人的看法来评价自己；④当亲密的关系终止时感到无助或崩溃；常在一个亲密关系终结后迫切地寻求另一个关系作为支持和照料的依靠；⑤过度容忍，为讨好他人甘愿做低下的或自己不愿做的事。

9. 其他或待分类的人格障碍 除上述一些人格障碍类型之外，还有一些其他类型，如边缘型（borderline）和自恋型人格障碍等。

边缘型人格障碍，女性多见。表现为人际关系、自我意象和情感的不稳定以及显著的冲动性。病人表现为无休止地寻求关爱，疯狂的努力以避免真正的或想象出来的被抛弃。这类病人常常在极端理想化到极端的贬低化之间变来变去，有自我毁灭的可能性，如浪费、物质滥用、鲁莽驾驶、暴食等行为。也可以表现为反复发生自杀姿态、以自杀相威胁或者有自残、自杀行为；心境反应过强而情感不稳。

自恋型人格障碍的基本特征是对自我价值感的夸大；这类人与人交往的特点是渴望被尊敬、被崇拜，因此会无根据地夸大自己的成就和才干，认为只有特殊人物才能理解自己；而面对指责、失败或挫折却极为敏感。当良好的自我感觉遭到打击时，会产生狂怒或严重抑郁。因为确信自己出类拔萃，常以为别人都有嫉妒他，并认为自己的需要有权立刻得到满足，在实际生活中，他们稍不如意，就体会到自我无价值感。他们不能理解别人的细微感情，缺乏将心比心的共感性，因此人际关系常出现问题。因此他们将利用他人看成理所当然。这种特征常表现为经常冒犯与其交往的其他人。

四、病程与预后

人格障碍无论类型如何，一般随着年龄增长，均可逐步趋向缓和。药物治疗和环境治疗也可以改善人格缺陷，环境治疗可改善少年精神病态的行为，增强内在的羞愧感，从而提高对反社会行为的控制能力。人格障碍病人如果既往学习成绩良好、工作和人际关系良好、伴有情感体验能力或参与其所属的社区各项活动；其预后往往良好。

五、诊断、治疗与预防

（一）诊断

《中国精神障碍分类与诊断标准》第3版（CCMD-3）人格障碍的诊断标准如下：

1. 症状标准 个人的内心体验与行为特征（不限于精神障碍发作期）在整体上与其文化所期望的和所接受的范围明显偏离，这种偏离是广泛、稳定和长期的，起始于儿童期或青少年期，并至少有下列1项：

（1）认知（感知及解释人和事物，由此形成对自我及他人的态度和行为方式）的异常偏离。

（2）情感（范围、强度及适切的情感唤起和反应）的异常偏离。

（3）控制冲动及满足个人需要的偏离。

（4）人际关系的异常偏离。

2. 严重标准 特殊行为模式的异常偏离，使病人或其他人（如家属）感到痛苦或社会适应不良。

3. 病程标准 开始于童年、青少年期，现年18岁以上，已持续2年。

4. 排除标准 人格特征的异常偏离并非躯体疾病或精神障碍的表现及后果。

人格障碍需与器质性疾病引起的人格改变相区别，也需与神经症、躁郁症、精神分裂症等精神疾病相鉴别。器质性疾病所致的人格改变发生于疾病之后，且能寻到相应的器质性病理基础。与其他精神疾病的鉴别相对较难。不过，精神疾病所特有的症状有利于鉴别。人格障碍可与其他精神疾病并存，构成精神疾病发病的人格基础。精神疾病的慢性化也可导致病人发生人格改变。

（二）治疗

1. 心理治疗 心理治疗对于人格障碍的治疗是很重要的，也是有一定疗效的方法。人格障碍的心理治疗包括认知治疗、行为治疗、精神分析治疗、内观治疗、团体治疗、家庭治疗等。其中，精神分析治疗对人格重塑更为有效。家庭成员的行为既可能强化也可能消除病人的问题行为或思想，因此家庭成员介入治疗十分必要。在人格障碍的早期，治疗的重点应是病人的行为模式、态度、人际关系和功能缺陷，以及那些根深蒂固的持久习惯。

2. 药物治疗 虽然药物不能改变人的大脑结构，但可以缓解因人格障碍导致或伴随的部分症状。如碳酸锂或大剂量普萘洛尔可用于冲动型或反社会性人格障碍；反社会型人格障碍出现兴奋躁动时，可给予抗精神病药。伴抑郁或焦虑者可分别予以抗抑郁或抗焦虑药物；伴强迫特征者可用适量氯米帕明、氟西汀、氟伏沙明等；对情感爆发严重者短期应用抗焦虑药或抗精神病药，避免攻击事件发生；抗精神病药对分裂型人格障碍有一定疗效，主要对病人的精神病性症状、抑郁、焦虑、人格解体及社会隔离等症状有改善作用；

对冲动型人格障碍伴有脑电图改变者可试用苯妥英钠或卡马西平，并可酌情合用普萘洛尔。

3. 社会治疗　大多数学者认为对人格障碍者惩罚是无效的，但长期而稳定的社会性治疗是有效的。这就需要建立相应的社会组织机构，如日间医院、康复站等。在这些地方，通过关照、教育、训练和行为矫正改变病人的人格。实践证明，这种方法对慢性人格障碍的治疗与矫正是有益的。

（三）预防

人格障碍一旦形成不易矫正，为塑造青少年的健康人格，我们必须从幼年抓起，用以引导、教化、培养、塑造青少年的健康人格，能够良好的适应社会生活，保持内心的和谐和人格的完整，对于个人和社会都具有重要意义。

六、人格障碍病人的护理

【案例】　小吴，男，29岁。

外观和蔼、聪颖，曾因贩毒、性犯罪、抢劫等被捕11次。有一次，他开枪打警察，说为了寻求刺激和兴奋。他父母年迈，他不但不赡养老人，还经常回家乱搜老人的钱物；父母生病他也充耳不闻。多次与他人发生冲突打伤他人被刑事拘留。

【护理评估】

1. 健康史　评估病人家族史、患病史、药物过敏史等，青少年时代的品行障碍的表现，与周围的人际关系情况，对其亲人生活的影响，工作表现，社会适应能力如何。评估病人父母的人格特点，父母的行为方式及教育方式对病人的影响，周围环境的不良影响。

2. 生理心理状况　评估病人的仪表，行为举止，认知及思维模式，情感障碍的表现，攻击及暴力行为，躯体评估。既往治疗情况。特别是对病人的伤人、毁物等危险行为要进行重点评估。

3. 社会状况　评估家庭环境，各成员之间的关系、病人在家中的地位，家庭经济状况，家庭成员对病人所持的态度。受教育程度及工作环境如何，能否坚持正常工作，与同事、家人能否正常相处。

【护理诊断】

1. 有暴力行为的危险：对自己和他人　与冲动型人格障碍、反社会型人格障碍有关。

2. 社交障碍　与反社会型人格障碍、分裂样人格障碍有关。

3. 社交孤立　与不信任、害怕有关。

【护理目标】

1. 住院期间不伤害他人或自己。

2. 社交障碍有所减轻。

3. 恢复正常情感体验和表达适度。

【护理措施】

1. 安全护理　提供安全的治疗环境，减少激惹刺激，清除危险物品，鼓励病人在无法控制自己时，能立即寻求帮助。丰富生活内容，参加适当娱乐和体育活动，淡化冲动行为的相关因素，在集体互动中，学习可被接受的行为。

2. 生活护理　由于人格障碍导致的焦虑和抑郁，病人会忽视个人的基本生理需要，如缺乏充分的休息和营养，因此提供并协助病人摄入足够的营养；提供安静、舒适的睡眠环境，保证充足的睡眠；密切观察生命体征。

3. 用药护理 保证病人的用药安全，服用精神药物者可导致血压、脉搏等的改变，有时发生晕厥，应观察有无药物副作用，有药物滥用者应观察其行为反应和戒断症状，并提供急性解毒药。

4. 心理护理和健康教育 尊重关心病人，与病人建立融洽的关系，倾听病人，满足病人的社会交往，适当满足病人的需求；引导病人认识其不适当行为的不合理之处，指导病人建立适当的行为模式。

对病人的适当行为表现及时给予强化；指导病人树立正确的人生观和价值观，对家庭、工作和社会的责任感。在良好护患关系基础上，诚恳地与病人讨论、分析不良行为对人对己所造成的负面影响及其危害性，引导病人对自己的个性缺陷有所认识，并鼓励其建立改变其不良行为的信心。行为治疗时，要为病人创造条件让其表现个人的合理行为，建立正确的价值观和人生观，树立信心，努力纠正自身的个性缺陷和不良行为。

社区或心理卫生服务机构要及时提供心理咨询、危机干预、康复指导、追踪随访等，建立温暖、愉快的校园与家庭环境，充分动员相关的社会力量和资源，建立完善的健康教育体系。

【护理评价】

1. 病人的行为是否符合社会规范，能否控制自己的不良行为。
2. 病人能否与人建立良好的人际关系。
3. 病人能否正确表达情感体验和表达适度。

第二节 性心理障碍

一、概 述

性心理障碍（psychosexual disorder）又称性变态（sexual perversion），主要指性行为的对象或满足性欲的方式偏离正常，或者存在变换自身性别的强烈欲望的一组精神障碍。

受社会文化影响，不同种族，不同文化对性行为的评价可有明显差异。至今也没有判定正常或异常的绝对标准。一般认为：凡是符合某一社会所公认的社会道德准则，法律规定的，并符合生物性需要的，就可看做是正常的性行为，否则即可看做是异常的性行为。

二、病因与发病机制

1. 心理因素 在性心理障碍中心理因素占主导地位。弗洛伊德认为性变态与其性心理发展过程中遇到的挫折有一定关系，他认为变态的性活动是他们幼年性经历的再现和延续。此外，父母对子女的性教育不当、社会不良影响也具有一定作用。

2. 社会因素 性心理障碍的产生与文化背景有关，与社会经济地位及文化程度有一定联系。有的社会对同性恋行为相对宽容，有的社会则认为同性恋是伤风败俗。

3. 生物学因素 有人认为人体最初的胚胎发育具有双性的基础，这些原始双性结构可能是同性恋的基础，另外，在少数同性恋病人体内发现内分泌或性染色体畸变。Hirschfield 认为性腺内分泌不平衡是同性恋的原因。双生子调查资料支持同性恋的发生有遗传素质基础；家族性易性癖病例的发现也提示其发生与遗传因素有一定关系。

三、临床表现与分类

（一）性身份障碍（transsexualism）

指对自身性别的认定与解剖生理上的性别特征相反，并有改变本身性别以达到转换性别的强烈愿望。性身份障碍的发生机制可能与下列因素有关。①胚胎发育时性激素的影响：从胚胎学角度看，胎儿的性腺结构在发生初期是倾向于形成女性性器官的，只是由于Y染色体的作用，才引起男性性腺——睾丸和雄激素的产生。②母亲对婴儿的哺育：使母亲的形象占据婴儿的整个心灵，一种女性化的倾向不论在男女婴儿身上都会建立起来。这种过程不恰当地延长或过于亲密，是造成男孩性别认同紊乱的潜在危险。③生活环境的作用：家长长期将儿童按异性装扮、当做异性对待，会造成性别认同上的紊乱。家庭中缺乏可认同的同性成人，如单亲家庭，也会造成儿童在性别认同上的障碍。

（二）性偏好障碍（sexual preference disorders）

性偏好障碍可分为两类，一类是性对象异常，一类是性动作变异。包括：恋物癖、异装癖、露阴癖、摩擦癖、窥阴癖、兽交癖、恋童癖、施虐受虐癖和恋尸癖。其发生发展与人类的性腺活动有关，一般在青春期开始明显，及至更年期，随着性腺活动趋向低下，行为趋向缓解。

1. 恋物癖（fetishism） 在强烈的性欲与性兴奋的联想驱使下，反复出现收集某种异性使用的物品的企图和行为，在接触这些物品时引起性兴奋，称为恋物癖。主要见于男性，所恋物品均为女性身体接触的东西，如胸罩、内裤等。为了取得上述物品，他们不择手段去偷并收藏起来，作为性兴奋的激发物；且一般不接近物品的主人，对异性本身无兴趣，一般不出现攻击行为。

2. 异装癖（transvestic fetishism） 具有正常异性恋的男性反复出现穿着女性装饰的强烈欲望，通过穿着女性装饰可引起性兴奋。当这种行为受到抑制时，可引起明显的不安情绪。一般从青春期开始异装，并不要求改变自身性别，对自身性别的认同并无障碍。

3. 露阴癖（exhibitionism） 其特点是反复多次在陌生人毫无准备的情况下暴露自己的外生殖器以达到性兴奋目的，但无进一步性行为施加于对方。露阴癖者总想使对方发生强烈的情绪反应如惊叫等，以此而得到乐趣。本病主要见于男性，一般20岁左右初发，中年以后出现。病因未明，多数认为原始行为的释放是其较合理的解释。

4. 窥阴症（voyeurism） 指反复多次窥视异性裸体、正在脱衣服或性活动的他人，从而激起性幻想、性渴求或性行为。窥视者通过厕所、浴室、卧室的窗户孔隙进行这些活动，但他们并不企图攻击和伤害被窥视者。一般为男性。

5. 恋童症（pedophilia） 指反复多次通过与青春期前儿童（一般在13岁以下）的性生活来激起性幻想、性渴求或性行为。恋童症者年龄在16岁以上，且至少比儿童大5岁。仅限于男性，起病于青少年期。

6. 摩擦症（frotteurism） 指反复多次与不同意此行为者作触碰及摩擦，从而激起性幻想、性渴求或性行为。本症限于男性，一般在拥挤的环境（如公共汽车、地铁或商场）中进行。病人没有暴露生殖器的愿望和与摩擦对象性交的要求，仅以摩擦达到性兴奋之目的。

7. 施虐癖（sadism）**与性受虐症**（masochism） 前者指病人反复多次通过捆绑或羞

辱，对他人施加躯体或心理痛苦而使其自身产生性刺激，从而激起性幻想、性渴求或性行为。主要见于男性，一旦发生，持续多年。后者指在性生活的同时，要求对方施加肉体上或精神上的痛苦，作为达到性满足的惯用与偏爱方式者。

四、诊断、治疗与预防

（一）诊断

关于性心理障碍的诊断主要依据病史、生活经历和临床表现，但在诊断某一类型性心理障碍之前须排除躯体器质性病变。性心理障碍具备以下共同特征：①与正常人不同，即性冲动行为表现为性对象选择或性行为方式的明显异常。这种行为较固定和不易纠正，且不是境遇性的。②行为的后果对个人及社会可能带来损害，但不能相信自我控制。③病人本人具有对行为的辨认能力，自知行为不符合一般社会规范，迫于法律及舆论的压力，可出现回避行为。④除了单一的性心理障碍所表现的变态行为外，一般社会适应良好，无突出的人格障碍；⑤无智能障碍。

知识链接

性心理健康的标准

确定性心理健康的标准，应该根据心理学的原则，从这一原则出发，性心理健康应具备以下的心理学特点：

【理论标准】 ①性心理活动与客观环境的统一性；②性心理的认知活动、意向活动与情绪活动协调一致；③个性的性心理特征相对稳定。

【应用参考标准】 ①性心理活动与性行为表现基本一致；②性心理、性行为的特点与生理年龄基本上相符合；③性活动中情绪积极稳定，与所处的情境相适应；④能随时调整自己的性行为，调适性心理；⑤性活动中的个性特征完整和谐；⑥性心理状态与社会环境协调；⑦性的认知基本符合自身的社会文化背景；⑧在两性人际关系中，能较好地进行社会性适应和相互适应。

（二）治疗

性心理障碍一旦形成较难纠正，治疗较为困难，目前尚缺乏根本性防治措施，目前主要采取心理治疗、药物治疗和手术等方法治疗。

1. 心理治疗

（1）认识领悟疗法：治疗露阴症、窥阴症、摩擦症和恋物症效果较好，但必须要求病人有求治愿望。治疗者应有针对性地进行解释，使病人认识到自己心理缺陷所在和这种病态行为的幼稚性，不是成年人的行为，并联系幼年经历，逐步有所领悟并下决心克服。

（2）行为疗法：即用厌恶技术来消退病人病态行为的条件反射，同时采取建立异性恋的行为疗法以增强治疗效应，并培养正常的性行为的方法。行为治疗主要是以指导和练习为主，是属于行为治疗的性问题咨询及详细回顾精神动力学过程。行为疗法中的厌恶条件疗法，对多种形式的性变态均有迅速取得明显疗效的效果。

（3）性治疗：将应用于性生理障碍的性治疗方法应用于性心理障碍病人，对于已婚而患有性行为方法异常者，通过一些特定的训练可唤起自然的性反应，对建立正常的性生活有一定疗效。

2. 药物治疗 应用激素使病人性冲动减弱，且不破坏性腺功能，但有一定的副作用。

（1）激素治疗：对伴有攻击行为或伴有较强的自我伤害的性心理障碍者，可进行激素治疗，如环丙孕酮具有促孕素和抗雄激素作用。这种药物疗法可通过阻滞雄激素受体。但长期大剂量用药也可能会出现曲细精管硬化形式的睾丸萎缩。肝脏疾病、恶性肿瘤为禁忌证。但对青少年或年轻人的性心理障碍行为不适于激素治疗。

（2）抗睾丸素制剂：该药能明显减低生理的睾丸素效应，用以治疗露阴癖等性变态取得疗效，但主要副作用是产生抑郁状态。

（3）抗焦虑、抑郁药物：丁螺环酮、氯米帕明、氟西汀。

（4）抗精神病药物：也可应用对脑下垂体-性腺系统有抑制效应的，如硫利达嗪用以治疗露阴癖或其他性变态病人也取得初步疗效，但疗效还不确切。

3. 性身份障碍的治疗 对原发性易性症病人矫治极为困难。极个别的原发性易性症经行为疗法治疗有效，动力心理疗法无明显疗效。对于那些经心理治疗无效，依然坚持做改变性别手术的性身份障碍者，可考虑外科手术。但在手术之前应给他们用异性激素以部分地改变其性征，要让他们了解手术中可能遇到的以及手术后将发生的问题。还应让易性症病人用异性激素治疗 1～2 年，让他们体验作为异性生活、工作的感觉，使其冷静下来，做好心理准备。在此阶段应进行心理治疗。并要求他们连续不断地作为异性生活 1～2 年。术后还需对其本人及家庭进行指导。

继发性易性症病人通过此实验阶段，可认识到变性手术并不能解决他们的问题，其中一部分人则心悦诚服地接受心理治疗。

4. 性偏好障碍治疗 心理治疗主要有行为矫正法（厌恶疗法）、认识领悟疗法、性治疗等。结婚对于多数病人可起到一定的治疗作用，并促进其适应正常的社会生活。必要时可考虑治疗性行为限制或强制性行为纠正治疗，一定程度的法纪处罚有时非常必要。对于心理治疗无效的病人，目前多使用非激素性影响性欲的药物（如碳酸锂、利血平等）治疗。

（三）预防

一个人性心理行为的形成、发展离不开他所生活的周围环境和社会文化的制约，也与本人及他人的相互关系密切地联系在一起。因此，从小进行正确的人格培养。在社会化过程中，良好的家教可引导孩子学会社会期待行为，反之管教失当可能诱发非社会化行为。

五、性心理障碍病人的护理

【案例】 李某，男性，35 岁。

病人 12 岁开始频繁手淫，后感到恐惧、焦虑。16 岁时一次偶然裸体时偷着走出房间，体验到轻松感，以后曾数次偷着裸体走出室外，并感到有强烈刺激性兴奋感。23 岁时一次在公园中散步，对面走来一位女生，此时，李某突然产生强烈露阴渴求，当女生走近时即解开裤扣暴露本人勃起的阴茎，当即产生快感并伴有射精。此后曾多次在类似状况下，在偶遇女性面前发生露阴行为，多次被扭送到公安部门，曾被拘留和受到劳动教养处置。露阴行为后，深感悔恨，决心痛改前非。但是此种性渴求再次出现时，就不能遏制，而照旧付诸行动。

【护理诊断】

1. 自我认同紊乱 与自身性别的认定障碍有关。

2. 自我形象紊乱 与性格内向及自卑心理有关。

3. 家庭应对无效：失去能力 与社会认同有关。

4. 焦虑 与内心冲突、自我不和谐的性体验有关。

5. 无效性角色行为 与性心理障碍有关。

【护理措施】

1. 心理护理 尊重病人，性变态病人的心理比普通人更容易受到伤害，自卑感强，性格内向。因此，作为医护人员，要有同情心，注意保守病人的隐私，不应对病人性变态行为采取嘲笑、歧视的态度；应多与病人交谈，建立起信任关系，通过耐心细致的开导，使病人消除性心理障碍。帮助他们发现自身问题的所在，强化自我意识，正确认识他们并帮助他们控制自己不良性行为，建立起正面的自我形象和健康的生活方式。

2. 健康教育 性心理教育，正确的性教育是预防的最重要的社会措施。必须从儿童开始。父母应以适当的引导和科学的解释，既不能对孩子的性发育进行放纵和诱惑，也不能对孩子进行性封闭。

（1）儿童期性别角色教育：父母应给予孩子正确的角色期盼和性别角色装扮，使子女能根据自己的服式、颜色等装扮来识别性角色；给予相应性别角色的知识教育和心理诱导；家长要认真扮好自身的性别角色，给子女做好榜样。当发现孩子的某些性偏离倾向有频发或固定趋势时，应及时处理，必要时可请心理医生协助处理。经过耐心的解释和教育，并结合环境调整，其异常性行为可得到完全纠正。

（2）性知识和性道德教育：针对不同年龄段青少年，进行有关性生理、性心理、性解剖、恋爱婚姻等方面的知识教育。对于不能认同自己性别，或不能与同性伙伴建立满意关系的儿童，要高度注意。对于有同性恋倾向的儿童，家庭要十分重视，及时处理，不可认为孩子幼小而掉以轻心。性道德教育应贯穿于青少年时期品德教育之中。具有高尚品德及情操的青年人，一定会有正确的性道德观念；不造成对社会的不良影响；使自己的恋爱及以后的家庭组成沿着健康、美好的方向发展。

考点提示

1. 人格障碍的定义与共同特征。
2. 反社会型人格障碍、偏执型人格障碍、分裂样人格障碍的主要临床表现。
3. 性心理障碍的常见类型与临床表现。

（邓荆云）

思考题

1. 简述人格障碍的共同特征有哪些？
2. 试述人格障碍的常见类型与临床表现。
3. 人格障碍的护理措施有哪些？

第十章　器质性精神障碍病人的护理

学习目标

1. 掌握谵妄、痴呆、阿尔茨海默病的临床表现及护理程序。
2. 熟悉谵妄、痴呆、阿尔茨海默病的概念及预防。
3. 熟悉躯体疾病所致的精神障碍病人护理诊断及护理措施。
4. 了解器质性精神障碍的概念、病因、发病机制。

随着世界人口老龄化的日益加速，老年期痴呆的病人明显增加，已成为全球性的重大公共健康问题，老年期痴呆中以阿尔茨海默为其主要类型，其发病率仅次于心、脑血管疾病和癌症，位居第三。

第一节　概　　述

一、概　　念

在临床实践中，通常将精神障碍分为器质性和功能性两类。但器质性与功能性的区分只是相对的、有条件的，随着科技的发展，许多“功能性”精神障碍，发现有神经系统的病理变化。器质性精神障碍（organic mental disorders）是指由于严重脑部或躯体器质性损伤引起的心理或行为功能异常，可导致认知功能障碍。脑器质性精神障碍是指在脑部已发现的明显的病理形态和病理生理改变，如变性、感染、创伤、肿瘤等引起的精神障碍。躯体疾病所致的精神障碍是指由中枢神经系统之外的各种躯体疾病造成中枢神经系统功能紊乱所致的精神障碍的总称。

二、常见的临床综合征

（一）谵妄（delirium）

1. 概念与流行病学　是一组表现为急性、广泛性的认知障碍，尤以意识障碍为主要特征，常因急性的脑部弥漫性感染、短暂的中毒或代谢紊乱等引起，病情发展迅速，故又称为急性脑综合征（acute brain syndrome）。谵妄是综合医院最常见的一种精神障碍，占综合性医院内科、外科病人的5%～15%，尤其在重症监护病房、老年病房中发生率较高。

2. 病因及发病机制　谵妄是一种病因非特异的综合征。常见的病因有：颅内感染、脑血管疾病、脑外伤、药物过量或中毒、活性物质的戒断，营养代谢和内分泌紊乱等。另外，心理社会应激如亲人亡故、陌生环境的迁移等对谵妄的发生具有诱发作用，因老年病人常伴有脑器质性病变导致脑的储备能力下降，所以老年病人更容易发生谵妄。谵妄持续存在最终会导致痴呆，而痴呆本身也是谵妄的高危因素。

3. 临床表现　谵妄最重要的临床特征是意识的清晰度下降，通常夜间较重。谵妄常起病急，少数病人可有坐立不安、焦虑、易激惹、睡眠障碍等前驱症状。早期表现为注意力不集中、记忆力减退、逻辑推理能力下降、理解困难、思维混乱、意识的清晰度下降到模糊、谵妄直至昏迷。定向力障碍，以时间和地点定向力障碍最易受损。感知障碍表现为错觉、幻觉，在此基础上还会出现妄想，以被害妄想常见。情感障碍，早期可为抑郁，易激惹，但病情严重时，情感可出现相对淡漠。临床症状呈昼轻夜重的波动性改变是谵妄的重要特征性之一，白天困倦和嗜睡，夜间兴奋躁动不安，因此病人的睡眠-觉醒周期被打乱，甚至颠倒。谵妄病人缓解后往往对疾病的过程全部或大部分遗忘。

4. 治疗　谵妄的治疗原则，首先是病因治疗，尤其是老年人应避免多种药物的联合应用，其次针对精神症状进行必要的对症治疗，但苯二氮䓬类可能加重病人的意识障碍，应慎用。

（二）痴呆（dementia）

1. 概念与流行病学　痴呆是指较严重的、持续的认知障碍。以缓慢出现的智能减退为主要临床特征，伴有不同程度的人格障碍，没有意识障碍。痴呆主要见于老年期，年龄愈大，患病率愈高。

2. 病因及发病机制　流行病学研究表明痴呆常见原因是阿尔茨海默，约占痴呆病人的50%，血管性痴呆占病人的20%，此两种病变共存的混合性痴呆占20%，其他原因所致的痴呆约占10%。

3. 临床表现　痴呆病人大多起病迟缓，主要表现认知功能缺损、社会生活功能减退和行为精神症状三个方面。记忆减退是痴呆病人的早期症状，最明显的是近事记忆障碍，病人难以记起刚刚发生的事情，例如：忘记钥匙放哪儿、忘记买什么东西。远事记忆的减退早期不明显。随着痴呆病人病情的加重，病人的近事记忆障碍逐渐加重，从日常物品找不到，外出不记得回家的路逐渐发展到记忆完全缺失，甚至发展到不认识自己的亲人，不知饥饱，大小便不能自理，生活完全需要他人照顾。理解、分析、判断能力的智能障碍也是痴呆的主要症状，病人还伴社会功能的减退，对任何事物缺乏兴趣，容易疲劳，不能完成目前的工作，难以完成过去容易完成的工作。由于记忆障碍，智能的减退，可出现妄想观念以及片段的幻觉，这些症状的严重程度常与记忆障碍密切相关。

4. 治疗　包括社会心理治疗和药物治疗（详见第十五章精神药物的应用与护理）。

（三）遗忘综合征（amnestic syndrome）

遗忘综合征是由脑器质性病理改变所导致的，以近事记忆障碍为主要特征、无意识障碍和智能障碍，又称科萨可夫综合征（Korsakoff syndrome）。最常见的病因是长期大量饮酒导致酒精中毒引起B族维生素缺乏，造成间脑和边缘颞叶的损伤。临床主要表现为近事记忆障碍，病人为了弥补记忆的障碍，常产生错构和虚构。但病人注意力和即刻记忆正常，其他认知功能和技能保持相对良好。治疗主要针对病因，维生素 B_1 缺乏病人应及时补充B族维生素，但酒精依赖病人很少能完全恢复。

知识链接

国际老年痴呆日

每年的9月21日是国际老年痴呆日。最有名的老年痴呆症病人莫过于美国前总统里根，曾经叱咤风云的里根晚年饱受老年痴呆症的困扰，许多他的崇拜者不禁扼腕叹息。据报道，美国每年因阿尔茨海默病造成的直接和间接经济损失近1000亿美元。我国现有老年痴呆病人500万人。每年平均有30万人加入老年痴呆病人行列。

第二节　脑器质性精神障碍病人的护理

一、常见的脑器质性精神障碍

（一）阿尔茨海默病（Alzheimer's disease，AD）

1. 概念与流行病学　是一组病因未明的原发性退行性脑变性疾病。多起病于老年期，潜隐起病，病程呈缓进性、衰退性且不可逆性，一般经历8～10年，罕见自发缓解或自愈，最后发展为严重痴呆，病人常常因骨折、压疮、营养不良等原因继发躯体疾病或脏器衰竭而死亡。流行病学研究提示：65岁以上的老年人中痴呆的患病率是4%～7%，并随着年龄的增长而增加，65岁以后每增加5岁AD发病率几乎增加一倍，80岁以上者患病率可高达20%以上。我国部分地区调查资料与此相接近。痴呆尸检报道50%～70%为AD，女性发病率高于男性。

2. 病因和发病机制　AD的病因和发病机制目前尚不清楚，最重要的因素是年龄和遗传因素，遗传因素是AD的发病中期重要的作用，目前确定与AD相关的基因有4种，分别位于21号、19号、14号、1号染色体上。现研究提示：年龄的增长、女性、受教育水平低等因素与AD的发病风险有关。阿尔茨海默病病理检查发现AD病人的大脑皮质萎缩、脑回变平、脑沟变宽、脑室扩大、重量变小。其中颞叶、顶叶、海马的萎缩最为明显，65岁以前发病的AD病人更为明显。并且在AD病人的大脑皮质、海马、杏仁核、前脑基底神经核以及丘脑有大量特征性的老年斑，即神经嗜银性斑。大脑皮质和海马可见大量的神经元纤维缠结，含神经元纤维缠结的细胞多已退行性变化。生化研究提示：AD病人脑中乙酰胆碱、去甲肾上腺素和5-羟色胺均有减少，在海马部位乙酰胆碱的减少最明显，胆碱能细胞丧失的严重程度与AD的病理改变有关。

3. 临床表现　AD多数起病隐匿，少数病人可在躯体疾病、骨折或精神受刺激后出现症状。主要表现为持续性进行性认知功能减退和其伴随的社会生活功能减退，还表现有行为和精神的症状。

近事记忆障碍常为AD的首发症状，如经常丢失物品，忘记已许诺的事情等。随着疾病的进展，痴呆程度逐渐加重，记忆障碍日益严重，从忘记自己的家庭地址，外出后找不到自己家门，忘记亲人的名字，进展到不知道自己的姓名和年龄，不认识家人。与此同时，远事记忆也受损，伴随记忆减退而出现错构和虚构。AD病人还表现言语功能减退，从言语啰嗦而重复，发展到讲话无序，内容空洞或赘述，对常见物品的命名困难，随后病人表现自发言语，反复发出不可理解的声音，最终不能说话。

AD病人在整个病程中亦可表现行为和精神症状，主要表现猜疑或妄想、幻觉，因找不到自己放置的物品，而怀疑被他人偷窃；或因强烈的嫉妒心而怀疑配偶不贞；行为异常或具有冲动攻击性、焦虑、恐惧、易激惹和睡眠障碍。

4. 治疗要点 目前没有特殊的病因治疗措施。一般生活上的照顾和护理极为重要。对卧床的病人要严防发生压疮、合并感染和骨折等。治疗主要包括心理社会治疗和药物治疗。

心理社会治疗的目的是尽可能地保持病人的认知和社会生活功能，保证病人的安全，减缓其精神衰退。对轻症病人加强心理支持和行为指导，鼓励病人参加适当的活动；对重症病人加强生活上的照顾和护理。

一般病人不需要服用抗精神病药物，药物治疗主要是有行为和精神症状的病人应给予必要的对症治疗，可短时间、小剂量使用抗精神病药物控制幻觉、妄想，但需注意不良反应，当症状改善后，宜及时停药。改善认知功能的药物目前临床证实疗效比较好的药物主要有：多奈哌齐，美金刚，目的在于改善认知功能和延缓变性过程。目前尚缺乏特殊的病因治疗措施。

（二）血管性痴呆

1. 概念与流行病学 血管性痴呆（vascular dementia）是由脑血管病变引起的、以痴呆为主要临床表现的疾病，旧称多发性梗死性痴呆，是老年期痴呆的第二大原因，病人多有高血压病史。血管性痴呆占老年痴呆的20%，多见于60岁以上的老年人，男性发病率高于女性，我国相关报道，65岁以上男性发病率为1.4%，女性为1.2%。

2. 病因和发病机制 血管性痴呆的直接病因是脑组织血液供应障碍，高危因素包括：高血压、糖尿病、心脏病、脑卒中等。痴呆的发生与血管病变的性质、发生的次数、面积和部位有关，多发性小梗死灶对痴呆的发生有重要作用，小梗死灶越多，出现痴呆的机会越多。

3. 临床表现 起病较急，临床症状包括脑神经损伤症状和痴呆的精神症状。记忆力衰退是早期精神症状的核心，以近事记忆障碍为主，晚期出现远事记忆障碍，但在相当长的时间内，自知力保持良好，病人会为防止遗忘而准备好备忘录；有的病人会因此而出现焦虑或抑郁情绪。病人在行为及人格方面也逐渐发生相应的改变，如变得自私、吝惜、收集废物、无目的的徘徊；生活逐渐不能自理，不知饥饱，不知冷暖，外出找不到家门，大小便不能自理，不认识亲人，达到全面痴呆。病程以跳跃式加剧和不完全性缓解相交替的阶梯式进行为特点，病人的认知功能损伤常具有波动性。在相对一段时期内病情似乎好转，思维清晰，记忆力增强。这种阶段式波动加重病人的焦虑心理，同时出现情感的波动。局限性神经系统症状及体征为脑血管病继发的或后遗的脑损害神经症状和体征。由于脑血管受损的部位不同，可出现不同的各种相关的神经精神症状，如位于左大脑半球皮质（优势半球）的病变，可能有失语、失用、失读、失书、失算等症状。

4. 治疗要点 针对高血压及动脉粥样硬化进行相关的治疗。控制高血压和其他的危险因素，如高脂血症、糖尿病、吸烟、酗酒和肥胖等。对符合外科手术指征者应及时进行手术治疗。预防脑血管疾病的发生，养成良好的生活习惯。

（三）颅脑外伤所致的精神障碍

1. 概念与流行病学 脑外伤所致精神障碍是指颅脑遭受直接或间接外伤而造成脑组织损伤所致精神障碍，过去又称脑外伤性精神病；个体因素，外伤后的社会心理因素在发病中起一定作用。流行病学调查颅脑外伤后存活者，出现精神障碍病人超过1/4。外伤后社会心理因素及受伤前的人格特征，对其临床表现、病程和预后有密切的联系。

2. 病因和发病机制　脑外伤所致精神障碍与脑损伤的程度、部位、急性期的病理改变和后遗病理改变有关。脑外伤越严重，损伤的部位越广泛，越容易引起精神障碍。

3. 临床表现　脑外伤引起急性期精神障碍，临床表现为意识障碍和近事遗忘，典型表现为外伤后有不同程度的意识完全丧失，病人意识恢复后对受伤前后的经历遗忘。进入到慢性精神障碍时期，病人多表现头痛、头晕、易激惹、注意力不易集中、记忆减退、睡眠障碍等神经症症状。还可出现持久性认知障碍、人格障碍以及精神病性障碍。

4. 治疗要点　主要由神经外科处理，病情稳定后应积极治疗精神症状，并了解可能存在的社会心理因素，给予心理治疗。

二、脑器质性精神障碍病人的护理

【案例】　男，64岁，汉族，已婚，大学文化程度。

五年前妻子去世后独居。近期记忆力明显降低，重复购买相同的物品，做饭忘了关火以至将锅烧干，多次遗失贵重物品。不能回忆早餐内容、记不住邻居的名字，做事情丢三落四，随做随忘。病人情绪易怒、激动，性格发生极大的转变，过去注意仪表，现在懒于洗澡换衣，生活被动；经常独自流泪，最近连吃饭也要家人督促。外出回家走错家门，有时无故在街上游逛。近半年来，嗜拾废纸、破布收藏，睡眠差，经常坐床自语。讲话语无伦次。能够说出自己的姓名，但当被问及现在的年龄时，他说："我不知道，我想大概18岁。"两周前上街，找不到回家的路。

【护理评估】

1. 健康史　通过交谈、观察、身体检查及查阅病历记录、诊断报告等方式，收集有关脑器质性精神障碍病人的健康资料。详细评估病人是否有脑血管病、颅内感染、脑外伤、脑肿瘤、癫痫、脑寄生虫病等病史，家族是否有其他精神障碍、痴呆病人，此次发病的诱因，病人的受教育情况等。危重病人健康状况，一定要查阅病历及有关检验报告记录。

2. 生理心理状况　评估病人的认知状况，是否有记忆力的减退，定向力的障碍，对时间、地点、人名记忆障碍，病人对新近发生的事情是否容易遗忘。注意评估病人的计算能力，是否难以完成简单的计算，如100连续减7；病人思维的特点，是否思维迟缓，思考问题困难，讲话无序，内容空洞或赘述；病人发病前后人格是否有显著改变，活动是否减少，孤独、自私、对周围环境兴趣减少；病人的精神和行为是否存在障碍，如情绪的波动、睡眠状况、是否有错构、虚构、幻觉、妄想等，以及以上这些认知能力是否有逐渐衰退的趋势。

3. 社会状况　评估病人家庭经济状况；家属的护理能力和照顾病人的意愿；是否家庭成员都需工作，以致家人在心理上和体力上都无法在家庭中长期照顾病人；家属情绪状况，家属的行为是否会缓解或加剧病人患病后的心理反应等等。

【护理诊断】

1. 有受伤的危险　与神志错乱、走路不稳、判断错误、短时记忆障碍、家务意外事故等有关。

2. 言语沟通障碍　与病人理解能力减弱、失读、失语有关。

3. 自理缺陷　与病人认知能力的丧失有关。

4. 家庭应对无效 与病人认知能力的改变、智能减退等有关。

【护理目标】

1. 病人能减少或不发生外伤。
2. 最大限度地延迟病人思维的衰退。
3. 病人能参与力所能及的自我料理。
4. 家属对疾病有正确的认知，能正确处理病人的各种情况。

【护理措施】

脑器质性疾病病人病程呈缓进性、衰退性，在整个疾病的发展进程中，护士应对病人病情密切观察，持续评估病人的病情进展，针对病人制定详细适宜的护理计划。

1. 安全的护理 环境应简单有条理，减少混乱，保持环境的安静，避免嘈杂、拥挤、强声、亮光刺激，减少不良因素的刺激，建立病人的安全感，特别是有妄想、幻觉、易激惹病人，对此类病人进行护理操作时还要轻、稳、准，各项护理操作尽量一次性完成，避免反复多次刺激病人。加强与病人的沟通，及时了解病人的需求以及病情的动态变化。

密切关注病情变化，全面掌握病人的思想动态和行为，脑器质性精神障碍病人时有冲动、毁物等行为，正确识别暴力行为的前驱表现，判断造成冲动行为的相关因素，及时采取有效的防范措施，管理好危险物品。因脑部疾病常有肢体活动障碍，护士要防止病人坠床及碰伤，床边可加防护栏。病人活动时，为病人提供安全的走动环境，根据病情给予协助，防止碰伤或摔伤。

2. 生活护理 评估病人的自理能力缺陷，给予必要的帮助，逐步教会病人独立完成某些动作，并保证病人有充足的时间去完成这些项目，鼓励病人独立行为。要尽量保持病人规律的生活方式，并尽可能地与其家庭日常生活保持一致。常用的生活物品放在容易获得的位置，必要的时候用大而明显的标志。安排相对固定的照顾者，为照护者提供信息支持和技能训练。

为病人提供无骨、无刺，易吞咽、易消化、营养丰富的低盐低脂饮食，不要让病人吃黏性食品，必要时给予鼻饲流食，病人可以选择个人喜好的食物。协助病人缓慢进食，提供充足的进餐时间，避免说话，防止病人口腔肌肉运动不协调而致误吸。进食时，做好卫生处置，病人颌下垫治疗巾，避免因食物外流污染衣服及床单。注意保持大便通畅，嘱病人定时排便，必要时遵医嘱给予缓泻剂。

3. 认知功能障碍的护理 经常对病人进行定向能力的训练，定向力的指导范围包括时间、地点、人物，应尽可能及时纠正或提醒其准确的人、时间、地点的概念，使病人减少因定向力错误而引起的恐慌、不安。大指针的时钟和以日期分页的日历有助于病人对时间的认识；鼓励病人读报或收听广播电视节目，可保持或促进病人对新事件的兴趣；交谈时，与病人进行面对面交流，语速要慢、清楚、简单易懂，这样沟通会进行的比较顺利；鼓励病人自己保存个人物品。

4. 用药护理 监测药物的不良反应，如应用抗胆碱药物致排尿困难时，注意观察排尿情况，及时解除尿潴留，避免因膀胱肌无力，尿潴留而使病人烦躁不安，加重病情。

5. 家庭和社会的支持 脑器质性疾病病人对家庭来说是一个很大的压力与负担。社区、家庭支持对病人疾病的康复是非常重要的。因此，护士必须评估病人家庭和社会的支持系统。发现问题，解决问题。照顾痴呆症病人的场所，最理想的是在病人的家里。病人住在熟悉的环境，由熟悉的人来照顾，对病人而言是相当有益的，但会给家庭带来长期的经济及精神压力，可建立社区成人日间照顾中心或日间医院，共同分担照顾病人的责任。若痴呆严重到生活不能自理，则需要住进特殊养护机构，由专业医疗人员照顾。

【护理评价】

护理评价的重点应围绕是否减慢痴呆的进展。包括：

1. 病人是否有外伤的发生。

2. 病人的定向力状况如何 病人的思维方式是否正常。

3. 生活是否有规律 病人的基本生理要求是否得到满足：睡眠、营养状况是否良好，大小便情况是否正常。

4. 病人的病情是否得到很好的控制 家庭的支持系统是否完整；家属是否对疾病知识及如何应对疾病有所了解，是否已掌握一定的照顾病人的方法。

第三节 躯体疾病所致精神障碍病人的护理

一、概 述

（一）概念

躯体疾病所致精神障碍（mental disorders due to systematic diseases）是指中枢神经系统以外的各种躯体疾病，如躯体的中毒感染、重要脏器疾病、内分泌疾病、代谢性疾病等，造成中枢神经功能紊乱所致的精神障碍的总称。

（二）病因与发病机制

躯体疾病导致大脑功能紊乱是引起精神障碍最主要因素，但不是唯一病因。年龄、性别、遗传因素、应激状态、心理与躯体素质、人格特征、环境因素、社会支持系统等均可影响精神障碍的发生。如老年病人易产生抑郁、焦虑等精神症状、而儿童易发生意识障碍。

主要发病机制可以通过代谢障碍、脑缺氧、毒素作用、酸碱平衡紊乱等途径导致病人中枢神经功能紊乱，从而出现精神症状，还有病人的遗传因素、营养状况、情绪因素、社会的支持系统。

（三）临床表现

主要临床表现为：意识障碍、人格改变、认知障碍、智能障碍、精神病性症状。还会有日常生活能力或生活功能的损伤。不同躯体疾病所致的精神障碍临床表现的共同特点是：躯体疾病先发生，精神症状在后；精神症状与躯体疾病的严重程度成正比；精神障碍的发生、发展、严重程度和预后等与躯体疾病的病程变化相一致；有相应的躯体症状、体征和实验室的检查结果；大多精神症状表现为晨轻夜重的特点。

（四）治疗与预防

针对病因，积极治疗原发躯体疾病，给予支持疗法。注意纠正水、电解质及酸碱平衡紊乱。控制病人的精神症状，治疗精神症状应充分考虑精神药物对所存在的躯体疾病的影响。

二、躯体疾病所致精神障碍病人的护理

【案例】 张某，女性，28岁。

平时性情急躁，遇事容易激动，气量小，好与人争吵。近3年来出现消瘦、心悸、睡

眠差、多汗。1周前因家中宠物狗死亡而出现异常：兴奋话多、疑神疑鬼、语无伦次、打人毁物，见人就说死狗之事，情绪激动、烦躁不安、饮食、睡眠均明显减少。3天前起更为兴奋躁动、话多、话题改变，内容凌乱不易理解，哭笑无常、在地上打滚、躁动不安，拒绝进食。实验室检查：T_3T_4 水平高。诊断：甲状腺功能亢进所致精神障碍，伴有精神病性症状的躁狂综合征。

【护理评估】

1. 健康史 评估病人的躯体疾病的症状、体征以及实验室检查，评估躯体疾病的病因、临床表现与精神症状的关系、发展的规律和演变的情况。

2. 生理心理状况 评估病人的心理应激状态、环境因素、文化程度、个性特点、遗传病史等。

3. 社会状况 评估病人经济状况、社会角色、社会支持系统等。

【护理诊断】

1. 急性意识障碍 与甲状腺素分泌增高有关。

2. 有受伤的危险 与意识障碍等有关。

3. 自理缺陷 与独立生活能力丧失有关。

【护理目标】

1. 病人意识恢复或不继续加重。

2. 减少或不发生外伤。

3. 生活自理能力改善。

【护理措施】

1. 安全护理 评估病人可能受伤的危险因素，减少或防止危险因素发生，加强安全管理工作，清除所有危险物品；煤气、电源等开关要有安全装置。减少不良刺激，严禁病人单独活动或独处，防止病人在精神症状影响下产生出走，冲动行为。

2. 药物护理 评估病人自行服药的能力，因病人需要针对病因的药物治疗，对不能自行服药的病人应在监护下完成药物治疗，并监测药物的不良反应。

3. 生活护理 经常评估病人生理需要及自理能力，帮助病人制定日常生活时间表，鼓励自理生活，制定针对性护理方案。

持续评估病人病情的进展情况、生理需要、自理缺陷的程度及护理后的效果。针对病人制定详细适宜的护理计划，创造舒适的、安全的病房环境，休养环境。

根据病人的原发疾病需要，为病人提供易消化、营养丰富的饮食，允许病人选择个人喜好的食物。为病人提供舒适的进食环境，给予充足的进餐时间，必要时给予鼻饲或静脉补充营养。

4. 心理护理 以耐心、热情、接纳的态度建立良好的护患关系，增进病人与护士之间的交流。鼓励病人自己照顾好自己。严重的精神错乱、躁狂的精神病状态、暴力和攻击行为会使家人和护士感到十分烦恼，护士应在整个护理过程中始终调整自己的心态。

【护理评价】

1. 评价病人意识是否清晰，定向力是否正常。

2. 评价病人是否有外伤的危险因素，是否有外伤。

3. 评价病人睡眠、营养状况是否良好，大小便情况是否正常，是否能主动料理自己的生活，生活是否有规律。

考点提示

1. 阿尔茨海默病的概念。
2. 阿尔茨海默病的临床表现、治疗原则、护理要点。

（王红梅）

思考题

1. 简述谵妄、痴呆的概念。
2. 简述阿尔茨海默病的临床表现。
3. 简述阿尔茨海默病认知功能障碍的护理措施。

第十一章　儿童青少年精神障碍病人的护理

学习目标

1. 掌握儿童青少年常见精神障碍概念、临床表现及护理程序。
2. 熟悉儿童青少年期常见精神障碍的类型。
3. 了解儿童青少年期障碍的病因、诊断、治疗和预后。

儿童青少年期是人生可变性最大的时期，对成年后人格的形成至关重要。随着社会经济的发展，儿童青少年精神障碍日益受到重视。我国在实行计划生育政策以后，独生子女成为了家庭几代人的中心，儿童青少年精神卫生问题愈来愈受人们关注。

第一节　精神发育迟滞

一、概　　述

（一）概念与流行病学

精神发育迟滞（mental retardation，MR）是指个体在18岁以前由于遗传、生物、心理和社会因素所引起的精神发育不全或中枢神经发育受阻的综合症。相对于同龄儿童，在智力发育和社会适应力等方面显著落后。1997年，世界卫生组织报道轻度精神发育迟滞的患病率约3%，中度和重度约为0.3%～0.4%，是导致人类残疾最为严重的疾病之一。男童患病率高于女童。

（二）病因与发病机制

常见的病因有遗传因素、环境因素、社会心理因素。

1. 遗传因素

（1）染色体畸变：染色体畸变包括数目和结构的改变，唐氏综合征就是第21号染色体三体型。

（2）遗传疾病：在导致精神发育迟滞的遗传性疾病中，遗传代谢性单基因疾病比较多见，如苯丙酮尿症、半乳糖血症等。

2. 环境因素

（1）妊娠期有害因素：主要的有害因素是感染，如妊娠早期孕妇感染病毒后婴儿出现先天畸形；有害理化因素如某些药物、辐射、工业污染；酒精和营养问题；地方性碘缺乏等均可损害胎儿的正常发育。

（2）新生儿、婴幼儿期有害因素：严重的中毒、感染、缺氧、外伤、营养不良及社会心理因素等造成精神发育迟滞的约占5%～10%。

3. 社会心理因素 在婴幼儿发育时期，如果患儿与社会隔离就可能因缺乏社会交往、丧失学习机会等因素而产生智力发育不全或迟滞，但这种智能发育障碍的严重程度与患儿被隔离的年龄有关。

（三）临床表现与分类

1. 按智力水平分类 根据智商（intelligence quotient，IQ）可将精神发育迟滞分为以下五个等级：

（1）过渡阶段：智商在70～85之间者为正常与异常智力之间，可伴有轻度社会适应不良。

（2）轻度：智商在50～69之间（成人智能相当于9～12岁），约占85%以上。能学会一定的谋生技能，但工作能力差。生活基本能自理。无明显言语障碍。一般无躯体畸形和神经系统功能障碍。

（3）中度：智商大致为35～49（成人智能相当于6～8岁），约占10%。童年期明显发育迟缓，不能适应学校学习，多数可在某种程度上学会生活自理，但质量差。能掌握日常生活用语，但词汇贫乏。

（4）重度：智商大致为20～34（成人智能相当于3～6岁），约占5%～10%。病人智力发育极差，言语功能严重受损，不能有效交流，学习和劳动，生活不能自理。经过训练，能学会自己吃饭及基本卫生习惯，或只能在管护下生活。

（5）极重度：智商低于20，（成人智能相当于3岁以下），极少见。病人不认识亲人和周围环境，不会走路，言语功能丧失，生活完全不能自理，终身需人照顾。常因原发病或继发感染夭折。

2. 精神发育迟滞临床常见以下几种特殊类型：

（1）地方性克汀病：是导致儿童生长发育障碍和智力低下的重要原因。表现为眼距宽、鼻翼厚、口唇厚、身材矮小、智力低下。运动障碍，行走蹒跚、骨龄延迟等症状。血清甲状腺素（T_4）减低，促甲状腺素（TSH）增高，甲状腺发育不良。

（2）脆性X综合征：X连锁智力缺陷疾病。多数为男性，表现为智力低下，语言及行为障碍，有特殊面容：头大、长脸、手大、足大、睾丸巨大，前额及下颌突出。行为常表现孤独、多动、羞怯或倔强。

（3）先天愚型：又称21三体综合征或Down综合征，表现为生长发育迟缓，智力低下，眼裂细小，双眼眶距宽，两眼外角上斜，耳位低、鞍鼻，舌体宽厚，口常半张或舌伸出口外，第一趾和第二趾间距宽有凹沟，小趾末节发育不良，常伴先天性心脏病和脐疝。

（四）诊断与治疗

1. 诊断 确诊精神发育迟滞及其严重程度，需全面采集病史、精神检查和躯体检查，其中详细的生长发育情况特别重要，据此可对儿童生长发育状况做出全面的评估，同时根据智力测验结果作出诊断。国内常用韦氏儿童智力量表进行儿童智商检测。

精神发育迟滞的诊断必须具备以下三个条件：

（1）智力明显低于同龄儿童水平，通常智商在70以下。

（2）社会适应能力低，个人生活能力和社会功能明显缺陷。

（3）起病于18岁以前。

2. 治疗 精神发育迟滞病因十分复杂，但并非绝对不能痊愈，其病程和预后与病因、疾病的严重程度、后天学习所获得的适应能力，及家庭、学校和社区等环境有关。如果能早期发现，早期诊断，查明原因，加强预防及对症治疗，患儿智力、体格发育可如正常儿童。

（1）药物治疗：①病因治疗：精神发育迟滞大部分不能进行病因治疗，但有如苯丙酮尿症、半乳糖血症、先天甲状腺功能减退等一部分遗传代谢病可以行病因治疗，如地方性碘缺乏病或呆小症，可给予苯丙酮尿症专用饮食、补碘和甲状腺素以及维生素 A、维生素 C 等治疗。②促进或改善脑细胞功能的治疗：可以选用营养脑细胞、促进代谢等药物，如氨基酸、吡乙酰胺、氨酪酸、谷氨酸等药物治疗。③对症治疗：对活动过度或表现兴奋者，可给予小剂量氟哌啶醇、奋乃静或安定类药物作对症治疗。

（2）教育训练：根据精神发育迟滞儿童的严重程度分级，从简单到复杂，从易到难，进行有计划的、循序渐进的训练与教育。如对于轻、中度精神发育迟滞者，可进行特殊教育和劳动训练，以开发他们的智力及增强其生活自理能力，培养一定的劳动技能。开展补偿教育，如培智学校、随班就读等，使其享受和正常儿童一样的社会资源。

二、精神发育迟滞病人的护理

【案例】 蔡某，男性，20 岁。

病人出生时有缺氧表现，2 岁后独立行走与说话，但自 8 岁读书后发现其与同学交往不好，学习跟不上，学习成绩差，上了 7～8 年学才读至小学四年级，后不再读书一直在家。家人发现其常失眠，独自发呆，偶有自言自语，独自发笑，近 4 年来，常独自外出乱跑，有时还打骂家人，并有自虐现象。因明显异常，曾送其到某医院住院治疗。住院智商检测为 60。

【护理评估】

1. 健康史 主要包括个人史、母亲孕产史、家族史以及社会、文化、教育情况等，是否有伴随症状如癫痫、姿势及肌张力异常等。

2. 生理心理因素 评估病人智商和智力等级、病人的躯体状况、社会交往技能、言语交往能力、生活自理能力、独立生活能力等，精神发育迟滞的严重程度会影响言语交往、认知功能、行为自控能力、社交功能、躯体和心理成长发展等。

3. 社会因素 因病人缺乏与别人的交往与沟通，其家庭缺乏有效的教育方式，甚至出现被虐待与被忽视；其他各种原因（如疾病、家庭和社会因素等）使其丧失学习教育的机会，可导致品行障碍。

【护理诊断】

1. 有受伤的危险 与认知及情感障碍有关。

2. 有冲动行为的危险：对自己或对别人 与精神症状表现有关。

3. 生活自理能力缺陷 与智力低下有关。

4. 社交障碍 与社会适应缺陷有关。

【护理目标】

1. 保证病人的躯体和心理安全，减少受伤、冲动行为。

2. 语言沟通能力改善。

3. 培养自我照顾的能力，能满足日常生活需要。

4. 社交功能改善，能接受别人的建议，提高社会适应能力。

【护理措施】

1. 安全护理　保证患儿居室安全、简单、整洁。室内严禁存放危险物品，制止患儿进行登高、打闹等影响安全的一切活动。

2. 心理护理　要有强烈的爱心和同情心去多了解，多接触，多观察患儿，与患儿谈话要有耐心。与家属密切配合，以保证治疗方案的实施。在工作中努力成为良好的角色榜样，注意自己的情绪和态度。

3. 生活护理　根据患儿实际情况，训练患儿一些必要的生活技能，如洗脸、洗澡、如厕、穿衣服、吃饭、洗碗、扫地等。饮食上注意合理喂养，提倡母乳喂养，适时添加辅食。督促患儿进食，防止其暴饮，暴食，噎食，少食等。此外还要纠正个别患儿偏食行为。

4. 品德教育　尊重病人，爱护和保护患儿的自尊心。当患儿做出一些不符合社会要求的行为时，要做好患儿的品德教育，根据不同情况不同处理，对患儿尽量少批评，少惩罚，多给予表扬和鼓励。

5. 特殊护理

(1) 语言教育训练：应由简单到复杂，坚持不懈。

(2) 家长教育：要充满爱心，尊重患儿，切勿歧视打骂。

(3) 做好早期干预：指导母亲促进患儿的语言、认知功能的培训。让他们有机会与正常儿童在一起活动。

【护理评价】

1. 病人的语言沟通能力是否得到改善，能否与人进行有效沟通。

2. 病人的社会功能，包括学习能力，劳动技能是否得到提高。

3. 病人的生活自理能力是否得到改善，如饮食、如厕、穿衣等。

知识链接

智　商

智商（intelligence quotient，IQ）是一种表示人智力高低的数量指标，是智力商数的简称，是用数值来表示智力发展水平的重要概念，智商（IQ）=（心理年龄/生物学年龄）×100，所谓生物学年龄是指一个人在智力测试所能达到的水平，心理年龄是指同一年龄人们的平均心理能力，一个人的心理年龄超过生物学年龄越高，他的智商也越高。智商的正常范围是70～130，平均100。据统计，约50%的人口，智商介于90与110之间即“普通智力”。约25%的人口，智商小于90。

第二节　儿童孤独症

一、概　　述

（一）概念与流行病学

儿童孤独症（childhood autism）是一类以严重孤独，缺乏情感反应，语言表达障碍，刻板重复动作为特征的疾病。多见于男孩。病因尚无定论，与遗传因素、器质性因素以及环境因素有关。

（二）临床表现

1. 社会交往障碍 是孤独症的核心，病人不合群，从小就和父母亲不亲，拒绝爱抚和拥抱。不主动找小孩玩，别人找他玩时表现躲避。对周围的事不关心，生活在自己的小天地里。

2. 言语障碍 大多数患儿言语很少，有时自言自语重复一些单调的话或模仿别人说过的话。不会正确使用代词。时常用尖叫来表达自己的愿望和要求。

3. 兴趣狭窄 行为刻板重复，病人常常专注于某种或几种游戏或活动，可持续很长时间而不厌倦。不肯改变其原来形成的习惯和行为方式，如有时单调重复地蹦跳、拍手、挥手、奔跑旋转、咬唇、吸吮等动作。

4. 智能损害 多数患儿智力相对同龄儿低，少数智力正常或接近正常。不同程度存在理解和运用语言能力方面的损害。

5. 其他 有的患儿还可能有感知障碍，对视、听、触等多种感觉迟钝或过敏。有的存在认知障碍，抽象思维能力很差，少数患儿可能伴有癫痫发作。

（三）诊断、治疗与预后

1. 诊断 若发现患儿在3岁前逐渐出现社会交往障碍，言语发育迟缓，兴趣范围狭窄和刻板重复的行为等典型症状，排除儿童精神分裂症、精神发育迟滞和其他发育障碍，可做出诊断。

2. 治疗 治疗强调以教育、训练为主，药物为辅。要注意充分发挥家长的作用，鼓励家长积极参与治疗工作。早期诊断，及时治疗极为重要。

3. 预后 儿童孤独症病人的各项技能发展是不均衡的，其治疗相当困难。慢性病程，预后与智力水平密切相关，给家庭和社会带来沉重的负担。大多数预后较差，生活完全不能自理，失去正常的受教育机会。

二、儿童孤独症病人的护理

【案例】 周某，男，4岁。

母诉患儿出生时有点缺氧，两岁前也没发现什么不太正常的地方，两岁后表现为对人冷漠，喜欢转圈，很少说话，不怕陌生人，眼睛不看人，记忆力强（超过家人），看旋转的东西，眼神停留发呆，多动，自控能力差，能认识很多东西，日常用品、颜色、数字、玩具、用具，就是不会说，只会说几个双音词，如“爸爸”、“妈妈”、“梨”、“拜拜”等，喜欢看电视广告，叫他似乎没听见，不听指令，不能合作，前来求诊。

【护理评估】

1. 健康史 主要包括母亲孕产史，个人身体状况和神经系统状况，家族遗传史等。

2. 生理心理状况 包括有无不正常的行为方式（如刻板、僵化行为），交流时有无言语交流障碍，病人是否有感知觉反应异常及病人的生活自理状况（如睡眠、食欲、活动形式）异常。

3. 社会状况 如与家庭成员和伙伴的交往是否顺利。

【护理诊断】

1. 社会交往障碍 与退缩性有关。

2. 语言沟通障碍 与言语发育障碍有关。

3. 自理能力缺陷 与智力低下有关。

【护理目标】

1. 提高患儿语言交往能力，能主动表达自己的意愿。改善其与父母及周围人的交往，促进双向沟通。

2. 逐渐使患儿学会正确的发音，提高复述和对答能力。

3. 通过训练，使患儿提高生活自理能力，能满足生理基本需求。

【护理措施】

1. **安全护理** 为患儿提供安全的环境，不能让患儿接触到具有危险隐患的物品和设施，如锐器、火源、药品、电源插座等。房间窗户应有相应的安全措施，禁止患儿从事攀爬等危险活动。

2. **生活护理** 为患儿营造一个轻松、愉快、温馨的生活氛围，鼓励母亲经常进行亲子游戏，如说话，做他感兴趣的事给他看，训练他做一些力所能及的事，培养自理能力，如穿衣服，刷牙等。经常带孩子外出活动，鼓励与其他小孩交往，使他具有正常儿童一样的经历。

3. **特殊护理** 教会病人注视他人的眼睛和脸，以吸引孩子的注意力。尽量启发患儿多讲话，训练他们用语言表达自己的意愿，与患儿谈话，语言表达上应注意平和、直接、简短、必要重复和耐心。鼓励患儿参与自护活动。可以用多种形式开展行为疗法，如通过讲“社会故事”，一步接一步地指引患儿，使其获得相关行为，帮助家庭建立有效对策等。对患儿的行为要表示理解和宽容，发现患儿异常行为要及时矫正，发现患儿特别能力要做进一步的培养。

4. **药物护理** 目前认为有效的药物治疗可使患儿适应环境，易于管理。护士应该做好药物疗效及副作用的观察。

【护理评价】

1. 病人是否试图与他人进行交往？是否接受别人的触摸。

2. 病人是否建立了一种表达其需要的交流方式。

3. 病人的语言沟通能力是否得到改善。

知识链接

“世界自闭症日”

儿童孤独症通常又叫自闭症，自闭症的概念由美国约翰斯·霍普金斯大学专家莱奥·坎纳于1943年首次提出。为了提高人们对自闭症病人的关注，于2008年12月联合国大会通过决议：从2008年起，将每年的4月2日定为“世界自闭症日”。以此提醒人类社会：应该实现自闭症病人与普通人间的相互尊重、相互理解与相互关心。

第三节 注意缺陷与多动障碍

一、概 述

（一）概念与流行病学

注意缺陷与多动障碍（attention deficit and hyperactive disorder，ADHD）是儿童期常见的一种行为障碍，患病率在1%～10%之间。表现为在认知参与的活动中，注意力不集中、注意持续时间短暂，活动过度或行为冲动、唐突。易造成学习困难和人际关系不良。症状发生在学校、诊室等多种场所。一般在5岁前起病，学龄前症状明显，随年龄增大逐渐好转，部分病例可延续到成年期。

本病的病因和发病机制非常复杂，通常认为是多因素的，如遗传因素，生化因素，母亲产前、围产期及产后因素，环境因素等。

（二）临床表现

1. 注意障碍 注意力不集中，易分心，平时做事无条理性，拖拉，粗心，丢三落四，常常难以完成任务的组织实施。

2. 活动过度 患儿行为易随境迁移而呈现活动过度。除了睡眠时间外，难以有安静的时刻。上课时总是话多，动手动脚，干扰他人。另外常常无目的地来回走动、奔跑、跳跃。

3. 行为冲动 由于自控能力差，所以表现为性情急躁，好发脾气，极端缺乏耐心，行为唐突，破坏别人的东西，甚至构成少年犯罪。

4. 其他 如继发学习困难主要是由于注意力分散、未能集中精力掌握到本应完全可以学好学会的知识。

（三）诊断、治疗与预后

1. 诊断 患儿7岁前开始出现明显的注意缺陷和活动过多，并且在学校、家庭和其他场合都有这样的表现，持续在6个月以上，对学习与人际交往产生明显不良影响，排除儿童精神分裂症、情绪障碍、精神发育迟滞和其他发育障碍，即可做出诊断。

2. 治疗原则 采用针对父母的教育训练，学校咨询干预和调节，脑电生物反馈训练，心理治疗，药物治疗等相结合的综合性治疗方法。

3. 预后 多数患儿到少年期后症状减轻，少数持续至成年。

二、儿童多动症病人的护理

【案例】 李某，男，11岁，某小学六年级学生。

患儿自幼调皮，自会独自行走起表现活动多，坐不住，经常把家里搞得乱七八糟；不知危险、避险，常摔伤、跌伤；精力旺盛，睡眠少。3岁入幼儿园，在幼儿园表现活跃，话多，不听管教，来回走动，有时会走出教室，难以安静，常因不午休被投诉。6岁入小学后上课不听课，易分心，小动作多，不断撕纸，在书上乱写乱画，经常搞出很大声响，有时故意搞笑，影响课堂秩序，课间喜打闹、跑跳，惹是生非，经常丢三落四，粗心大意。晚上做作业边做边玩，需母亲督促下才能完成作业，常常熬至深夜。成绩逐渐下降，有时不及格。近年来常因与同学推搡玩耍时不知轻重误伤同学遭老师和同学家长投诉，惹同学老师厌烦，在老师建议下就诊。

【护理评估】

1. 健康史 评估母亲孕产史，家族史，患儿成长史中是否受到不良的社会环境或家庭条件的影响。

2. 生理心理状况 是否存在不能集中注意力做事，易受到外界的影响；与同龄人比是否活动过多；是否情绪波动明显，做事情冲动。

3. 社会状况 参阅患儿的作业，是否学习能力不良，与同伴的关系是否不协调。

【护理诊断】

1. 有暴力行为的危险 与好冲动，易激惹，无法自控有关。

2. 社会交往受损 与患儿的多动、做事不顾对错，受到老师和同学的歧视有关。

3. 进食、卫生自理缺陷 与注意障碍或认知缺陷以及神经发育障碍有关。

【护理目标】

1. 保持周围环境的安全，减少患儿冲动行为，不发生身体受伤。
2. 促进多动症儿童思考，用语言表达对自身优点的认识。
3. 改善社会交往，能与他人进行适当的交往。并指导家长学会如何管理和训练患儿。

【护理措施】

1. 生活与安全护理 ①保持安静舒适的环境，注意病室内的温度及患儿的保暖，保证充足睡眠；②提供合理的营养，忌偏食，尽量避免食用含食物添加剂和色素的食品。训练和督导患儿的个人卫生；③培养患儿良好的生活规律，从日常生活小事中培养患儿专心的习惯；④增添不同年龄段的游戏设施，以供娱乐，但要限制患儿做如攀爬等有危险隐患的游戏。

2. 药物护理 用药从小剂量开始，白天早餐后顿服，节假日停药，6 岁以下及青春期以后原则上不用药。癫痫，高血压，心脏病儿童宜慎用或禁用药物。用药过程中，密切观察药物的疗效及副作用。

3. 心理护理 加强患儿的自制力训练。遵医嘱进行心理治疗和行为治疗，采用疏泄、解释、暗示、表扬、赞许、奖赏等方法。对大龄患儿采用阳性强化法、处罚法、消退法等方法。适当放大病人的优点，鼓励病人每一次的进步。

4. 健康教育 鼓励病人和其他正常小孩一起活动，有目的有计划培养和训练患儿注意力的集中。注重对老师和家庭的健康教育，避免歧视和体罚病人，教育父母和谐地与病人相处，限制病人的某些行为，使其认识到哪些事情是该做的，哪些是不该做的。

【护理评价】

1. 病人的注意力缺陷是否得到改善，是否能应用自我控制技巧来减少多动行为。
2. 病人的社交能力是否得到改善，是否能与他人进行恰当交往。
3. 病人是否能集中注意力做某些事情，家长和老师对病人的态度是否转变。

第四节 品行障碍

一、概　　述

（一）概念与流行病学

品行障碍（conduct disorder，CD） 指 18 岁以下儿童或少年反复而持续地出现违反与其年龄相应的社会道德准则和规范，包括反社会性、攻击性或对抗性行为。主要表现为儿童期的说谎、逃学、打架、破坏行为、攻击他人、偷窃、欺诈等品行问题。在 17 岁到达违法的高峰年龄，男性多于女性。

（二）临床表现

1. 反社会性行为 如故意破坏他人物品或公共财物、偷窃、欺诈、持凶器伤害他人、纵火等行为。

2. 攻击性行为 如攻击他人或动物，男孩多表现为躯体性攻击，女孩多表现为言语性攻击。

3. 对立违抗性行为 指对成人，特别是对家长所采取的明显的不服从，不接受批评的行为。

4. 其他问题 如存在认知障碍，智力问题，适应社会方面的能力不足。常合并多动症、情绪抑郁或焦虑、情绪不稳定或易激惹。

（三）诊断、治疗与预后

1. 诊断 患儿多在父母离异、转学或结交有品行问题的同伴以后逐渐出现行为问题，开始次数较少，间断出现，程度较轻，若没有及时得到制止或干预，行为问题逐渐被强化固定，形成持续性、反复出现的品行问题，若持续半年以上，而明显影响学习和社会交往，排除由于其他精神障碍或神经系统疾病导致，即可以诊断为品行障碍。

2. 治疗原则 以心理治疗为主，必要时给予短暂药物治疗。治疗上重点在于预防，早期发现，做好行为治疗和正面教育，及时调整环境，做好心理卫生的宣传。但是目前还无特殊的药物治疗，主要是对症治疗。

3. 预后 品行障碍少数病人预后较好，多数儿童预后不良。

二、品行障碍病人的护理

【案例】 张某，男，15岁，初中二年级学生。

病人自幼调皮，爱说谎。家境富裕，却控制不住偷东西，小学三年级时甚至偷了父母的钱买来3部手机，互发短信。爸爸经常不在家。五年级时，一次放学后和同学跑去上网，迟了1小时回家，挨了母亲一顿暴打，结果第二天他离家出走，在网吧待了一天一夜，被父母找到后又是一顿暴打，回家待了一天，再次出走，天天泡在网吧，结交了不良朋友，经常和这帮朋友惹是生非、打架、撒谎、旷课和离家出走。近年来常因逃课和与同学打架遭老师和同学家长投诉，惹同学老师厌烦，在老师建议下来就诊。

【护理评估】

1. 健康史 在孩子生长发育过程中，是否在机体和精神方面缺乏关怀，是否接受到不正确的道德观和价值观，是否有家族遗传史。

2. 生理心理状况 ①异常行为：反复出现反社会性、攻击性或对抗性行为；②情绪状况：常出现焦虑、抑郁、喜怒无常、情绪不稳、易激怒等异常情绪；③自尊心：病人常有自尊心低下和自卑心理。

3. 社会状况 ①学习状况：成绩差，对学习无兴趣；②人际关系状况：亲子关系或师生关系严重不良，缺乏与人正常交往的能力。

【护理诊断】

1. 有暴力行为的危险 与性情特点、遭同伴拒绝、父母角色功能不良有关。

2. 家庭应对无效 与对立性违抗有关。

3. 对治疗不依从 与不良性格特征、拒绝承认问题、对他人存敌意有关。

【护理目标】

1. 对病人进行行为矫正，使其遇到挫折时能积极面对，不伤害自己和他人。

2. 病人能听从父母的管教，并指导患儿父母正确认识疾病。

3. 病人服从治疗和护理。

【护理措施】

对品行障碍儿童护理计划重点在于如何保护儿童的安全，以及帮助他们发展内心的自我限制、解决问题技巧并能够对自己行为负责。

1. 通过建立相互信任的关系，以耐心、关心、包容的态度与患儿建立良好的护患关系，取得信任合作，帮助患儿学习一些交流技巧。

2. 限制其从事某些危险隐患行为，鼓励患儿参加各种集体活动和合作游戏，强化其良好行为。奖罚结合，让其看到实施攻击行为的同伴受到批评和处罚，以此来减少其冲动的行为。

3. 取得患儿父母的合作，给家长做心理治疗，让家长正确认识疾病，创造交流环境，让父母亲正确引导病人，与学校、医院做好交流，提出意见和建议，锻炼患儿的自理能力。

4. 抑郁或伴发儿童多动症或创伤后压力者还可应用药物治疗。

【护理评价】

1. 病人的不良行为是否得到改善，反社会和冲动行为是否有减少甚至消除，对治疗计划是否合作。

2. 病人是否能与医护人员或伙伴用适当的方式交往。

3. 病人是否能够对自己做出的行为负责。

第五节　儿童青少年期情绪障碍

一、概　　述

（一）概念与流行病学

儿童青少年期情绪障碍（childhood emotion disorder）起病于儿童时期的焦虑、恐惧、强迫、羞怯等情绪异常，与儿童的发育和境遇有一定关系，与成人期神经症无连续性。女性较男性多见，城市患病率较农村为高。病程多呈短暂性，可见于各个年龄段的儿童青少年。其中最常见的是儿童青少年焦虑障碍。

（二）临床表现

《中国精神疾病分类与诊断标准》第3版（CCMD-3）将儿童情绪障碍主要分为以下几个类型：儿童分离性焦虑障碍、儿童恐惧障碍和儿童社交焦虑障碍等。

1. 儿童分离性焦虑障碍　多见于学龄前儿童，男女患病率相同，其基本特征是过度焦虑，经常做与离别有关的梦，当与亲人分离时而产生不安和焦虑的行为，并可能伴有躯体症状如头痛、胃痛、恶心呕吐等症状，且这种焦虑状态至少持续两周。

2. 儿童恐惧障碍　在女孩中常见，患儿所害怕的事物或情境事实上并不具有危险性或者虽有一定危险性，但其所表现的恐惧大大超过了客观存在的危险程度，如出现心跳加快、气促、面色苍白、发抖、出汗、尿频、瞳孔扩大等生理反应，严重影响患儿的正常生活、学习、社交、经任何劝慰不能消除，症状持久或反复出现。

3. 儿童社交焦虑障碍　女孩多见，在进入新社交环境或社交场合时，出现明显的痛苦和不适，如哭喊、要求离开等。他们对父母或熟悉的人有选择性依恋，在他们面前，能高兴地玩耍谈笑。

（三）诊断、治疗与预后

1. 诊断　患儿有上述表现之一，病程持续一个月以上，达到严重干扰患儿的正常生活、学习和社交活动，在排除了广泛性发育障碍、精神分裂症、情感性精神障碍、广泛性焦虑障碍以及其他原因所致焦虑和恐惧情绪以后可做出情绪障碍的诊断。

2. 治疗原则 常用的心理疗法有支持性心理治疗，即耐心倾听儿童诉说，对他们表示关心、同情、鼓励，指导其适应新环境，增强信心。还有家庭疗法，主要是改变不良的教养模式，多给儿童鼓励、支持和感情上的交流。此外，还有行为疗法及游戏治疗等。

3. 预后 分离性焦虑可以急性起病，由应激事件导致，也可是逐渐发生的，没有明确诱因。病程和预后不一，有些儿童经治疗后完全康复，而一些则呈慢性或反复发作。分离性焦虑患儿较易在青春期和成人期发展为恐惧症、社交恐惧症，以及抑郁障碍等。

二、儿童情绪障碍病人的护理

【案例】 余某，男，6岁，幼儿园大班。

4岁时，母亲去国外进修，把他交给奶奶照顾；爸爸也因为忙于自己的工作而忽略了对儿子的关心，经常采取简单粗暴的骂和打来对待他，使他的情绪障碍越来越严重。他不喜欢上幼儿园，尤其不喜欢集体教育活动，并且对集体教育活动有着强烈的厌倦和惧怕。每天早晨上幼儿园时，他总是磨磨蹭蹭；在班上他有点儿自卑，非常爱哭。他的脾气非常暴躁，易冲动打人，摔东西，但有时又显得非常怯弱。除了上幼儿园，他对其他活动都很感兴趣，而且也可以做得很好。他是小区内所有小孩的滑冰"总教练"，组装赛车的高手。只要是他感兴趣的东西，他就学得很快。

【护理评估】

1. 健康史 主要评估个人成长史，患儿的起病情况，病情的进展情况。家庭的支持与教育情况等。

2. 生理心理状况 患儿是否存在分离性焦虑情绪，是否有回避恐惧对象行为及社交回避性行为。

3. 社会状况 学习成绩不理想，缺乏克服困难的意志。人际关系紧张，很难与同伴交往。

【护理诊断】

1. 焦虑 与担心和亲人分开有关。

2. 个人应对无效 与分离冲突不能解决和应对技巧不足等有关。

3. 社会交往受损 与不愿与依恋的人分离有关。

【护理目标】

1. 病人能将焦虑水平控制在可管理范围内。

2. 病人与所依恋的人分离时用适应性策略来处理。

3. 病人用适当的方式与他人交往，即使当所依恋的人不在场时。

【护理措施】

1. 心理指导 与病人建立一种平静的、信任的、诚恳的、积极认可的关系。向病人保证能保护其安全。适当同情病人。尊重患儿的隐私，认真倾听患儿的诉说。指导患儿如何尽快适应新的环境，增强其与人交往的信心。

2. 对患儿父母的指导 鼓励父母对儿童表现出的好的行为给予积极强化。鼓励儿童参加集体活动，对儿童开始时的不参与表示接受，逐渐鼓励其增加参与的程度，对参与者给予支持，提供积极反馈。

3. 良好的社会支持　多与患儿的学校沟通，为患儿创造一个良好的学习环境。尽可能消除患儿的精神压力。培养患儿的健全人格。

4. 药物护理　对情绪障碍严重者可采取药物治疗，要注意观察用药的疗效和副作用。

【护理评价】

1. 当所依恋的人不在时，患儿的焦虑程度是否降低。

2. 患儿的社会交往能力是否得到改善，是否能与他人较好相处。

3. 患儿是否自诉躯体症状减少了，家庭不良的养育态度与方式是否纠正等。

考点提示

1. 儿童青少年常见的类型的概念。
2. 儿童青少年各种精神障碍的临床表现和护理程序。
3. 多动症与品行障碍的区别。
4. 儿童孤独症的特殊护理要点。

（肖爱祥）

思考题

1. 儿童青少年期常见精神障碍类型有哪些？
2. WHO根据智商将精神发育迟滞分为哪几级？
3. 简述儿童青少年各种精神障碍的临床特点和护理程序？

第十二章　精神活性物质所致精神障碍病人的护理

学习目标

1. 掌握精神活性物质所致精神障碍的相关概念、临床表现、护理和健康教育。

2. 熟悉精神活性物质滥用的相关因素，镇静催眠与抗焦虑药所致精神障碍的临床表现。

3. 了解精神活性物质的分类及治疗原则。

精神活性物质（psychoactive substances）所致精神障碍是指来自体外的、有致依赖作用的化学物质引起的精神活动异常，包括酒精、阿片类及中枢神经系统兴奋剂等物质滥用所致的精神活动异常。精神活性物质的滥用不但可致吸食者出现躯体、精神问题，还可引发犯罪，给社会的经济发展、环境安定、家庭幸福带来无法估量的损失。因此，需要全社会通力合作、共同防范，并为吸食者提供科学、规范、人性的帮助和支持。

第一节　概　　述

一、基本概念与流行病学特点

（一）基本概念

1. 精神活性物质（psychoactive substances）　是指来自体外，能够影响人类精神活动，并有致依赖作用的一类化学物质又称成瘾物质（additional substances）。

2. 物质滥用（substances abuse）　是指由于不恰当或反复使用成瘾物质导致明显的躯体或心理方面的不良后果，又称有害使用（harmful use）。滥用强调的是不良后果，无明显的耐受性增加或戒断状态。

3. 依赖（dependence）　是一组认知、行为和生理症状群，个体尽管知道使用成瘾物质会带来明显的问题，但还继续使用，结果导致了耐受性增加、戒断综合征和强制性觅药行为。所谓强制性觅药行为，是个体冲动性使用药物，往往不顾一切后果，不择手段地攫取药物，是自我失去控制的表现，并非道德败坏或意志薄弱。依赖可分为心理依赖（psychological dependence）和躯体依赖（physical dependence）。心理依赖是指对精神活性物质强烈的渴求（craving），以期吸食后获得欣快或愉快满足的感受，驱使吸食者为寻求这种感受而反复使用，又称精神依赖；躯体依赖，是由于反复用药所造成的病理性适应状态，主要表现为耐受性增加和戒断症状，又称生理依赖。

4. 耐受性（tolerance） 是指长期反复使用精神活性物质后，要想达到所需的效果，就必须增加剂量；或使用原来剂量则达不到所需效果。改变物质使用的途径也是耐受性的表现。

5. 戒断症状（withdrawal state） 是指个体停止使用药物、减少剂量后所出现的与该物质的药理作用相反的身体反应或精神症状。如阿片类物质戒断后出现打呵欠，流鼻涕、眼泪，全身出汗，寒战，全身疼痛难忍等症状；酒精戒断后出现的兴奋、不眠，甚至癫痫样发作等症状群。

（二）流行病学特点

1. 吸毒人数持续增加 据全国吸毒人员信息数据库显示，截至2009年底，全国现有登记在册吸毒人员133.5万多人，比2008年底增加20.9万人。在这些吸毒人员中，男性84.6%，女性15.4%，35岁以下人员占58.1%。

2. 吸毒人群年轻化趋势明显 从全球看，吸毒不但在某些“亚文化”群体中流行，而且渗透至主流社会和所有阶层，新生的吸毒者主要是15～19岁年龄段的青少年；2009年底统计数据显示：国内吸毒人群中，35岁以下青少年占58.1%。

3. 兴奋剂、致幻剂滥用增加 除毒品原植物来源外，人工合成的各种新型毒品和“策划药”不断增多。在欧美一些国家，被称为21世纪毒品的苯丙胺类中枢兴奋剂（俗称冰毒、摇头丸）犯罪已超过可卡因和海洛因；在我国“冰毒”、“摇头丸”、氯胺酮（俗称“K粉”）滥用增加明显，并以青少年为主，几乎波及所有社会阶层。

4. 毒品危害日益严重 毒品滥用不仅严重影响使用者的身心健康，而且越来越多地影响社会风气、治安稳定、社会经济的可持续发展，此外，由于吸毒者采用注射途径滥用毒品，共用针具，已成为社会上传播、感染各种传染病（如艾滋病）的高危高发人群，给公共健康带来极大威胁。据统计，约40%的艾滋病病毒感染者是通过共用针具吸毒被传播的。

二、精神活性物质滥用的相关因素

（一）社会文化因素

1. 特定的社会文化环境 药物的可获得性、社会对使用精神活性物质的认可、种族文化的影响等。

2. 不良的社会生活状况 家庭矛盾、家庭成员间沟通不良、过分保护、放纵或虐待、家庭成员中有犯罪吸毒现象等都是滥用药物的危险因素；学校、医院、社区对药物使用方法及相关法律知识普及不够也是导致药物滥用的因素之一。

（二）心理因素

某些心理学家认为物质滥用者有明显的个性特征，如反社会性、适应不良、情绪调节较差、易冲动、追求立即满足等；开始使用精神活性物质常具备的好奇及寻求刺激心理、侥幸心理、逆反心理、享乐及解脱心理；某些吸食者有明显的抑郁、焦虑情绪。

（三）生物因素

研究显示酒瘾具有家族遗传倾向，但尚无单一的生物实验模式可以解释精神活性物质产生耐药性与依赖性的现象。

（四）药物本身因素

多数精神活性物质有增强正性情绪作用，吸食后有明显的快感；不少精神活性物质有解除负性情绪作用，毒品对抗负性情绪的作用更强。精神活性物质的这种心理强化作用导致了很强的滥用潜力。

三、精神活性物质的分类

能产生依赖的物质很多，有的是天然的或半合成的；有的是非法的或合法的。

（一）根据药理特性分类（表 12-1）

表 12-1 精神活性物质的种类

物质类别	物质名称
麻醉镇痛药	阿片类：吗啡、可待因、海洛因等
	苯哌啶衍生物：哌替啶、阿法罗定、芬太尼等
	二苯丙胺衍生物：美沙酮、乙酰美沙酮、丙氧酚等
	苯唑吗啡烷衍生物：非那佐新、喷他佐辛等
	吗啡南衍生物：羟甲左吗南
中枢神经系统兴奋剂	可卡因、苯丙胺及衍生物（如冰毒、摇头丸等）
中枢神经系统抑制剂	巴比妥类：巴比妥、苯巴比妥、戊巴比妥、异戊巴比妥、司可巴比妥
	苯二氮䓬类：阿普唑仑、三唑仑、氯硝西泮等
	其他：甲丙氨酯、甲喹酮、导眠能、水合氯醛等
致幻剂	麦角酸二乙酰胺（LSD）、仙人掌毒碱等
挥发性有机溶剂	乙醇、汽油、樟脑油、丙酮、苯、甲苯等
大麻	
尼古丁	香烟及各种烟草制品

（二）根据使用的环境分类

1. 社交性成瘾物质 随处可买到的、主要用于社交场合的成瘾物质，如香烟、酒类等。

2. 处方用药 在医院或药店可买到的如各种镇痛催眠药。

3. 非法成瘾物质 指在任何场合下都禁止使用的、可严重损害使用者心身健康和危害社会、家庭的成瘾药物，故又称毒品。如海洛因、可卡因、大麻等。目前我国主要的滥用毒品为海洛因和苯丙胺等。

（三）根据国际公约分类

1. 麻醉药品（narcotics） 是特指那些连续使用后产生依赖，并在人群中造成严重滥用的毒品，如阿片类、可卡因类和大麻类。

2. 精神药物（psychotropics） 又称亲精神药物，主要包括三大类：中枢神经系统兴奋剂苯丙胺类、镇静催眠药和致幻剂。

知识链接

新型毒品及其危害

新型毒品是相对鸦片、海洛因等传统毒品而言，主要指人工化学合成的致幻剂、兴奋剂类毒品，是由国际禁毒公约和我国法律法规所规定管制的、直接作用于人的中枢神经系统，使人兴奋或抑制，连续使用能使人产生依赖性的精神药品（毒品）。目前在我国流行滥用的有K粉、摇头丸、冰毒、麻古、咖啡因、五仔等。新型毒品多发生在娱乐场所，所以又被称为“俱乐部毒品”、“休闲毒品”、“假日毒品”。中国每年被冰毒、氯胺酮等新型毒品吞食的社会财富以百亿计。新型毒品的吸食人群以青少年为主，社会危害巨大，现在吸食新型毒品的人数已经远远超过吸食传统毒品海洛因的人数。

四、临床表现

（一）酒精相关的精神神经障碍

1. 急性酒精中毒（acute alcoholism） 可分普通醉酒、复杂性醉酒、病理性醉酒。

（1）普通醉酒（drunkenness）：也叫单纯性醉酒，是指一次大量饮酒后引起的急性中毒反应。早期欣快、话多、表情满意、行为轻佻，伴心率增快、呼吸急促、面潮红，属微醉状态；随之兴奋明显，易激惹、冲动、情绪不稳，态度傲慢；后期进入麻痹状态，出现运动失调，吐字不清，眼颤，嗜睡，昏睡等。部分病人对整个过程有大体的记忆。

（2）复杂性醉酒（complex drunkenness）：指在大量饮酒过程中迅速出现强烈并急速加重的意识混浊。其特征是急速出现强烈的持续时间长的精神运动性兴奋，醉酒过程中丧失礼仪、性格或行为与平时呈明显的对立，易激惹和冲动，多伴有激惹性报复行为。对环境多保持粗略的定向力，事后对醉酒过程有部分遗忘，少数人可完全遗忘。

（3）病理性醉酒（pathological drunkenness）：指饮用一定量酒后，突然醉酒，并产生严重的意识障碍，同时定向力丧失。病人出现错误感知，行为盲目，不现实和幻想性，或行为由幻觉、妄想所支配。病理性醉酒者对酒精耐受性很低，多有如脑炎、脑外伤等病理基础或精神创伤等诱因存在，常急剧发生，一般持续数十分钟到数小时，最后陷入酣睡状态，事后部分或完全遗忘。

2. 戒断综合征（withdrawal syndrome） 指停止或减少饮酒量后引起的一系列精神和躯体症状。

（1）单纯性酒精戒断反应：长期大量饮酒者停止或减少饮酒量，在数小时后出现自主神经功能亢进症状，手、舌或眼睑震颤，恶心呕吐、失眠头痛，情绪不稳、焦虑等症状，少数有短暂性幻觉或错觉。

（2）震颤谵妄：长期酒依赖基础上突然断酒，可在48小时后出现一种历时短暂、并有躯体症状的急性意识模糊状态。典型表现为三联征：伴生动幻觉或错觉的谵妄、全身肌肉粗大震颤、行为紊乱。

3. 酒精所致精神障碍

（1）酒精中毒性幻觉症：表现为在意识清晰状态下出现的生动、持续的视听幻觉，多为言语性幻听，是长期饮酒引起的幻觉状态，一般在突然停饮后48小时内发生。

（2）酒精中毒性妄想症：表现为在意识清晰情况下的妄想状态，主要为嫉妒妄想和被害妄想。以男性多见，常伴有性功能障碍。

（3）科萨科夫精神病（korsakoff psychosis）：以严重的近记忆障碍、遗忘、错构及虚构、定向力障碍为基本症状。

（4）酒精中毒性痴呆：指在长期、大量饮酒后引起的持续性智力减退，表现为记忆障碍、智力低下、人格改变。

（二）苯丙胺类兴奋剂所致的精神障碍

苯丙胺类兴奋剂（amphetamine type stimulants，ATS）具有强烈的中枢神经兴奋和致欣快作用，这是形成精神依赖的重要原因之一。一般认为：ATS 易产生精神依赖而较难产生躯体依赖。

1. 戒断症状 苯丙胺类物质依赖的躯体症状、体征通常不明显。停止使用本类药物数小时至数周可出现用药渴求、焦虑、抑郁、疲乏、失眠或睡眠增多、精神运动性迟滞、激越行为等。

2. 急性中毒表现 主要为中枢神经系统和交感神经系统兴奋症状。分为：①轻度中毒：头痛、瞳孔扩大、血压增高、脉搏加快、出汗、口干、呼吸困难、震颤、反射亢进、兴奋躁动等症状。②中度中毒：精神错乱、谵妄、幻觉、被害妄想等精神症状。③重度中毒：心律失常、痉挛、循环衰竭、出血或凝血、高热、胸痛、昏迷甚至死亡。

3. 慢性中毒表现 长期使用可出现体重降低，磨牙动作，口腔黏膜损伤和溃疡，有较多躯体不适的主诉，肌腱反射亢进，运动困难和步态不稳等，伴注意力和记忆力等认知功能障碍。

4. 精神障碍 可在长期滥用后逐渐出现或一次滥用后发生。症状与偏执型精神分裂症类似，表现为：被害妄想、幻觉、敌对性和冲动性行为、躁狂-抑郁状态及人格和现实解体症状、焦虑状态、认知功能损害，也可出现明显的暴力、伤害和杀人犯罪倾向。

（三）阿片类物质所致精神障碍

阿片类药物具有特殊的改变心情、产生强烈快感的作用；具镇痛、镇静、安眠、止咳、呼吸抑制等中枢抑制作用以及兴奋呕吐中枢和缩瞳作用。镇静、改变心境的作用极易产生耐受性和依赖，为了维持药效就要不断地增加剂量，停用则出现戒断症状。

1. 戒断症状 出现的时间、强度与用药种类、剂量、途径、用药次数等有关。典型表现为：停药后 8～12 小时，出现呵欠、流涕、流泪、出汗、寒战等；12～15 小时后出现情绪恶劣、焦虑、烦躁、思睡等；其后陆续出现恶心呕吐、腹痛腹泻、失眠、全身疼痛、畏寒寒战、瞳孔扩大、心跳加快、血压上升、抽动、躁狂、易激惹。上述症状一般在 24～72 达高峰，以后明显缓解，持续 7～10 天后平息，体力逐渐恢复，有些症状如焦虑、抑郁、失眠、乏力会长时间存在，在躯体症状缓解后，心理依赖表现得尤为突出，这是导致病人反复用药的主要因素。

2. 急性中毒 常在自杀或剂量及纯度掌握有误情况下发生。主要表现为：欣快或烦躁不安、脸红、口干、瞳孔缩小等，重者呼吸抑制、反射消失、血压降低、心动过速、急性肺水肿甚至死亡。严重病例典型表现为：针尖样瞳孔、呼吸抑制、昏迷三联征。

3. 并发症 常见的有营养不良、便秘、感染疾病。静脉注射引起的并发症较多而严重，常见有肝炎、肺炎、破伤风、梅毒、皮肤脓肿、蜂窝织炎、血栓性静脉炎、败血症、细菌性心内膜炎及艾滋病。孕妇滥用可发生死胎、早产、婴儿体重过低，新生儿死亡率高。

（四）镇静催眠与抗焦虑药所致的精神障碍

1. 镇静催眠药物　①物质依赖：长期服用此类药物可致人格改变（丧失进取心和责任感、自私、说谎、意志消沉）和智能障碍（创造能力和主动性降低、记忆力下降等），也可有消瘦、乏力，食欲低下、面色灰暗、中毒性肝炎、舌手震颤、腱反射亢进等躯体症状。②戒断综合征：停药 1～3 天后出现，轻者浑身不适、心慌眩晕等；重者全身肌肉抽搐、癫痫发作、意识障碍、兴奋冲动、产生幻觉等。③过量中毒：一次大量服用后出现的意识障碍、伴震颤、吐字不清、步态不稳等神经系统表现，严重者可致死。

2. 抗焦虑药物　与镇静催眠药所致的精神障碍相似。但抗焦虑药物依赖以躯体症状为主，智能改变不明显，人格改变出现较晚。

五、病程与预后

精神活性物质所致精神障碍的病程与预后的影响因素很多，如用药的种类、吸食的时间、剂量、是否复吸等。大量事实证明，躯体依赖的戒除比精神依赖的戒除容易，躯体症状的戒除约在一周内完成，而精神依赖的戒除却是一个长期艰巨的过程。酒精所致精神障碍的大多数病程短暂，戒酒后症状较快消失，预后较好，只有少数病人如酒精中毒性痴呆，为不可逆改变。苯丙胺类兴奋剂所致的戒断及毒性症状在停止吸食及对症处理后效果良好。总之，如果能对病人及时进行脱毒治疗和有效防止复吸，则大多预后良好，否则将会因长期复吸致躯体和精神的严重损害而威胁生命。

六、诊断、治疗与预防

（一）诊断

《中国精神障碍分类与诊断标准》第 3 版（CCMD-3）精神活性物质所致精神障碍的诊断标准如下：

1. 症状标准　①有精神活性物质进入体内的证据：有理由推断精神障碍系该物质所致；②出现躯体或心理症状：如中毒、依赖综合征、戒断综合征、精神病性症状，及情感障碍、残留性或迟发性精神障碍等。

2. 严重标准　社会功能受损。

3. 病程标准　除残留性或迟发性精神障碍之外，精神障碍发生在精神活性物质直接效应所能达到的合理期限之内。

4. 排除标准　排除精神活性物质诱发的其他精神障碍。

（二）治疗

1. 药物治疗

（1）酒精：①过量中毒用纳曲酮可缓解酒精中毒症状；②酒精成瘾常规用苯二氮䓬类药物进行脱瘾治疗，同时应注意补充 B 族维生素；③根据症状选用抗精神病药物，从小剂量开始，逐渐加大剂量。

（2）ATS：①苯二氮䓬类药物、抗抑郁药有助于控制戒断症状所致的严重不适和持续性抑郁障碍；②氟哌啶醇可用于精神病性症状的治疗；③躯体症状的治疗：包括对症处理恶性高热、代谢性酸中毒、肌痉挛症状。

（3）阿片类物质：①过量中毒：纳洛酮适量肌注或缓慢静推可有效扭转阿片类过量中毒所致的中枢神经体征；②阿片成瘾：以美沙酮或丁丙诺啡替代递减法，可减轻戒断症状，也可辅助使用可乐定、洛非西丁；③其他：如戒毒中药制剂安君宁、益安口服液、参附胶囊等具有对抗渴求、促进康复作用。

2. 社会心理干预　社会心理干预能针对复发等问题起到良好的治疗效果。常用的方式有：

（1）认知行为治疗：通过与病人讨论，找出诱因和应对方法，打破重新吸毒循环，改变适应不良的认知和吸毒的行为方式、帮助病人应对对成瘾物质的渴求、促进社会技能和强化不吸毒行为，避免复发。

（2）行为治疗：通过正性强化与负性强化及惩罚，增加病人的不吸毒行为，减少吸毒行为。

（3）群体治疗：可为病人提供讨论和修改治疗方案的场所，在治疗中监测他们的行为，制订有效的治疗方案，促进与医务人员保持接触，有助于预防复发、促进康复。

（4）家庭治疗：通过有效的家庭治疗，可帮助家庭成员认识、解决家庭问题，促进家庭团结。

第二节　精神活性物质所致精神障碍病人的护理

【案例】　某男，28岁，公务员。

半年前离婚后，常到歌舞厅娱乐。一次偶然服用了“摇头丸”后，感觉非常过瘾，兴奋、头脑灵活、精力充沛，有一种难以言表的快感，好似进入令人欣快的极乐世界。自此经常沉溺于歌舞厅。半年后，感觉精神差，疲乏，上班无精打采，注意力不集中，日渐消瘦；常因完不成任务被领导批评，心情很差、对家人发脾气；消极，觉得生活无意义，有想死的念头。体格检查：消瘦，余无明显异常。精神检查：意识清，定向力可，无幻觉、妄想；情绪低落，易激惹。实验室检查无异常。

【护理评估】

1. 健康史　评估病人家庭成员及朋友中有无类似吸食情况；既往健康状况，有无长期服用止痛剂、饮用药酒；了解用药情况（用药种类、用药方式、剂量、用药持续和间歇时间、药物来源、初次使用药物的原因）等。

2. 生理心理状况　评估病人的意识、营养状态及有无并发症；有无明显的用药痕迹；有无躯体戒断症状；评估病人的认知、情感、意志行为，对病人是否有对精神活性物质的强烈渴求及情绪情感变化进行重点评估。

3. 社会状况　重点对病人的生活环境、人际关系、社会交往能力及可利用的支持系统等情况进行全面评估和分析。

【护理诊断】

1. 营养失调：低于机体的需要量　与酒、药物取代摄取营养的食物或慢性酒、药依赖而造成吸收不良有关。

2. 焦虑　与需要未获满足、吸毒引起的身体健康受到威胁、戒断症状有关。

3. 有对他人或自己施行暴力行为的危险　与药物过量中毒、难以忍受的戒断症状或个人应对机制无效有关。

4. 认知改变　与酒精或药物过量中毒、戒断反应有关。

5. 自我概念紊乱：低自尊　与自我的发展迟缓、家庭系统功能不良、缺乏正向反馈、不良的社会支持系统等有关。

6. 意识障碍　与酒精或药物过量中毒、戒断反应有关。

【护理目标】

1. 病人的营养状况得到改善。

2. 病人的戒断症状得到控制，并能有效控制情绪和觅取行为。

3. 病人学会控制自己的情绪，不发生伤害他人或自己的行为。

4. 病人能认识、接受自己的成瘾问题，出院后能认真执行戒毒、戒酒计划并主动配合。

5. 病人的不良人际关系和行为模式得到改善，并建立正确的行为模式和人际关系。

6. 病人的生命体征保持平稳，不发生并发症。

【护理措施】

1. 安全护理　创造安全、与外界相对封闭隔离的治疗环境。在戒断反应期间，病人可因难以克制生理痛苦和心理依赖而想提前出院或外逃，护士应密切观察其言谈举止，分析掌握心理活动，保证病区安全；严加防范病人的觅药行为，禁止将毒品和酒带入病房，一旦发现病人的觅药行为时要当面指出，但注意技巧以防止发生冲突。

2. 生活护理

（1）饮食护理：病人常有营养不良，护士应提供易消化、高营养饮食，并注意补充水分。每餐观察进食情况，尽量保证充足营养，对严重呕吐无法进食者，可鼻饲或静脉给予营养支持。

（2）睡眠护理：病人常存在顽固性失眠，如不及时纠正易诱发复吸或对镇静催眠药的依赖。护士应采取措施协助病人改善睡眠状况，如指导病人建立规律的作息时间，改善睡眠环境，指导病人白天多参加工娱活动，睡前避免剧烈运动、放松心情等，以保证有效睡眠。

（3）皮肤护理：药物依赖者对疼痛非常敏感，营养不良者常发生周围神经损害，护理时应做到操作轻，尽可能少碰触病人的皮肤，减少病人的痛苦。

3. 用药护理　护士应准确执行医嘱，严密观察药物的治疗效果，及时发现和处理药物不良反应。

4. 心理护理　因多数成瘾者有心理障碍或个性改变，所以通过心理护理以改善精神依赖尤其重要。①建立良好的护患关系：尊重但不迁就病人。②加强认知干预：让病人认识酒精或药物滥用的危害，增强戒毒的信心。③帮助病人建立正确的心理防御机制：正确对待和处理心理问题，如使用肯定训练技巧协助病人确认现存的力量及资源，改变对事物负性的认知，提高自尊；当病人感到焦虑、愤怒时，可利用集体讨论方式帮助病人认清自己体验到的感觉，再协助病人以非破坏性方式将感受表达出来或转移注意力。

5. 康复护理　①鼓励病人积极参与工娱活动：提高生活情趣，改善人际关系，增强自尊和自信，为重返社会作准备。②做好家庭咨询：协助家人适应病人的行为，重建信心，给病人最大的宽容和支持。③应教育和说服人们：把吸毒者当作病人一样，关心爱护他们，帮助他们早日摆脱毒瘾。④建立自助团体或过渡性安置机构：为戒毒人员从戒断期到完全康复返回社会的过渡期间提供必要的职业技能培训、就业指导和就业援助，使之逐渐适应社会生活。

6. 健康教育　①加强精神活性物质的精神卫生宣传工作：提高对有成瘾性药物的警

惕性；不提倡饮酒，即使饮酒也要做到不劝酒、不酗酒、不空腹饮酒、不喝闷酒。②严格执行药政管理法：加强药品管理和处方监管。③预防和控制对成瘾药的非法需求：严厉打击非法种植和贩运毒品，非法造酒等违法行为。④加强心理咨询和健康教育：提高应对挫折及失败的心理承受能力，减少生活事件和家庭及环境的不良影响。⑤利用录像、展览或媒体对人群进行疾病知识宣教：重点加强对高危人群的宣传及管理，对药物依赖者进行干预。⑥帮助成瘾者认识复吸的高危因素及解决方法。

【护理评价】

1. 病人的营养状况是否得到改善。

2. 戒断症状是否得到控制，能否控制自己的情绪和行为。

3. 病人戒药、戒酒是否有显著进步，能否按计划完成戒毒、戒酒计划。

4. 病人是否可以与他人有效沟通，建立良好的人际关系。

5. 病人是否保持生命体征的平稳，未发生并发症。

6. 病人能否主动行使社会职能和承担社会责任。

考点提示

1. 精神活性物质所致精神障碍的相关概念。
2. 精神活性物质所致精神障碍常见类型的临床表现特点。

（江领群）

思考题

1. 酒精及苯丙胺类兴奋剂所致精神障碍的临床表现有哪些？
2. 如何对精神活性物质所致精神障碍病人进行护理和健康教育？

第十三章　心理因素相关生理障碍病人的护理

学习目标

1. 掌握心理因素相关生理障碍的概念与护理程序。
2. 熟悉睡眠障碍、饮食障碍的诊断原则、治疗方法。

心理因素相关生理障碍（physiological disorders related to psychological factors）是指一组病因方面以心理社会因素为主要病因，以生理障碍为主要表现形式的一组疾病，包括进食障碍、睡眠障碍等。

第一节　进食障碍病人的护理

一、概　　述

（一）概念与流行病学

进食障碍是指与心理障碍有关，以进食行为异常为显著特征的一组综合征，主要指神经性厌食，神经性贪食。一般不包括拒食、偏食和异食癖。

1. 神经性厌食（anorexia nervosa，AN）　是以病人自己有意地严格限制饮食，使体重下降至明显低于正常标准或出现严重营养不良，但仍恐惧发胖，拒绝正常饮食为主要特征的一种进食障碍。本病多见于青少年女性，年龄多在15～25岁之间。美国大约1%的青年期女性患有该症，在我国，神经性厌食症发病率有上升的趋势。

2. 神经性贪食（bulimia nervosa）　是指反复发作的不可抗拒的摄食欲望、多食或暴食行为，进食后又因恐惧发胖而采用各种方法减轻体重的一种进食障碍。其发病人群主要是女性，发病年龄多在18～20岁。男性少见。此病可与神经性厌食交替出现，两者可能具有相似的病理心理机制及性别、年龄分布。

（二）病因与发病机制

1. 神经性厌食　①心理因素：病人存在某些人格弱点、体象障碍、情绪问题。②生物学因素：研究表明单卵双生子的同病率高于双卵双生子；急性期去甲肾上腺素、5-羟色胺和某些神经肽代谢紊乱；病人有月经紊乱和体温调节障碍。③社会文化因素：在现代社会以瘦为美的审美观念下，一些人为了苗条美丽，不惜盲目节食，导致发病。

2. 神经性贪食　研究认为该病心理社会因素为主、生物学因素为辅。病人往往过分害怕肥胖，以致形成暴食-恐肥-关注-诱吐-暴食的恶性循环；单卵孪生子中的同病率比双卵孪生子中的同病率高；病人中枢神经系统中存在单胺类神经递质代谢异常及多巴胺能系统和内啡肽失调等。

（三）临床表现与分型

1. 神经性厌食症　其核心症状是对“肥胖”的恐惧和对形体过分的关注；另一个突出特征是否认患病，部分病人会用胃胀不适、食欲下降等理由来解释其限制饮食的原因。病人常伴有营养不良、代谢和内分泌紊乱，女性还可出现闭经、性欲减退等病症；男病人可有性功能减退，青春前期的病人性器官呈幼稚型。在心理方面，病人通常有抑郁症的倾向，严重者伴有营养不良、水肿、低血压、心动过缓，甚至导致水、电解质和酸碱平衡紊乱，可发展为恶病质，并导致死亡。

2. 神经性贪食症　病人反复出现发作性暴食史，进食量远远超过正常，病人常常是吃到难受为止。自己明知不对却无法控制，并存在恐惧发胖的心理，常伴有情绪低落。发生次数平均1周至少2次，且持续3个月以上。暴食与代偿行为一起出现，且长时间持续，容易造成水、电解质紊乱，常见的有低血钾、低血钠、代谢性碱中毒、代谢性酸中毒、心律失常、胃肠道损害等。疾病后期，因食道、胃肠道、心脏等并发症而有致命危险。

（四）诊断、治疗与预防

1. 诊断

（1）神经性厌食症：①明显体重减轻：比正常平均体重减轻15%以上，或在青春期前不能达到身体增长标准，并有发育延迟或停止。②自己故意造成体重减轻：至少有下列1项行为：回避导致发胖的食物、自我诱发呕吐、自我引发排便、过度运动、服用厌食药或利尿药等。③有下丘脑-垂体-性腺轴的内分泌紊乱：女性表现为闭经，男性表现为性欲丧失或性功能低下，可有生长激素升高，皮质醇浓度上升，外周甲状腺素代谢异常及胰岛素分泌异常。④常有病理性怕胖：即持续存在的异乎寻常的害怕发胖的超价观念。病人给自己制定一个过低的体重界限。⑤可有间歇发作的暴饮暴食。⑥症状至少持续3个月。

（2）神经性贪食症：①病人存在持续的、难以控制的进食和渴求食物的优势观念，并且屈从于短时间内摄入大量食物的贪食发作。②至少采用下列一种方法抵消食物的发胖作用：自我诱发呕吐、滥用泻药、间歇进食、使用厌食药或利尿药。③可有病理性怕胖的心理。④可有神经性厌食既往史，二者间隔数月至数年不等。⑤发作性暴食至少每周2次，持续3个月。

2. 治疗

（1）神经性厌食症：①纠正营养不良：供给高热量饮食；呕吐、拒食者应给予静脉补充营养及纠正电解质紊乱。病人体重应逐渐增加，以每周1.0～1.5kg为宜。②心理治疗：可采用认知治疗、行为治疗、家庭治疗、生物反馈等方法。认知治疗可改变不良认知，尤其是消除过分怕胖的观念；行为治疗是矫正不良进食行为，常采用系统脱敏疗法、标记奖励疗法等；家庭治疗主要调整家庭成员相互关系以解除其不良投射；生物反馈疗法作为心理生理的自我调节可结合放松训练调整生理活动、保持情绪稳定。③药物治疗：常用抗抑郁药物，其他如抗精神病药、锂盐、H_1 受体拮抗剂、抗癫痫药等也可对症使用。

(2) 神经性贪食症：治疗的基本原则是控制暴食行为，建立正常进食行为。心理治疗可采用认知疗法、行为疗法及生物反馈疗法等。

3. 预防 饮食障碍的病因主要来自于心理因素，人体的自主神经系统、内分泌系统和免疫系统的活动作为中介机制，导致人体的生理改变。因此，从小树立正确的人生观、加强正确审美观的引导，并养成良好的进食习惯、培养健康的人格至关重要。

(五) 病程及预后

最新研究结果显示，厌食症发病在 5～8 年之内，有 5%的死亡率；发病 20 年以上，则上升到 13%～20%。约 50%的病人治疗效果较好。常见并发症有焦虑、心境障碍、恐惧症、强迫症、物质滥用等。

二、饮食障碍病人的护理

【案例】 某女，17 岁，学生。

因少食、消瘦、衰竭于 2003 年 7 月入院治疗。病人身高 1.65 米，体重 50kg，身材外貌较好，为了追求身材苗条，病人节食。最初拒绝食肉类食品，后来拒食米饭等主食，近 2 个月只喝少许菜汤、水果汁，体重下降到 35kg，经常感冒发热，月经停止，因极度消瘦无法坚持日常生活而入院。入院两周后因并发肺部感染而死亡。

【护理评估】

1. 健康史 既往健康状况评估，病程，有无药物过敏史、是否闭经及闭经的时间等；实验室及其他辅助检查：血、尿、大便常规，T_3、T_4，心电图、脑电图检查等。

2. 生理心理状况

(1) 病人对自己身体心理的看法：病人对自己所患疾病的认识；是否存在抑郁、焦虑、有意限食、暴饮暴食、引吐行为。

(2) 病人全身营养状况：身高、体重，皮肤的颜色、弹性，皮下脂肪的厚度，双下肢有无水肿，水肿的程度，以及指甲的情况；主动进食能力、每日活动量、进食量、以往进食量。

3. 社会状况 发病有无明显的诱发因素；家庭环境、家庭经济收入、职业、受教育程度、工作学习环境如何；病人的社会支持系统是否良好；病人的年龄、种族及饮食型态如何；病人能否坚持正常的工作和学习，与同事及家人能否正常相处。

【护理诊断】

1. 营养失调：低于机体需要量 与厌食或贪食行为有关。

2. 体液过多：水肿 与蛋白质摄入不足有关。

3. 有感染的危险 与营养不良、机体免疫力降低有关。

4. 焦虑 与生理需求不能满足有关。

5. 知识缺乏：缺乏有关疾病知识 与保持健康知识。

【护理目标】

1. 病人体重恢复正常范围，营养失调状况改善。

2. 病人体内的水及电解质平衡恢复正常。

3. 病人无感染发生。

4. 病人能正确认识规律进食的重要性，能有良好的饮食习惯。

5. 病人能正常生活、工作和学习。

【护理措施】

1. 安全护理 严密监测病人体重；密切观察和记录病人的生命体征、出入量、心电图、实验室检查结果；注意观察病人皮肤黏膜的色泽、弹性和完整性。对营养不足、脱水等具体情况进行针对性的综合性处理。严密观察病人进食时和进食后的行为。

2. 生活护理 重建正常进食行为模式，帮助病人正确理解体型与食物的关系，向病人讲明低体重对健康的危害，制定教育计划帮助病人认识营养相关问题。鼓励与督促病人按计划进食，拒食严重时应按医嘱给予鼻饲或静脉营养，以保证病人必要的营养供给。

3. 心理护理 应与病人建立相互信任的关系，向其表示关心和支持。纠正病人的体象障碍；鼓励其表达对自己体象的看法，可将病人实际的身体尺寸与其主观感受做对比；帮助病人认识其主观判断的错误，鼓励病人总结自己身体形象方面的优点，帮助病人学会接受现实中的自己。

【护理评价】

1. 病人体重是否恢复正常范围，营养失调状况是否改善。

2. 病人能否正确认识规律进食的重要性。

3. 病人体内水及电解质平衡是否恢复正常。

4. 病人有无感染发生。

5. 病人能否正常生活、工作和学习；有无良好的饮食习惯。

【健康教育】

对病人及家属进行宣教，教育病人对进食有正确认识，并养成良好的进食习惯。帮助进食障碍病人的家庭找到对病人疾病造成不良影响的因素，鼓励家属参与家庭治疗和集体治疗。

知识链接

厌食症模特

在时尚行业里，“瘦即是美、瘦即是未来”。法国著名女演员兼模特伊莎贝尔·卡罗在她的自传《不想长肉的女孩》一书中，讲述了表面光鲜的模特生涯背后与饮食抗争的经历。由于受到饮食紊乱引起的疾病困扰，身高1.64米的卡罗仅有29kg重。她说：“我想这可能是个机会，用我的痛苦传递一个信息：过瘦意味着危险，最终会导致死亡。”她因厌食症去世时只有28岁。全世界的女性都应能从卡罗的故事中明白，并不是越瘦越美丽。

第二节　睡眠障碍病人的护理

一、概　　述

（一）概念与流行病学

睡眠是机体复原、整合和巩固记忆的重要环节，是健康的重要组成部分。据世界卫生组织调查，27％的人有睡眠问题。世界卫生组织将睡眠障碍的标准定义为：①有入睡困难、保持睡眠障碍或睡眠后没有恢复感；②至少每周3次并持续至少1个月；③睡眠障碍导致明显的不适或影响了日常生活；④没有神经系统疾病、没有使用精神药物或其他药物等因素导致失眠。

（二）病因与发病机制

1. 失眠症（insomnia）　可由于下列因素导致：①心理社会因素；②各种躯体疾病；③各种精神障碍；④药物和酒精。

2. 发作性睡病（narcolepsy）　本病发病可能与脑干网状结构上行激活系统功能降低或桥脑尾侧网状核功能亢进有关。

3. 嗜睡症（hypnosia）　病因不明，常与心理因素有关，并严重影响病人的工作、学习、生活及社会功能。

4. 睡眠-觉醒节律障碍（sleep-wake rhythm disorders）　常见于生活节律失常、生活事件造成的压力如人际关系、学习负担、工作求职、环境变化等。

5. 睡行症（sleep walking disorder）　目前病因仍不明确，但该症与遗传因素有一定关系，睡行症可能与大脑皮质的发育延迟、心理社会因素有关。

6. 夜惊（sleep terrors）　约50％的患儿有家族史，说明该症与遗传有关系。心理社会因素是夜惊的诱因，如学习压力较大、亲子关系紧张、受到惊吓等。

7. 梦魇（nightmare disorder）　生活中的恶性刺激、睡眠姿势不当、某些药物等均可导致症状的发生。

（三）临床表现与分型

1. 失眠症　是常见的睡眠障碍；临床表现为入睡困难、睡眠不深、自觉多梦、睡后易醒、醒后不易再睡、醒后感到疲乏或缺乏清醒感等。最常见的症状是难以入睡，其次是早醒和维持睡眠困难，如经常醒转、多梦、醒后不能再睡等。长期失眠可导致病人心力交瘁，甚至影响社会功能。病人由此产生对失眠的恐惧、焦虑，无法入睡，形成“失眠-焦虑-失眠”的恶性循环而使症状迁延难愈。

2. 发作性睡病　发作性睡病是以长期的警醒程度降低和不可抗拒的发作性睡眠为特点。多数病人伴有猝倒症、睡瘫症、睡前幻觉等其他症状，故又称为发作性睡病四联症。

3. 嗜睡症　是指白天睡眠过多或睡眠发作，醒来时达到完全清醒状态的过渡时间延长的一种睡眠障碍。主要表现为白天或夜间过度的睡眠，无法用睡眠不足来解释；或者表现为睡眠酩酊状态，即觉醒后仍出现短暂意识模糊现象。此种睡眠紊乱每日均会出现，持续时间一个月以上。

4. 睡眠-觉醒节律障碍　是指睡眠-觉醒节律与常规不符而引起的睡眠紊乱。多见于成年人，儿童期或青少年期发病者少见。临床表现为睡眠-觉醒节律紊乱。有的睡眠时相延迟；有的入睡时间变化不定，总睡眠时间也随入睡时间的变化而长短不一；有时可连续2～3天不入睡，有时整个睡眠时间提前，过于早睡和过于早醒。

5. 睡行症 也称梦游症。临床表现为病人在入睡不久突然从床上起来四处走动，常双目向前凝视，一般不说话。同时还可有一些复杂的行为，但难于被唤醒，常持续数分钟到数十分钟后，自行上床，或被人领回床上，再度入睡。待次日醒来，对睡行经过完全遗忘。

6. 夜惊 多发生在4～12岁的儿童期，男多于女，有遗传倾向；进入青春期后逐渐消失。临床表现为病人在睡眠中突然惊叫、哭喊伴有惊恐表情和动作，两眼直视，手足乱动，心率增快、呼吸急促、出汗、瞳孔扩大等症状。每次发作约持续1～10分钟。难以唤醒。醒后有意识和定向障碍，不能回忆梦境内容。

7. 梦魇 又称梦境焦虑障碍指在睡眠中被噩梦突然惊醒，引起恐惧不安、心有余悸的睡眠行为障碍。发病率儿童为20%，约半数发生于10岁之前。

（四）诊断与治疗

1. 诊断

（1）失眠：《中国精神疾病分类与诊断标准》第3版（CCMD-3）中的诊断标准如下，①症状标准：以失眠为唯一的症状，包括难以入睡、睡眠不深、多梦、早醒、醒后不易再睡、醒后不适感、疲乏或白天困倦等。②严重标准：对睡眠数量、质量不满而引起明显的苦恼和社会功能受损。③病程标准：每周至少发作3次，至少持续1个月。④排除标准：排除躯体疾病或精神症状导致的继发性失眠。

（2）发作性睡病：依据典型症状，须与癫痫发作与昏倒相鉴别。

（3）嗜睡症：白天睡眠过多或睡眠发作；不存在睡眠时间不足、从唤醒到完全清醒的时间延长；无发作性睡病的附加症状。病人为此明显感到痛苦或影响社会活动功能。几乎每天发生，并至少1个月。

（4）睡眠-觉醒节律障碍：病人的睡眠-觉醒节律与正常节律不一致；使病人在主要的睡眠时段内失眠，在应该清醒时段出现嗜睡。至少持续1个月，病人社会功能受损。排除躯体疾病或精神障碍导致的继发性睡眠-觉醒节律障碍。

2. 治疗

（1）失眠：①心理治疗：包括刺激控制法、限制睡眠时间（可以调整不良的睡眠周期，能有效改善入眠困难的问题）、放松法、生理回馈法、光线治疗法。②药物治疗：安眠药治疗长期有效但不能完全治愈失眠症，应避免长期用药。宜选半衰期短，不良反应小，依赖性少的抗焦虑药和催眠药，睡前服用，使用期一般不超过14天。以免导致药物依赖。③失眠的自我管理：失眠者在夜晚保持心情愉快和放松；注意不喝酒精饮料；在固定时间起床；掌握一种放松方法。④睡眠卫生教育：包括：营造舒适的睡眠环境、培养良好的睡眠习惯、保持平和愉快的心境、不必介意偶尔的失眠。

（2）发作性睡病：主要治疗方法是减少症状发作。常用中枢神经兴奋剂，如哌甲酯、右旋安非他明等。还可用抗抑郁药。药物从小剂量开始，逐渐增至出现疗效或最高剂量为止。

（3）嗜睡症：主要为对症治疗。适当给予中枢神经兴奋剂如哌甲酯、苯丙胺等。药物从小剂量开始，症状改善后及时停药。其次可辅以支持疗法、疏导疗法、行为治疗，以达到治疗和预防疾病的目的。

（4）睡眠-觉醒节律障碍：主要是调整病人入睡和觉醒的时间以恢复到正常人的节律。可逐步调整或一次性调整立刻达到正常作息时间，并需不断巩固。为防止反复，常需结合药物巩固效果。

二、睡眠障碍病人的护理

【案例】 女，58 岁，失眠 10 多年。

病人经常处于一种入睡困难的状态，晚上躺下以后，下半夜才能睡着，往往也只能睡两三个小时、或者睡着了以后有一点动静就会醒，整夜不停的做梦，似睡非睡，睡眠质量差。最严重的时候整夜不能入睡。白天容易疲劳、浑身没劲、头昏头沉，心慌气短胸闷、记忆力减退，该病人长期依靠药物来帮助入睡，且产生了依赖性和成瘾性，胃部不适和肝功能的损伤。

【护理评估】

1. 健康史　既往健康状况评估，病程、亲属中有无睡眠障碍的病人、应用何种药物治疗、效果如何、有无不良反应。实验室及其他辅助检查情况。

2. 生理心理状况　病人的生命体征、饮食与营养状况、有无躯体疾病、精神疾病及伴发症状；有无吸烟、饮酒、饮浓茶或咖啡等嗜好；有无抑郁、焦虑、恐惧、入睡困难；是否夜间出现惊险噩梦而迅速醒转；病人有无遭遇重大生活事件等。

3. 社会状况　病人有无家庭环境变化及社会功能受损等。

【护理诊断】

1. 睡眠型态紊乱　与生活事件、药物依赖躯体疾病相关。

2. 有外伤的危险　与异常睡眠有关。

【护理目标】

1. 睡眠状况改善。

2. 合理安排工作、学习与生活，不发生因睡眠障碍所致外伤。

【护理措施】

1. 安全护理　对嗜睡病人要避免从事可能因睡眠障碍而导致意外的各种工作和活动；对睡行症病人，要保证夜间睡眠环境的安全，如给门窗加锁，消除环境中的障碍物，收好各种危险物品。

2. 生活护理　改善睡眠环境，护士要保证病人有安静舒适的睡眠环境，安排睡前热水泡脚、限制睡前饮水。排除病人躯体不适因素。帮助病人建立规律性睡眠-觉醒模式。早晨一定要按时起床；白天尽量不要睡觉或午睡不超过半小时。

3. 用药护理　指导病人按医嘱用药，并向病人讲解滥用药物的危害，避免病人自行给药而导致药物耐受或药物依赖。

4. 心理护理　帮助病人改正不良睡眠习惯，重建规律、高质量的睡眠模式。消除各种诱发因素，包括各种心理刺激及对失眠的恐惧心理等。护士应耐心了解病因，作好保护性解释，让其宣泄不良情绪。

考点提示

1. 神经性厌食的临床表现与诊断标准。
2. 失眠症的临床表现、诊断标准、护理措施、健康教育。

（邓荆云）

思考题

1. 简述失眠症的心理治疗。
2. 简述神经性厌食症的护理诊断与护理措施。

第十四章　电抽搐治疗、工娱治疗与精神康复

学习目标

1. 掌握电抽搐治疗的护理；工娱治疗的概念及护理。
2. 熟悉电抽搐治疗的概念、并发症及处理；工娱治疗的种类；精神康复的组织形式。
3. 了解电抽搐治疗适应证、禁忌证和精神康复的目的、内容。

精神障碍病人除药物治疗外，还有电抽搐治疗、工娱治疗与精神康复，这些治疗方法可以有效地减轻病人的精神症状，帮助病人更好、更快地回归社会。

第一节　电抽搐治疗

一、概　　述

（一）概念

电抽搐治疗（electro convulsive therapy，ECT）是利用短暂适量的电流刺激大脑，引起病人短暂的意识丧失和全身性抽搐发作，以达到控制精神症状的一种治疗方法，又称电休克治疗（electrical shock therapy）。它是精神科临床上快速而有效的治疗手段，目前有条件的地方已推广采用改良电抽搐治疗（modified electroconvulsive therapy，MECT）。

（二）适应证与禁忌证

1. 适应证

（1）严重抑郁：有强烈自伤、自杀企图或行为，以及明显自责自罪的病人。

（2）极度兴奋躁动、冲动、伤人的病人。

（3）拒食、违拗和紧张性木僵病人。

（4）精神药物治疗无效或对药物治疗不能耐受的病人。

2. 禁忌证

（1）脑器质性疾病：如颅内占位性病变、脑血管疾病等。

（2）严重的心血管疾病。

（3）急性全身感染性疾病，发热、严重的呼吸系统、肝肾疾病。

（4）青光眼、视网膜脱落、嗜铬细胞瘤。

（5）严重的骨关节病、骨质疏松、新近骨折。

（6）12岁以下的儿童、70岁以上的老人及孕妇。

（7）利血平治疗者。

改良电抽搐治疗无绝对禁忌证。上述疾病可增加治疗的风险。

二、操作方法及护理

（一）改良电抽搐治疗操作方法及护理

1. 治疗前准备

（1）体格检查：必要时行实验室检查和辅助检查。如血常规、心电图、胸部X线片等。

（2）获取家属知情同意。

（3）禁食准备：治疗前，病人须禁食禁饮8小时。

（4）禁服药物：治疗前8小时停服抗癫痫药和抗焦虑药。

（5）测量生命体征及体重：如体温在37.5℃以上，脉搏高于120次/分或低于50次/分，血压超过150/100mmHg或低于90/50mmHg，应禁用。

（6）备好治疗时所用的药物和器械：包括抢救用药、阿托品、麻醉药、肌松剂等，检查各种器械如ECT治疗仪、心电监护仪、氧气、吸痰器（或负压设施）、麻醉机等。

（7）治疗前护理：让病人排空大小便，取出活动性假牙、眼镜，解开衣带、领扣、内衣扣、发卡等；清洁电极处皮肤。

（8）对不合作的病人：采取相应的护理措施，如专人陪护、暂时隔离等，以确保治疗的安全。

2. 操作方法及治疗过程中的护理 打开MECT治疗仪和心电监护仪、麻醉机，连接吸氧、吸痰装置备用。

（1）病人去枕仰卧于治疗台上：四肢自然伸直，在两肩胛间相当于胸椎中段处垫一沙枕。

（2）建立静脉通道：于治疗前15～30分钟遵医嘱静脉注射阿托品0.5～1mg，用以抑制迷走神经，减少分泌物。

（3）按医嘱缓慢静脉注射硫喷妥钠0.6mg/kg或丙泊酚（1.5～2.5mg/kg）诱导麻醉，直至病人睫毛反射迟钝或消失，呼之不应。

（4）静脉注射生理盐水2～5ml，防止麻醉药与肌松药混合发生化学反应。再快速注入稀释的氯化琥珀酰胆碱50～60mg（0.5～1mg/kg），到病人全身肌肉松弛，自主呼吸停止，腱反射消失时为最佳通电时间。

（5）使用麻醉药物时要注意氧气吸入：使病人的血氧饱和度保持在较高水平。在麻醉后期，将涂有导电凝胶的电极紧贴于病人两侧颞部或非优势侧颞部。

（6）通电治疗前停止供氧：将专用牙垫或缠有纱布的压舌板放置在病人上下臼齿之间，用手紧托下颌，防止唇舌咬伤和下颌关节脱位。治疗电量调节以引起抽搐发作阈值以上的中等电量为准。

（7）面部和四肢肢端抽搐即将结束时，用活瓣气囊供氧并作加压人工呼吸，约5分钟可恢复自主呼吸。意识恢复后，可予以低流量氧气吸入（必要时予以吸痰），病人完全清醒后转入观察室。

（8）治疗次数：一般一个疗程为6～12次，前3～6次可以每日一次或隔日一次进行，以后可每周 2 次直至治疗完成。

3. 治疗后病人的护理

（1）治疗结束后：将病人安置于治疗室严密观察 15～30 分钟，绝对卧床休息，取平卧位或侧卧位，头偏向一侧，保持呼吸道通畅。密切观察病人的反应，若病人意识尚未清醒或躁动不安，护士应陪伴病人并拉上床栏，防止跌倒、坠床，必要时予以保护性约束，直至病人完全清醒。

（2）密切观察生命体征：于治疗后 15 分钟、30 分钟、1 小时、2 小时测量病人的血压、呼吸、脉搏。

（3）生命体征平稳后：将病人送往观察室监护，去枕平卧直至意识恢复清醒。

（4）将病人送回病房：与病房护士做好交接，一般病人清醒于治疗结束 2 小时后方可进食，进食前要评估吞咽反射，防止发生呛咳、窒息；在病人完全清醒下床活动时要注意防跌倒、坠床、摔伤。

（5）对有记忆丧失的病人：护士应给予提醒和解释。

（6）记录：病人治疗前、中、后的反应。

（二）传统电抽搐治疗操作方法及护理

1. 治疗前准备 同改良电抽搐治疗的治疗前准备。

2. 操作方法及治疗过程中的护理

（1）病人去枕仰卧于治疗床上，四肢自然伸直，胸椎中段垫一沙枕。将缠有纱布的压舌板放置在病人一侧上下臼齿之间或用专用牙垫放置在两侧上下臼齿之间。

（2）电极安置同改良电抽搐治疗。电流调节：根据不同的治疗仪确定适当的通电参数，如交流电疗机的电流一般为 90、110、130mA，通电时间为 3～4 秒。

（3）通电过程中护士要固定病人的下颌和牙垫，另由 2～4 名护士或助手保护病人的肩、肘、膝关节。

（4）抽搐发作：通电后，可使病人出现类似癫痫发作现象。可分为四期，即潜伏期、强直期、阵挛期、恢复期。

（5）抽搐发作后，抽去病人背部沙枕，头偏向一侧，保持呼吸道通畅。观察病人的瞳孔、呼吸、脉搏、血压并记录。

3. 治疗后病人的护理 同改良电抽搐治疗的治疗后护理。

（三）并发症及处理

1. 记忆障碍 有抽搐和无抽搐电痉挛治疗均较易出现记忆障碍，严重程度因人而异，应做好解释宣教，一般治疗结束后数周逐渐恢复。

2. 呼吸暂停延长 有抽搐电痉挛治疗一般在抽搐停止 10～30 秒自行恢复，无抽搐电痉挛治疗一般在结束后 5 分钟内自行恢复。如未及时恢复，立即行人工呼吸、氧气吸入。

3. 骨折和脱位 有抽搐电痉挛治疗由于肌肉突然强烈收缩可引起骨折和脱位，骨折易发生的部位是第 4～8 胸椎，其次是长骨。脱位以下颌关节多见。

4. 其他症状 头痛、恶心、呕吐、眩晕、肌肉酸痛、血压增高等，一般不需特殊处理，症状较重则对症处理。

5. 死亡 电痉挛治疗死亡率低，但后果严重，应严格控制风险。

第二节　工娱治疗

一、概　述

（一）工娱治疗的概念

工娱治疗（occupational and recreational treatment）是通过工作、劳动、娱乐、文体活动，缓解精神症状，促使疾病康复，防止精神衰退，提高适应外界环境能力的一种治疗方法。

（二）治疗原则

1. 根据病人的具体情况选择适合病人的工娱治疗种类。

2. 严格执行工娱治疗室工作人员岗位职责和护理常规。

3. 工娱治疗医护人员应具备相关专业知识和一定的组织能力及文体才能，熟练掌握各种工娱治疗操作技能。

4. 尊重病人意愿。

（三）工娱治疗的种类

1. 按工娱治疗的内容分为

（1）音乐治疗：根据音乐的节奏，旋律，音色，音调，来达到抑制兴奋，调节身心，降低血压的作用。

（2）舞蹈治疗：对情绪抑郁、消极、紧张不安、孤僻内向的病人开展舞蹈治疗，可以改善病人的情绪、增进人际交往、加强躯体锻炼、增加生活乐趣。

（3）文化生活：阅读书报、期刊，欣赏电影、电视：可以丰富病人知识，改善情绪，间接接触外部世界，了解时事动态，有利于减轻对外界现实的疏远及陌生感。

（4）竞技性娱疗：可以加强病人间的交流沟通，改善人际交往。

（5）服装表演：可以调节情绪、增强病人的信心，对病人的身心健康起到良好的作用。

2. 按工娱治疗的兴奋性分为

（1）镇静性工疗：让兴奋病人从事一些强度较大或节奏较快的劳动，消耗其过剩的精力，帮助病人安静。

（2）振奋性工疗：目的是唤起病人的注意力，激发病人对周围事物的兴趣，主要应用于情绪抑郁或情感淡漠的病人（项目应具有一定的刺激性，操作简单，材料色彩鲜明）。

（3）一般性劳动：主要用于慢性衰退及痴呆病人，操作应简单易行。护士应耐心指导、示范，以便不断提高病人生活自理和劳动能力，延缓精神衰退。

3. 按体育活动的内容分为

（1）体操：早操、工间操、健身操等。

（2）球类运动：乒乓球、羽毛球、篮球、排球等。

（3）棋牌类活动：象棋、围棋、跳棋、扑克牌等活动。

（4）集体活动：拔河比赛、球类比赛、跳绳比赛等集体活动。

二、工娱治疗的操作常规及护理

（一）工娱治疗的操作常规

1. 医嘱　主管医生根据病人的病情和需要下达工娱治疗医嘱。

2. 填写工娱治疗申请单　由主管医生填写，内容包括病区、床号、姓名、性别、年龄、诊断、职业、爱好、技术特长、躯体情况、主要精神症状、治疗情况、工娱治疗项目以及其他有关注意事项。

3. 治疗前的准备　工娱治疗室的医护人员接到申请单后，应阅读病人的病历，与病人进行治疗前沟通。一方面接触了解病人，掌握病人的病情；另一方面将工娱治疗的目的、方法、内容和注意事项等告诉病人，取得病人的信任与合作。

4. 治疗中的观察　工娱治疗过程中，护士应做好病情观察和记录，包括病人在治疗中的表现，如治疗时的态度、持久性、精确性、创造性、效率、与其他病人和护士的合作程度以及精神症状的变化等情况。

5. 治疗结束后的处理　疗程已满或根据病情变化的需要结束治疗时，由工娱治疗医师书写工娱治疗总结。治疗总结一式两份，一份纳入病人病历，一份由工娱治疗室留存。

（二）工娱治疗的护理

1. 为病人创造一个宽敞、整洁、舒适的治疗环境，并专人管理。

2. 工娱治疗时，护士应密切观察病人的表现和精神状态变化，及时做好记录。如有特殊情况，及时与病区联系，必要时终止治疗。

3. 认真清点并管理好各种物品，器材和危险物品，防止病人伤人或自伤。

4. 住院病人应做好交接工作，认真清点人数，以防病人外走。

5. 在集体工娱治疗活动时，应随时注意病人的动向，若中途离开应予以陪伴，随时清点人数，以防外走及其他意外发生。

6. 郊外活动时，组织好病人，严格实施外出活动护理常规，做到定人定岗。

7. 对待病人应热情、耐心，多鼓励病人，培养兴趣，增强信心。

知识链接

重复经颅磁刺激

经颅磁刺激（TMS）是一种在脑的特定部位给予磁刺激的新技术，由Barker等在1985年首先创立，此后以欧美为中心，迅速开发和使用起来。在某一特定皮质部位给予重复刺激的过程，称作重复经颅磁刺激（rTMS）。目前用rTMS进行治疗的精神科疾病主要包括抑郁症和精神分裂症。rTMS作为治疗抑郁症的一种方法，应用最为广泛。rTMS的抗抑郁作用是有确凿证据的，在全世界20多个rTMS研究中心，大部分已经证实。有学者研究结果显示，rTMS治疗精神分裂症幻听有较好的效果。rTMS不需要全身麻醉，容易操作，而且安全性高，不良反应少，病人一般都能耐受。常见不良反应有头痛、头晕。

第三节 精神障碍的康复

一、概 述

精神障碍的康复是指通过学习训练、环境支持等措施，充分发挥病人的剩余能力，尽可能恢复病人的社会性和职能性角色功能，限制和减少残疾程度。精神障碍的康复分为医院康复和社会康复（见第十七章第一节社区精神卫生服务概述）两部分，它们相互联系，相互补充。

二、精神障碍的医院康复

目前，由于客观条件限制，精神障碍的医院康复是精神障碍病人康复治疗的主要方式。

（一）医院康复的目的

医院内康复治疗活动可以转移病人对病态的注意力，减少精神症状的不良影响，改善认知功能，增加病人与环境的接触，提高对外界环境的应对能力，激发对生活和工作的兴趣，促进病人早日回归社会。

（二）医院康复的主要内容

实行开放或半开放的管理模式，为病人提供宽松的生活和人际交往环境，训练和保持病人的社会功能。

1. 生活行为的康复训练

（1）生活自理能力与活动技能的训练：主要针对长期住院或病期较长的慢性衰退型的精神障碍病人，重点培训个人卫生与生活自理能力，提高病人的自我照顾能力。

（2）文体娱乐活动训练：根据病人的具体情况选择适当的文娱活动，培养病人参与集体活动，获得愉快体验，扩大交往接触面，提高生活情趣，促进身心健康。

（3）社会交往技能训练：主要包括鼓励病人表达自己的感受，帮助病人学习如何与人交往，以提高病人的社会交往能力。

2. 学习行为的康复训练

（1）一般性教育活动：通过读书、读报、小讲座等形式，学习卫生常识、了解时事，以提高病人的常识水平，培养学习新事物、新知识的兴趣和习惯，保持与社会的联系。

（2）家庭生活技能训练：通过家庭清洁工作、物品采购、食物烹饪、环境布置、财产管理等生活技能训练，使病人更好地行使家庭职能、改善家庭关系，提高社会适应能力。

（3）药物治疗自我管理技能训练：主要是通过向病人讲解药物的治疗作用与不良反应，使病人自觉接受药物治疗，学会药物的安全管理和使用，识别常见的药物不良反应，并能简单的自我处理。

3. 就业/工作行为的技能训练 就业行为训练的目的是培养病人的劳动习惯，提高工作能力，使病人能更好地融入社会。

（1）简单的劳动作业：国内精神病院多采用此作业治疗，其技能要求低，工作简单，是就业行为训练的初级阶段。

（2）工艺制作训练：多数病人乐意参加此训练，可使病人提高兴趣、增强技能、激发创作力、稳定情绪。

（3）就业前训练：是病人回归社会就业前的准备工作，目前在医院开展此训练比较困难，通常只能选择与其行业较接近的“替代性工作”进行训练。

考点提示

1. 电抽搐治疗的操作方法、禁忌证、治疗前准备和治疗后护理。
2. 工娱治疗的护理。
3. 精神康复的目的和主要内容及组织形式。

（倪世芬）

思考题

1. 试述传统电抽搐治疗与改良电抽搐治疗的优劣。
2. 简述工娱治疗的操作常规。
3. 精神康复的主要内容及组织形式有哪些？

第十五章　精神药物的应用与护理

学习目标

1. 掌握药物的不良反应及护理措施。
2. 熟悉精神药物的用药原则及影响因素。
3. 了解精神药物的分类。

目前精神障碍的治疗主要是通过药物治疗，19 世纪 50 年代左右研制的作用机制类似的药物均称传统药物或第一代药物，20 世纪 80 年代后期至今研制出的药物称为第二代药物或新型药物。精神科常用药物的护理是精神障碍病人顺利恢复健康的关键。

第一节　概　　述

一、分　　类

精神药物（psychotropic drugs）是指主要作用于中枢神经系统并影响精神活动的药物，主要分为抗精神病药、抗抑郁药、心境稳定剂、抗焦虑药、精神激活药和改善记忆药几大类。

1. 抗精神病药　亦称神经阻滞剂，作用于中枢神经系统，调节神经递质功能，用于控制精神病症状，如幻觉、妄想、兴奋冲动等。

2. 抗抑郁药　提高中枢神经递质的传递功能，治疗各种抑郁状态，对正常人的情绪没有提升作用。

3. 心境稳定剂　亦称抗躁狂药，治疗躁狂状态和双向情感障碍状态以及预防反复发作的情感障碍。

4. 抗焦虑药　缓解各种焦虑症状的药物。

5. 认知改善药　包括精神激活药和改善记忆药。

二、抗精神药物的用药护理原则

（一）个体化的用药护理

根据病人的性别、年龄、身体状况、首发或复发、同时使用的药物、既往用药史、用药时的个体反应等因素，决定个体选择药物的种类和剂量。

（二）抗精神药物的用药方式和剂型选择

口服药物对自愿治疗的病人是最方便的服药方式，但对于不合作、兴奋躁动以及吞咽困难的病人，可以给予口服水剂和注射给药，长效注射剂是精神分裂病人长期用药的最佳选择。

（三）药物疗效与安全性的护理评估

护士应对药物的疗效与安全性的评估进行综合考虑，对病情严重的病人，如兴奋躁动、攻击性强、有严重自杀、自伤倾向的，评估药物起效速度和疗效是首要工作；对非住院治疗病人，由于药物的多种不良反应，安全性的评估常为首优护理问题。

知识链接

给药途径及吸收

大部分精神药物经口服给药，部分经非肠道途径给药；通常为肌肉注射，极少数通过静脉或皮下注射给药。经非肠道给药的药物，大部分可被吸收，而口服药物的吸收受病人的饮食、胃酸及药物自身性质影响较大。药物的吸收程度与其水溶性和脂溶性以及药物与蛋白质的结合力有关。脂溶性药物易全身分布，而与蛋白结合的药物在血中扩散缓慢，这些特征均影响药物的作用效果。

三、影响药物疗效的因素

（一）药物代谢的个体差异

精神药物的治疗疗效存在很大的个体差异，这与药物代谢的个体差异有密切关系。个体在某些药物作用上存在基因多态性，这些基因的多态性常常决定神经递质的受体、转运体、药物降解酶的表达等方面，导致个体血药浓度不同和所需药物剂量的差异。

（二）抗精神药物的作用范围与精神症状的关系

即使是同类药物，药物的药效也有很大差异，根据病人的临床症状选择针对性强的药物治疗可得到较好的疗效。

（三）其他

影响药物疗效的因素很多。药物的半衰期越长，达到稳态药效的时间越长，起效速度越慢；药物治疗剂量没有达到之前，药效没有或较弱，达到治疗剂量起效较快。

第二节　抗精神病药物的应用和护理

一、抗精神药物的作用机制与分类

（一）传统抗精神病药

又称神经阻断药、第一代抗精神病药、典型抗精神病药、多巴胺受体阻断剂，主要作用是阻断中枢多巴胺 D_2 受体，治疗精神病性症状，特别是妄想、幻觉等，主要不良反应是锥体外系副作用和催乳素水平增高。根据传统抗精神病药的临床作用特点进一步分成两大类，即低效价和高效价抗精神病药。前者包括氯丙嗪、硫利达嗪、舒比利等，此类药物作用特点治疗剂量大，镇静作用强，抗胆碱作用强，对心血管系统影响大，肝毒性大，锥体外系副作用相对小；后者包括氟哌啶醇、奋乃静等，此类药物作用特点临床剂量小，对妄想、幻觉等精神病性症状治疗作用强但镇静作用不强，对心血管系统影响小，肝毒性低但锥体外系副作用较强。

（二）新型抗精神病药

又称非传统抗精神病药、非典型抗精神病药、第二代抗精神病药。主要特点：不产生或较少产生锥体外系症状和催乳素水平升高，分为：

1. 5-羟色胺和多巴胺拮抗剂类抗精神病药 以利培酮为代表，作用机制是阻断中枢5-羟色胺和多巴胺 D_2 受体，减轻了单纯阻断 D_2 受体导致的锥体外系的副作用，不仅改善精神病性症状和情感症状，而且改善认知症状，对精神分裂症的多维作用有效。

2. 多受体阻断作用的药物 包括氯氮平、奥氮平、喹硫平等，对中枢多种神经递质有阻断作用，但又导致多种与疗效无关的受体阻断的多种副作用，如过度镇静，糖、脂代谢紊乱等。

3. 多巴胺部分激动剂或多巴胺稳定剂类抗精神病药物 以阿立哌唑和氨磺必利为代表，主要作用是对额叶皮质多巴胺功能的激活作用和对中脑边缘系统多巴胺活动的抑制，达到对精神分裂症阳性和阴性症状的治疗。

二、抗精神病药临床应用的原则

（一）适应证

主要用于控制各种精神病性症状，如幻觉、妄想、精神运动性兴奋等。这些症状见于各种类型的精神分裂症、也见于情感障碍、器质性精神障碍、儿童精神障碍。

（二）禁忌证

伴有以下躯体疾病时应慎用或禁用抗精神病药物，如严重心血管疾病、肝脏疾病、肾功能不全、骨髓抑制、青光眼、前列腺肥大、尿潴留、震颤性麻痹等。

（三）剂量选择

从低剂量开始，根据病人疗效和耐受性，逐渐调整到适宜剂量。

（四）疗程

精神分裂症的治疗分为急性期治疗、巩固期治疗和维持期治疗。急性期治疗疗程至少4～6周，巩固期治疗至少3～6个月，维持期治疗不少于2～5年，剂量维持在不复发的前提下酌减，并尽量不换药。

三、不良反应及处理

（一）锥体外系不良反应

主要表现为急性肌张力障碍、类帕金森症综合征、震颤、静坐不能、迟发性运动障碍。传统抗精神病药物，特别是高效价类药物发生比例高，通常使用抗胆碱能药物对症处理，但对迟发性运动障碍不能使用抗胆碱能药物，最好换用其他新型抗精神病药物。锥体外系反应为抗精神病药物在治疗中最常见的不良反应，如急性肌张力障碍，即刻肌注东莨菪碱0.3mg可迅速缓解；类帕金森症综合征出现症状可用抗胆碱能药物治疗，如苯海索（安坦）2mg，2～3次/日；不能静坐，口服苯海索（安坦）、地西泮（安定）或普萘洛尔（心得安）可缓解症状，上述症状在必要时应减量或换药；迟发性运动障碍，采用综合治疗措施，目前尚无有效治疗药物，关键在于预防。

（二）心血管反应

主要表现为体位性低血压和心动过速，多见于低效价药物传统抗精神病药物和氯丙嗪大剂量或注射用药时。多发生在用药初期，可减缓加量速度或适当减量。

（三）精神症状

主要是过度镇静，病人常表现为困倦、乏力、头晕等症状。应缓慢加量，睡前服药，避免危险作业，如高空作业、开车等。

（四）血液学变化

常见的为粒细胞减少症，以氯氮平多见。使用氯氮平的前3个月应每周检查白细胞计数，一旦白细胞低于$4.0\times10^9/L$，立即停药或减药，并密切监测白细胞计数。

（五）肝功能损害

病人多无主诉，轻者单项转氨酶升高，多可自行恢复。如程度较重或引起黄疸，应立即停药，积极治疗。

（六）内分泌及代谢的不良反应

如体重增加、水肿，阳痿、性欲减退，闭经、泌乳等。减药后内分泌改变可减轻。由于可影响生长发育，儿童不宜长期用药。

（七）皮肤过敏反应

多出现散在性丘疹，可见于面部、四肢、躯干。严重者可发生剥脱性皮炎。轻者抗过敏治疗，重者立即停药，并给予治疗。

（八）恶性综合征

为少见的、严重的副作用，死亡率较高。特征是持续高热、肌肉僵直、意识障碍、大汗及自主神经功能紊乱症状。发现后需立即停药，并采取综合治疗措施。

第三节 抗抑郁药物

抗抑郁药主要是用于抑郁症的治疗，同时也适用于各种原因引起的抑郁障碍和各种焦虑障碍的治疗，不会使正常人的情绪得到提高。每种抗抑郁药的有效率为60％～80％。各种抗抑郁药均通过不同途径提高突触间隙的单胺类神经递质浓度达到治疗目的。临床可将抗抑郁药物分为以下几类：

一、选择性5-HT再摄取抑制剂

（一）药理作用

选择性5-HT再摄取抑制剂（SSRIs），选择性的抑制突触5-HT再摄取，使突触间隙5-HT含量升高而达到治疗目的。

（二）临床应用

SSRIs对抑郁症状有显著的疗效，由于SSRIs对其他受体没有明显影响，不良反应少，半衰期较长，每日只需服用一次。在急性期和长期治疗的疗效与三环类抗抑郁药比较，具有较高的安全性和耐受性，并且心血管系统的安全性也高，是目前国际公认的一线抗抑郁药，此类药物包括氟西汀、帕罗西汀、氟伏沙明、舍曲林等。

（三）不良反应及处理

1. 胃肠道的副作用 可以引起恶心、腹泻，一般症状比较轻，病人能耐受，不需作特殊处理，一小部分人的症状可能比较重，可先减量，严重时需要换药。

2. 对中枢神经系统的影响 可以引起激惹、焦虑、失眠、头痛和影响性功能，一般病人能耐受，可对症处理。

3. 撤药综合征 如果在长期用药过程中突然停用，病人会出现恶心、呕吐、激越、头晕、疲乏、头痛和睡眠障碍，所以不能突然停药，而应缓慢减量。在换药过程中需足够的清洗期，一般 2 周左右，禁与 MAOIs 合用。

二、三环类抗抑郁药

（一）药理作用

对突触前单胺类神经递质再摄取的抑制，使突触间隙 NE 和 5-羟色胺含量升高达到治疗目的。

（二）临床应用

是最早用于抗抑郁症的药物，改善抑郁症状，临床应用中常可导致低血压、镇静、口干、便秘、心动过速等不良反应。三环类抗抑郁药不良反应较突出，耐受性差，过量服用导致严重的心律失常并有致死性，临床有逐渐被选择性 5-羟色胺再摄取抑制剂（SSRIs）取代的趋势。但因其临床疗效较好，起效较快，对严重病人，特别是住院病人仍选用。三环类抗抑郁药起效时间一般为 14～28 天。

（三）不良反应及处理

三环类药物对中枢神经递质作用的特异性较差，故副作用较大，常见的有以下几种：

1. 抗胆碱能副作用 常见有口干、便秘、瞳孔扩大、视力模糊、排尿困难和体位性低血压等。

2. 心血管副作用 常见窦性心动过速和血压降低；三环类抗抑郁药过量服用有严重毒性反应，特别是心律失常具有致死性。

3. 精神方面的副作用 过度镇静作用。

4. 体重增加 与阻断组织受体有关，大多数人较轻微，可以通过控制饮食，加强锻炼改善。

5. 其他不良反应 如过敏性皮疹及中毒性肝损害；过量可中毒。高血压、心脏病、甲亢、青光眼、肝肾功能不全、尿潴留、孕妇禁用。

三、单胺氧化酶抑制剂

（一）药理作用

单胺氧化酶抑制剂（MAOIs）通过中枢神经系统神经递质（去甲肾上腺素、5-HT、多巴胺）的氧化代谢，提高突触间隙神经递质的浓度，达到治疗抑郁的目的。

（二）临床应用

MAOIs 主要分为两类：一类称不可逆性 MAOIs，因其与多种药物和食物相互作用，易导致高血压和肝脏损伤，目前临床已不使用；另一类为可逆性 MAOIs，以吗氯贝胺为代表的新一代 MAOIs，不良反应明显减少，但此药不宜与其他类型抗抑郁药和抗精神病药合用。

（三）不良反应及处理

肝脏不良反应：肝脏损害是单胺氧化酶抑制剂最严重的不良反应。新的可逆性单胺氧化酶抑制剂已无此不良反应。高血压危象：MAOIs可导致病人出现高血压危象，主要表现为突然头痛、血压升高、皮肤潮红、出汗、抽搐、昏迷，严重时脑出血。为了防止高血压危象，用药时应注意以下几点：

1. 不与三环抗抑郁药物合用 如果已使用了三环抗抑郁药，换用吗氯贝胺等单胺氧化酶抑制剂应在停用三环抗抑郁药物10～14天后。

2. 不能进食含酪胺的食物 如乳酪、酵母、鸡肝、腌青鱼、蚕豆、太熟的香蕉、酵母制品、巧克力等。

3. 其他 如出现口干、便秘、性功能障碍、视力模糊、走路不稳、震颤、低血压、失眠等，可根据情况给予相应处理。

第四节 心境稳定药物

亦称为抗躁狂药，用于双相情感障碍的治疗，包括躁狂相和抑郁相的治疗及预防复发。目前临床常用的心境稳定剂有三种：锂盐、卡马西平和丙戊酸钠。

一、锂 盐

（一）药理作用

碳酸锂（lithium carbonate）是最经典、疗效最可靠的情感稳定剂，碳酸锂的作用机制是能抑制神经末梢Ca^{2+}依赖性的去甲肾上腺素和多巴胺释放，促进神经细胞对突触间隙中去甲肾上腺素的再摄取，增加其转化和灭活，从而使去甲肾上腺素浓度降低；也有人认为锂盐可抑制腺苷酸环化酶而降低环磷酸腺苷含量，从而降低多巴胺受体的敏感性，产生药效。

（二）临床应用

1. 治疗适应证 躁狂抑郁症的躁狂发作，有躁狂史的躁狂抑郁的维持治疗，双相障碍。对躁狂或抑郁发作均有预防作用。也用于分裂-心境障碍、精神分裂症伴兴奋冲动或攻击性行为。碳酸锂治疗的靶症状：情绪不稳定和躁狂。

2. 锂盐的疗效 单双相心境障碍中以双相较好；发作频繁，快速循环型效果差；40岁以下效果好；1级亲属中有双相心境障碍阳性病史者好；既往用锂盐有效者较好。

3. 锂盐的用法 目前制剂主要为碳酸锂片剂及胶囊，此外尚有枸橼酸锂糖浆、醋酸锂和溴化锂等。由于锂盐的治疗剂量和中毒剂量很接近，所以在治疗过程中要严密监测血锂浓度，急性期血锂浓度维持在0.6～1.2mmol/L，维持期血锂浓度维持在0.4～0.8mmol/L，老年人治疗以不超过1.0mmol/L为宜。服用锂盐的病人还应注意及时补钠以防锂蓄积中毒。不推荐用于孕妇和哺乳期妇女；儿童慎用。对首次发作病人应维持治疗至少6个月，多次发作病人应长期维持治疗。

（三）不良反应及处理

锂中毒的症状包括：共济失调、肢体运动协调障碍、肌肉抽动、言语不清和意识模糊，重者昏迷、死亡。处理上要有效监测血锂浓度、及时停药、大量给予生理盐水加速锂的排泄，相应对症处理。

二、抗癫痫药类心境稳定剂

（一）卡马西平（carbamazepine）

抗癫痫药，治疗慢性疼痛的神经痛药，阻断神经细胞的钠离子通道，但心境稳定的作用机制不清楚。临床上卡马西平作为双相情感障碍病人的预防性治疗药物，尤其是对锂盐治疗效果差或无法耐受锂盐不良反应的病人，对快速循环型卡马西平的疗效比锂盐更好，还可以作为锂盐治疗的辅助药物来增加疗效。

1. 疗效 卡马西平口服吸收缓慢但吸收完全，分布广。对于急性躁狂，需要几周才能起效。作用需数周到几个月才能达到最佳效果。靶症状：主要是癫痫、不稳定的情绪，特别是躁狂以及疼痛。

2. 用法 治疗开始需检查血常规、肝肾功能和甲状腺功能。在妊娠早期使用可能导致胎儿先天性异常，建议哺乳期妇女停药。卡马西平对经锂盐或其他情感稳定剂治疗无效的病人可能有效，作为治疗躁狂的二线或三线用药。

3. 不良反应 常见的不良反应：转氨酶增高，过度镇静、共济失调、过敏、震颤；少见的不良反应：中毒性肝炎、粒细胞缺乏、剥脱性皮炎等，并用注意与其他药物的相互作用。

（二）丙戊酸盐（valproate）

抗癫痫药，情感稳定剂，预防偏头痛，是钠通道调节剂。情感稳定剂作用机制不明。适用于：躁狂、单独出现的或与其他类型的癫痫的复杂性部分发作、简单的或复杂的失神发作、预防偏头痛，其他还有双相障碍的维持治疗，双相抑郁、精神病、精神分裂症。临床治疗的靶症状：情绪不稳定，预防偏头痛，部分发作。该药的优点是治疗双相障碍的躁狂相，与锂盐和非典型抗精神病药合用效果好；缺点是不适用于双相障碍的抑郁相，会导致镇静和体重增加。

1. 疗效 急性躁狂病人，数天内起效；作为情感稳定剂，需数周到数月发挥最佳作用；数周内减少癫痫发作，改善偏头痛。

2. 用法 口服时胃肠吸收迅速并完全，约1～4小时血药浓度达峰值，大部分由肝脏代谢，肝损害的病人禁用，老年病人应减量，加量应缓慢。可蓄积在发育的骨骼内，儿童使用时应严密监测。丙戊酸盐能通过胎盘，妊娠早期可致胎儿畸形；亦可分泌入乳汁，哺乳妇女应慎用。治疗前必须进行血小板计数和肝功能检查，测体重。

3. 不良反应 常见的不良反应：厌食、恶心、腹泻；转氨酶轻度增高、过度镇静、震颤，一般可耐受，可随时间推移而减轻；少见的不良反应：血小板功能受损、一过性的脱发；严重的不良反应：不可逆性肝功能衰竭、出血性胰腺炎、粒细胞缺乏症等。

第五节 抗焦虑药

一、概　　述

抗焦虑药是主要用于减轻或消除焦虑、紧张和恐惧，稳定情绪和具有镇静催眠作用的药物，主要适应证：广泛性焦虑障碍和惊恐障碍。抗焦虑药物的应用范围广泛，种类较多，包括传统的苯二氮䓬类（benzodiazepines）、丁螺环酮、肾上腺素受体阻滞剂、三环类抗抑郁药、单胺氧化酶抑制剂和新型抗抑郁药以及部分抗精神病药等。随着非苯二氮䓬类抗焦虑药和镇静催眠药的不断问世以及精神药物研究领域的不断扩展，目前的趋势是尽可能将抗焦虑药和镇静催眠药物加以区分，临床上 SSRIs 和其他抗抑郁药有逐渐代替传统抗焦虑药成为治疗焦虑症的一线用药的趋势。但苯二氮䓬类药物在精神科中仍占有相当的比重，常见的有：氯硝西泮、地西泮、阿普唑仑、劳拉西泮、氟西泮等。

二、苯二氮䓬类药物药理作用

苯二氮䓬类药物具有明确的抗焦虑作用，安全性高，是广泛应用的抗焦虑药。苯二氮䓬类药物作用于γ-氨基丁酸（GABA）受体、苯二氮䓬受体和氯离子通道的复合物。通过增强 GABA 的活性，进一步开放氯离子通道，氯离子大量进入细胞内，引起神经细胞超级化，从而起到中枢抑制作用。具体表现为 4 类药理作用：①抗焦虑作用：减轻或消除病人的焦虑不安、紧张、恐惧情绪等。②镇静催眠作用：对睡眠的各期都有不同程度的影响。③抗惊厥作用：可以抑制脑部不同部位的癫痫病灶的放电不向外围扩散。④骨骼肌松弛作用：加强脊髓突触前抑制，阻断脊髓的多突触反射，从而产生肌松作用。

苯二氮䓬类药物能够产生依赖性，依其半衰期排列，半衰期越短者起效越快，作用时间越短，越容易产生依赖性，半衰期越长者则起效越慢，作用时间越长，越不容易产生依赖性。所以，作用强而短效的药物有较强的耐药性和撤药反应，临床选择作用时间相对较长药物作为抗焦虑药，短效作为镇静催眠药物。

三、苯二氮䓬类药物不良反应及处理

（一）过度镇静

服用 BDZ 后有不同程度的镇静作用，在服药后 2 小时内最显著。

（二）耐药和成瘾

BDZ 的镇静作用常因出现耐药性而减轻或消失，但其抗焦虑作用的耐药性出现较慢，耐药性常因长期持续用药而产生，预防措施是短期、间断或交换用药。

（三）攻击行为和抑郁

服用 BDZ 后可出现攻击行为或敌对行为的发作，但少见。

（四）记忆障碍

有报道 BDZ 类都可能引起某种程度的记忆障碍。

第六节　精神药物治疗过程的护理

【护理评估】

1. 健康史

（1）用药史：详细评估病人病前精神药物使用的时间、类别、剂量、疗效及不良反应及病人对不良反应的耐受等，为临床精神药物治疗过程的护理提供直接的参考。

（2）病史：个人史、家族史、药物过敏史、月经生育史与既往合并躯体疾病情况，如严重心血管、肝、肾、血液病或骨髓抑制、严重中枢抑制、昏迷或有惊厥倾向者慎用精神药物；对伴有青光眼、前列腺肥大、尿潴留和肠麻痹的病人禁用抗胆碱能作用较强的药物，如氯丙嗪、硫利达嗪等，白细胞减少者禁用氯氮平、卡马西平等。

2. 生理心理状况 评估病人基本的生理状况，如体重、生命体征、视力、步态、姿势、四肢关节运动、感觉、反射、饮食、睡眠与大小便等；对病人的认知、情感及精神运动等情况进行评估。

3. 社会状况 对病人社会参与和可利用的支持系统等情况进行全面分析。病人工作、学习、生活自理、社会交往的能力；对应激的应对方式；家庭与社会支持系统等。

【护理诊断】

1. 不依从行为 与思维、行为紊乱、自知力缺乏、药物引起的不良反应有关。

2. 社交孤立 与对护士的不信任、害怕有关。

3. 知识缺乏 缺乏对疾病、药物、治疗的认识。

【护理目标】

1. 在医护人员的护理下，病人相关精神病症状得到控制，配合治疗。

2. 病人最大可能地恢复生活的社交能力与社会功能。

3. 病人及家属获得疾病治疗的相关知识。

【护理措施】

1. 用药前的护理 做好心理护理，提高病人服药的依从性。部分病人自知力缺乏，常不愿或不配合治疗，治疗的依从性差。护理工作者应尊重关心病人，适当满足病人的需要，建立融洽的护患关系，强化病人合理情绪表达和适应性行为的形成。减轻或消除病人烦躁、不安、消极或抑郁等情绪，使病人能安心配合治疗，提高病人服药的依从性，从而达到治疗的目的。

2. 用药时的护理 精神病人由于受精神症状支配，无自知力，常常不能很好地配合治疗，给护理工作带来一定的困难。因此，护士在给药时，必须具有高度的责任心，掌握给药的正确方法。

（1）了解病人拒药、藏药的原因：采取切实可行的措施，才能保证治疗的顺利进行。病人拒药、藏药的原因有：自知力缺乏，否认有病，将药偷偷扔掉或拒绝服药；认为自己不配接受治疗或认为所给药物有毒而拒药，主要受罪恶妄想及被害妄想支配；有自杀企图的病人，尤其是抑郁症病人；用藏匿或集存大量药物的方法来达到自杀的目的；恐惧药物的副作用或认为药物对脑子有害而拒药。

（2）应严格执行“三查八对”的给药制度：三查：取药时、摆药时、放回药时；八对：床号、姓名、剂量、药名、浓度、用法、时间、病人面貌。

（3）发药：服药时严格做到发药到床，送药到口并看着病人把药服下才走；发药时如病人提出疑问，应耐心听取并重新查对无误后，再给病人服下；对可疑口腔藏药病人应仔细检查，可用压舌板检查病人舌下，两颊与牙床之间，唇与牙床之间，确认服下方可离开；还有的病人会在药送至口边时，迅速将药片藏到指缝、衣袖等处，应注意检查病人的杯、手与口腔，防止藏药；发药时药车不能随便放置，防止病人抢药或打翻药车。

（4）特殊情况的护理：对拒服药者，要问清原因，做好耐心的说服和解释工作，尽量取得其合作；对劝说无效者不可强行服药，可采取肌注、静注或鼻饲等途径使药物进入体内。

3. 用药后的护理 用药后需持续评估病人的生理状况，如生命体征、血液生化检查、血中药物浓度等，以确保生命安全。应仔细观察用药后的不良反应，出现不良反应后要及时通知医生，及时处理，并详细记录，为医生在用药与调整剂量时提供参考。

【护理评价】

1. 评价药物的疗效如何，出院后病人能否自愿或配合服药；药物是否达到预期疗效；病人能否忍受药物不良反应。

2. 评价病人是否信任护士，配合治疗。

3. 评价病人及家属是否知道药物的作用、疗效。

考点提示

1. 精神药物的用药原则及影响因素。
2. 精神药物的不良反应和护理措施。

（王红梅）

思考题

1. 简述服用锂盐的护理措施。
2. 简述病人拒绝、藏药的原因。
3. 简述选择性 5-HT 再摄取抑制剂类抗抑郁药的不良反应。

第十六章　精神科急诊护理

学习目标

1. 掌握对自杀病人的急救护理。
2. 熟悉暴力、自杀行为、预防与护理；木僵的病人的护理。
3. 了解噎食、吞食异物的预防与护理。

受精神症状的影响，精神病人常常出现危机状态，包括暴力行为、自杀自伤、出走、噎食、木僵等。因此，对精神病人危机状态的防范和护理是精神科护理中非常重要的一部分。

第一节　暴力行为的预防与护理

暴力行为是指对他人或对物体的攻击行为。暴力行为是精神科最常见的危机状态，是一种严重的紧急情况，必须立即处理。

一、暴力行为发生的原因及危险因素

（一）发生暴力行为的原因

1. 精神疾病　以精神分裂症、情感性精神障碍、精神活性物质滥用等最高，主要是与精神症状包括幻觉、妄想、躁狂状态、冲动和意识障碍等因素有关。

2. 心理和社会因素　特殊的处境、人格障碍的人有暴力倾向。环境中的不良因素如炎热、拥挤、嘈杂、冲突、缺乏交流也可引发暴力行为。精神科病人如果在病房过分拥挤、封闭式管理、处于被动、天气炎热等环境因素中时更容易发生暴力事件。

3. 生物因素　智力低下、内分泌失调、脑器质性疾病、精神疾病引起的神经系统病变、药物、脑外伤等都可以使人产生暴力倾向。

（二）发生暴力行为的危险因素

1. 疾病诊断　据国内外文献报道，暴力行为与疾病诊断有明显关联，如精神分裂症占84.6%，癫痫性精神障碍7%、癔症2.2%、反应性精神障碍1.9%、精神发育迟滞1.7%、其他精神障碍2.9%，可见精神分裂症最为多见。

2. 精神症状　与暴力有关的精神症状包括幻觉、妄想、意识障碍、情绪障碍等。其中受妄想的影响或意识障碍下出现的冲动伤人行为往往具有突发性，最难以预防。

3. 个性特征　习惯以暴力行为来应付挫折的个体最易发生暴力行为。曾有过暴力行

为，尤其是最近发生过暴力行为，很可能再次发生暴力行为。

4. 诱发因素 包括因暴力对象态度粗暴而激惹病人；病人难以耐受药物副作用；主客观因素使病人的合理需求未得到满足等。

二、暴力行为发生的征兆

当精神病人出现下列情况应视为暴力行为的先兆，应高度警惕。

（一）行为

精神症状突然加重或波动、兴奋，如不能静坐、来回走动、握拳；面部及手臂的肌肉紧张度增加，动作增多，捶打物体；具有暗示性的语言，包括对真实或想象的人与事进行威胁，或提出一些无理要求，说话声音较大并具有强迫性等；拒绝接受治疗、拒绝合作、拒绝执行院规；对周围人或特定人员持敌对态度，并以杀（伤）人相威胁。护士要警惕病人兴奋激动表现，加强防范，尽可能预防暴力行为的发生。

（二）情感

病人突然激动、情绪不安、高声大叫、言谈具有威胁性、固执强求等。随着暴力倾向的增加，病人情感的兴奋也逐步升级，如激动、愤怒等，一旦失去控制将产生不良后果。

（三）精神状态

意识状态的改变也提示暴力行为可能发生，如思维混乱、定向力缺乏、记忆损害等。

三、暴力行为的预防

暴力行为重在预防，出现上述情况之一者，即有可能立即发生暴力行为。医护人员评估时需注意不要单独检查病人、不要将病人带到封闭的空间内，如办公室、治疗室，不要用言语行为激惹病人。应采取积极的预防措施，减少暴力行为的发生。

（一）减少诱发因素

及时去除噪音，强光刺激，减少环境的刺激作用；应满足病人的合理需求，如吸烟、打电话、写信等。

（二）加强对精神症状的控制

及时做出有效的医学处理。可减少精神障碍引起的暴力行为。

（三）去除环境中的安全隐患

做好病房安全工作，实行定期检查与安全抽查相结合，随时去除各种危险物品，如刀、棍、锐器、绳索、破玻璃、火柴、打火机等。

（四）提高病人的自控能力

鼓励病人以语言等适当方式表达和宣泄情绪，明确告知病人暴力行为的后果以及病人觉得无法自控时如何求助等。

四、暴力行为发生时的护理

（一）紧急处理的原则

应以安全第一、劝诱为主、将危害降到最低限度为原则。应先考虑人员安全，包括医护人员、暴力行为者、其他病人、家属的安全；采取措施防止病人发生危险，如高处坠下、触电、火灾等，切忌采用威胁病人的办法，以免病人发生自杀、自伤。应尽快疏散围观人群，转移被攻击对象。

（二）言语安抚

通过对话劝诱病人停止暴力行为，用直接、简单、清楚的语言提醒病人暴力行为的后果。在交流中护士必须用坚定、平静、平和的声音和语气与病人交流，尽量满足病人提出的合理要求，一方面尽可能稳住病人，另一方面赢得充足时间，以寻求专业人员的帮助；必要时由病人信任的亲属，主治医护人员出面对话；不要把任何焦虑、急躁的情绪传递给病人，使病人害怕，失去控制而造成严重后果。

（三）制服与身体约束

如言语劝诱无效，可采用适当的形式制服并约束病人。若病人手中有危险物品，不可贸然行事，应由保卫人员或警察出面制服为宜。若病人手中没有危险品，则由 4 人同时行动，每个人负责固定病人的一个肢体，行动要果断迅速，协调准确，在不使病人受到伤害的基础上，制服病人并进行约束，其目的是保护病人和其他人的安全。在约束保护病人的同时，应保持与病人的对话，以温婉的口气告知身体约束的目的、时间。可给病人穿上约束衣或以四点约束法将病人约束在保护床上。病人被约束后最好单独隔离，并加强监护，以防止其他病人攻击被约束的病人而导致伤害。

（四）药物治疗

适用药物有氟哌啶醇、氯丙嗪、地西泮。一般采用肌注给药，以氟哌啶醇最为常用，用药后应注意观察病人生命体征及用药反应等。

第二节　自杀行为的预防与护理

一、概　　述

自杀是指有意识地自行结束自己生命的行为。一般有 4 种不同的表现：①有意采取结束自身生命的行动，并导致了死亡结局，称为自杀死亡；②有自杀的想法，但未采取行动，称自杀意念；③如已准备采取行动，称为自杀企图；④有自杀举动，但未导致死亡结局，称自杀未遂。精神病人的自杀率远高于普通人群。

二、自杀的原因及危险因素

（一）自杀的原因

1. 抑郁　抑郁是自杀者最常见的原因。抑郁症病人的自杀观念和自杀行为往往十分隐蔽且计划周密，难以察觉。因而，对有抑郁发作的病人，需特别警惕，仔细评估有无自杀意念及自杀企图。

2. 幻觉和妄想　精神分裂症病人可在听幻觉的命令下自杀；有受迫害内容的幻觉或妄想的病人也可能采取自杀行动。

3. 病情缓解期　部分精神分裂症病人自觉患病而无前途时出现自杀；精神药物过量可引起严重抑郁情绪，也是自杀原因之一。

4. 心理因素或生活事件　如感情受到他人的伤害、不会应对痛苦的情感、为了逃避或解脱某种困境、生活事件对病人造成的痛苦等。有资料表明：对于精神分裂症自杀者来说最严重的生活事件是病人被告知再也不能回到家里了。

（二）自杀的危险因素

1. 人口学方面 中年或老年男性，离异或单身。

2. 既往史和家族史 以前有自杀或自伤行为。有家族精神病史或自杀史，社会支持系统缺乏。

3. 社会方面 无职业、孤独。

4. 躯体状况 严重或慢性的躯体性疾病。

5. 情绪和行为 存在严重的抑郁情绪、影响行为的命令性幻听、妄想等症状。向他人透露出对人生的悲观情绪，谈论与死亡、自杀有关的问题。病情突然"好转"或突然拒绝治疗。

三、自杀行为的征兆

（一）自杀动机

个人内心动机，如出现绝望，以自杀求解脱者的危险性大于人际动机者如企图通过自杀去影响、报复他人。

（二）自杀前的心理特点

有自杀意念者尚不一定采取自杀行动；有自杀企图者很有可能采取自杀行动，有自杀计划者则可能一有机会就采取自杀行动；自杀意志坚决者，危险大；如自杀未遂者为没有死而感到遗憾，表明病人想死的意志坚决。

（三）自杀的基本线索

1. 正在进行中的自杀计划 如积存安眠药物、准备刀剪或绳索等、暗中选择自杀场所或选择自杀的时间，均是自杀十分危险的征象。

2. 写遗嘱 留有遗嘱者很可能立即采取自杀行动。

3. 独处 隐蔽者和单处者危险性大，可能采取自杀行动。

4. 自杀的时间 如选择医院工作人员交接班时、家人外出或上班时自杀的危险性更大。

四、自杀行为的预防

（一）一级预防

是指为防止引起致命后果的行为而采取的措施，目标在于降低自杀死亡率。针对一般人群及潜在人群。预防措施包括普及心理健康知识、治疗精神病人、控制危险物品、缓和新闻报道等。

（二）二级预防

指对处于自杀边缘、有自杀危险的人进行早期干预，其措施包括危机干预机构的建立、控制造成自杀的便利途径、加强急诊服务等。

（三）三级预防

指对曾经有过自杀未遂的人防止其再次出现自杀，降低死亡率及善后处理。其措施包括：建立自杀的急救系统；心理咨询和早期危机干预；加强对高危个体的药物和心理治疗；开展对导致自杀的环境因素的研究，并通过职业训练、提高教育文化水平、调整易导致自杀的亚文化心态等措施以尽量减少环境文化对自杀观念或行为的影响，从而有效地预防自杀。

五、对自杀的紧急护理

（一）危机干预

1. 预防自杀 对精神病人伴有自杀意向者，任何自杀的征兆，医护之间都要互通信息，共同努力，加强防范。一些细微的征兆都可能反映病人的真实意图，医护人员应采取有效措施防止他们采取自杀行为。正确诊断、积极合理的治疗和科学合理的护理是最好的预防措施。

2. 保证环境安全 防止病人接触到可用于自杀的物品，如刀、剪、绳、玻璃、药物、有毒物品等，吊扇、电灯开关等生活设施；增加安全性设施，以免成为自杀工具。安全的环境可以防范有自杀意图的病人实施自杀。

3. 密切观察病情 对有严重自杀企图的病人，应急诊入院并采取适当措施，加强监护，必须将病人置于医护人员的视线之内，每10～15分钟观察病人活动并作记录，对高度自杀危险者应专人护理。对已有自杀计划的病人，应连续评估自杀危险，设法询问其时间、地点、方法、工具以判断发生自杀行为的可能性。

4. 保证病人能遵医嘱服药 应注意防止病人藏药，以防病人悄然积存药物用于自杀。若无禁忌证，可采用电休克治疗。必要时对有自杀意图的病人制定约束条约，这样可以降低伤害自己的危险，病人的家属、亲友也可以参与条约的制定和监督。

5. 心理护理 与病人建立良好的护患关系，及时提供支持性心理护理；鼓励病人表达他的不良心境、自杀的冲动和想法，倾听病人的诉说，了解病人的内心感受；一起和病人分析自杀的原因，探讨可以帮助他的方法和途径，训练病人学习新的应对方式。

6. 重建社会支持系统 社会资源缺乏是自杀的主要原因，教会病人在无法应对问题时如何求助，同时也向病人表明，医护人员随时准备帮助他；鼓励病人参加有意义的活动，可以帮助病人释放紧张和愤怒的情绪，提高自尊、自信，增加成就感、归属感，对消除自杀意念和行为有重要意义。

（二）护理措施

1. 自缢 是精神病人常用的自杀方法。处理方法：①立即将病人向上托起，使绳索放松，解脱绳索时注意要将病人抱住再解套，以免坠地摔伤；②将病人就地放平，解开衣领和腰带，要保持呼吸道通畅，心跳呼吸停止的病人，要立即进行心肺复苏术；③及时吸氧，酌情应用中枢兴奋剂；④复苏后要纠正酸中毒，防止因缺氧导致的脑水肿，并给予其他支持疗法；⑤病人清醒后要给予心理疏导，并严密观察，防止再次自杀。

2. 触电 处理方法：①立即切断电源，意识清醒病人就地平卧休息，解开衣带领口等，抬起下颌，保持呼吸道通畅；②心跳呼吸停止的病人立即进行心肺复苏术；③对复苏成功的病人，要对电烧伤的部位进行清创处理，给予抗生素和破伤风抗毒素，维持血压稳定，禁止下床活动，防止心律失常甚至心力衰竭或休克。

3. 服毒 处理方法：①评估病人的意识状态、瞳孔、分泌物等；判断所服毒物的性质、种类，向意识清楚的病人和家属了解所服用毒物的种类、过程。②催吐：对意识清楚的病人刺激咽喉部使其呕吐，必要时口服催吐药物。③洗胃：正确选择洗胃液，对服用抗精神病药物和镇静催眠药物者，首选1∶15 000～1∶20 000高锰酸钾溶液；对毒物不清者，首选清水，洗胃要彻底。④导泻：洗胃后要用硫酸镁溶液导泻。⑤对毒物种类不明确的要对胃内容物进行检验。⑥对意识不清或休克的病人，应配合医生进行急救。

知识链接

自杀的类型

中国学者把自杀分为情绪性自杀和理智性自杀两类。情绪性自杀常常由于爆发性的情绪所引起，其中有委屈、悔恨、内疚、羞惭、激愤或赌气等情绪状态所引起的自杀。此类自杀进程比较迅速，发展期短，甚至呈现即时的冲动性或突发性。理智性自杀不是由于偶然的外界刺激唤起的激情状态导致的，而是由于自身经过长期的评价和体验，进行了充分的判断和推理以后，逐渐地萌发自杀的意向，并且有目的、有计划地选择自杀措施。因此，自杀的进程比较缓慢，发展期较长。

4. 自伤　对由锐器切割造成的伤害应迅速止血。观察病人生命体征、精神状态，并进行对症处理。此外，心理治疗和危机干预也是帮助病人解决存在的问题和矛盾的有效方法，可以改变原有的思维模式和行为习惯，提高病人的应对方式和适应能力。

第三节　出走行为预防与护理

出走行为是指病人在住院期间，没有得到医生的同意而私自离开医院或没有告诉亲属突然离家外出。由于精神病人自我防护能力较弱，出走可能会给病人或他人造成严重后果。所以，护士应掌握病人出走行为的防范和护理，严防出走行为的发生。

一、出走的原因及危险因素

（一）精神疾病

精神病人多由于存在幻觉、妄想等症状，认为住院是对其迫害或受听幻觉的支配而逃离医院；或自知力丧失，认为自己没有病，逃避就医而出走。抑郁症病人会因为采取自杀行动而寻找机会离开医院；严重的精神发育迟滞或痴呆的病人会在外出时走失。

（二）社会心理因素

强制住院的病人由于生活受到限制、或病情好转的病人会因为思念家人而离开医院。还有的病人是因为对治疗、医院环境的恐惧或护士态度生硬而出走。

（三）其他

病房管理松懈或工作人员疏忽大意，病人病房门窗破损未及时修补、外出做检查、从事工娱疗法时外逃出走。

二、出走的征兆与表现

意识清楚的病人多采用隐蔽的方法，平时积极与医务人员联系，取得信任后趁工作人员不备时出走。病人在准备期间会表现出焦虑、失眠、坐卧不安、烦躁等；如常在门口附近活动，窥视情况。意识不清楚的病人，不知避讳，出走时无目的、无计划、不讲究方式，会旁若无人地从工作人员身边走出，盲目游荡，一旦出走，寻找困难，且危险性较大。

三、出走的预防

（一）安全管理

严格执行病房的安全管理和检查制度，对损坏的门窗及时修理，对出走危险性较高的病人要加强巡视与观察，10～15 分钟巡视 1 次病人的活动情况，适当限制活动范围。对有出走企图或不安心住院的病人应给予安慰与解释，消除病人出走的想法；病人外出活动或检查要有专人陪同；加强抗精神病药物治疗和心理治疗。

（二）关心病人

护士要与病人经常交流，建立良好的护患关系，加强入院指导。尽量了解和满足其合理需求，消除其出走的念头；减少不良刺激因素，帮助病人适应医院环境。与家属、病人的工作单位共同配合，鼓励他们来医院探视，减少病人的被隔离和被遗弃感。

（三）丰富住院生活

了解病人的兴趣、爱好，鼓励参加各种娱乐活动，适当安排工娱治疗，宣泄缓解不良情绪，转移其注意力。

四、出走后的处理

发现病人出走后，要沉着、冷静、组织寻找，并通知其他人员和家属，积极配合，共同努力寻找。必要时请公安部门或其他人员予以协助。找到后要做好病人的医疗和心理安抚工作，制定防范措施，防止再次发生出走。

第四节 噎食、吞食异物的预防与护理

噎食是指食物堵塞咽喉或卡在食道甚至误入气管引起严重呛咳和呼吸困难，甚至窒息的症状。精神病人发生噎食窒息者较多。噎食窒息是一种十分紧急的情况，应立即处理。

一、噎食预防与护理

（一）噎食的原因

精神病人因服用抗精神病药物出现锥体外系副作用，出现吞咽肌肉运动不协调，而使食物误入气管。帕金森综合征或其他脑器质性疾病病人，吞咽反射迟钝而发生噎食；癫痫病人进食时如抽搐发作也可能造成噎食。电抽搐治疗（电休克治疗）后病人在意识模糊状态下进食也可引起噎食窒息。

（二）噎食的预防

严密观察病人病情及抗精神药物的副作用，如锥体外系副作用，主要表现为痉挛性斜颈、运动不能、静止性颤抖、肌张力增高、烦躁不安、原地踏步等。对有严重锥体外系副作用的病人，应按医嘱给予拮抗药物。加强饮食护理，对药物副作用较重，吞咽困难的病人，应给予流质或半流质饮食，必要时给予喂食或鼻饲。对抢食及暴饮暴食者，应限量分次进食。

（三）噎食的急救处理

当病人在进食中突然发生严重的呛咳、呼吸困难、出现面色苍白或青紫时即可能是噎食窒息，此时应就地抢救。

1. 立即清除口咽部食物，畅通呼吸道。将病人俯卧位，猛压其腰腹部迫使膈肌猛然上移，使气流将进入气管的食团冲出。

2. 如气道不畅通，立即用大号针头在环甲软骨上沿正中部位插入气管，使呼吸道暂时通畅。配合进行紧急气管切开，插入气管套管建立人工气道。

3. 对食物仍滞留在气管内部者，需立即请五官科医生会诊处理。

4. 对心跳停搏者，应立即进行胸外心脏按压，同时给予对症抢救处理。专人监护直到病人神志清醒。

5. 预防并发症发生，当取出食物后应防治吸入性肺炎等。

6. 预防噎食窒息再次发生，适情调整抗精神病药物剂量，应用药物拮抗精神病药物毒副作用等。

二、吞食异物的预防与护理

吞食异物是指病人吞食食物之外的其他物体。病人常易吞食的异物有笔、别针、刀片、玻璃片、体温表、筷子、布片、塑料等。

（一）吞食异物的原因

精神病人吞食异物可能是由于思维障碍引起的，也可能是一种自杀的手段。

（二）吞食异物的预防

对有吞食异物病史或倾向的病人加强防范，耐心向病人说明吞食异物的后果。每天要定时检查病人的床铺、存放物品的柜子，发现危险物品及时收回。病人进餐后应将筷子、勺子等餐具清点，防止其带回病房。

（三）吞食异物的急救处理

对已经吞食异物的病人要立即评估所吞食的异物种类、数量和时间，判断危险程度，稳定病人情绪，给病人食用富含纤维的蔬菜，如韭菜、芹菜等，使其包裹异物，减少异物对胃肠刺激并促进排出；如病人咬碎了体温表并吞食了水银，应让病人立即吞食蛋清或牛奶。对吞食不明物体或金属物品者应进行X线检查。同时检查病人大便至找到异物，密切观察病人的生命体征，及时进行对症处理。

第五节　木僵病人的护理

木僵是一种较严重的精神运动性抑制综合症。常见于精神分裂症紧张型的病人。木僵病人一般无意识障碍，各种反射存在。如不予治疗或护理不当可维持很长时间，且可造成严重的后果及并发症。

一、木僵的原因及危险因素

可出现木僵状态的精神障碍有：精神分裂症的紧张性木僵、情感障碍的抑郁性木僵、严重应激障碍的反应性木僵、脑器质性疾病的器质木僵、药物引起的药源性木僵。

二、木僵的表现

紧张性木僵是木僵的典型表现。轻者言语行为明显减少、呆坐呆卧、有时有违拗或模仿、刻板动作。重者僵卧在床、不吃不喝、不语不动、面部表情固定，无动作、推之不动，呼之不应，对外界刺激无反应。全身肌张力增高，常出现“蜡样屈曲”或“空气枕头”，也可伴有唾液潴留和大小便潴留。木僵解除后不少病人可清楚地说出病程经过。有的病人在无他人在场或夜深人静之际，可起床走动、舒展身体、解便或饮水觅食，然后重新陷入木僵状态。木僵持续时间长短不一，可持续几小时、几天、几个月，长的可数年，既可逐渐消失，也可突然结束，或突然进入兴奋状态，躁动不安、伤人毁物等。

三、木僵病人的护理

（一）安全护理

由于木僵病人失去防御能力，要防止其他病人的干扰和伤害，将病人安排在隔离室，单人居住；环境应安静、光线柔和、温度适宜；同时也要提防病人突然转为兴奋而出现冲动伤人行为。

（二）针对性护理

根据病因不同，对木僵病人采用相应的治疗措施。病人若无禁忌证，应尽早给予电休克治疗。

（三）观察病情变化，做好保护性医疗

由于病人意识清楚，护士在执行任何治疗与护理措施时应耐心细致，操作动作轻柔、态度和蔼；护理过程中应照顾体贴病人；切忌在病人面前谈论病情或取笑病人，以免对病人造成恶性刺激，使病情复杂化。

（四）生活护理

1. 设专人护理 保持环境安静和整洁。

2. 口腔护理 每日 3 次口腔护理，保持口腔清洁。

3. 维持呼吸道通畅。

4. 保持皮肤清洁 定时翻身，防止压疮形成。

5. 保证足够的营养和水分的摄入 对拒食者可采用鼻饲饮食。

6. 注意二便情况 必要时给予留置导尿和灌肠。

考点提示

1. 暴力、自杀行为的先兆与预防。
2. 对自杀病人的急救护理。
3. 出走行为的预防、木僵病人护理要点。
4. 噎食的紧急救护措施。

（邓荆云）

思考题

1. 自杀的相关因素有哪些？
2. 暴力行为的先兆有哪些表现？
3. 何谓自杀的三级预防？二级预防的对象和内容？
4. 如何对自缢病人进行急救处理？

第十七章　社区精神卫生服务

学习目标

1. 掌握社区康复、家庭护理及老年精神病人的护理。

2. 熟悉精神卫生工作的要求。

3. 了解社区精神卫生工作的范围、组织实施、发展现状与无家可归精神障碍病人的护理。

在过去的几十年中，精神卫生保健模式发生了巨大的变化。研究发现，如果病人病情稳定后能及时、适当地重新接触正常的社会生活，可以大大提高其治疗效果，于是精神卫生服务已经逐步转向社区，并取得了一定成果。

第一节　社区精神卫生服务概述

社区精神卫生服务（community mental health service）是精神医学的一个重要内容。它是以社区为单元开展精神疾病的预防、治疗和康复工作，以提高社区居民的心理健康水平。

一、社区精神卫生工作的范围

社区精神卫生服务的范围有广义和狭义之分。广义的范围涵盖社区中全体居民，狭义的范围主要包括社区中的精神病人。其主要工作总结下来可以有以下几个方面：

1. 精神障碍的防治　包括病因学预防（一级预防）、早期发现、早期治疗（二级预防）和促进康复、减少残疾（三级预防）。

2. 健康教育　利用多种形式和渠道开展宣传教育，使社区居民正确认识精神疾病，正确对待精神病人，重视维护自身的精神健康。通过公共教育和宣传让社区在精神病治疗领域尽可能发挥最大作用。

3. 科学研究　开展社区精神卫生的调查研究，了解社区对精神卫生服务的需求、存在的问题，探索有效的解决路径，提出新思路，尝试新方法，促进社区精神卫生工作全面发展。

4. 培训基层工作人员　目前，我国社区精神卫生服务的水平还比较有限，需要迅速培养一批适应社区需求，具有较强业务水平和组织协调能力的工作人员来确保社区精神卫生服务的质量。

二、社区精神卫生工作的要求

WHO早已提出："以院所为基础的康复不可能满足绝大多数病残者的需要，而以社区为基础的康复能给至今尚未得到帮助的病残者提供基本的康复服务。"社区精神卫生服务对创造良好的心理健康环境，提高整体精神健康水平有重要作用，其工作的具体要求有如下内容。

1. 以病人为中心 一切活动都要以尊重和爱护病人为核心，为病人的隐私保密，确保病人安全不受侵害。要制定个体化的措施，纠正非适应性的认知和行为，锻炼生活、学习和就业能力，帮助他们适应社会生活。

2. 具有良好的职业素质 随着社会进步加快、竞争加剧，社区中存在的精神卫生问题日益突出，需要社区精神卫生工作者具有高尚的职业道德，耐心细致地走访、调查、开展工作，不断提高业务水平，能分析识别复杂的病情变化，最大限度地降低精神疾病的致残率。

3. 科学的组织管理 社区精神卫生工作需要政府的高度重视与大力支持，需要全社会的共同参与，例如卫生、民政、残联、劳动、病人单位、街道、居委会等部门协调配合，精神科医护人员、心理学家、社会工作者、社区管理人员、家庭成员等各展所长，形成完善的服务网络与流程，建立健全制度，才能最大程度发挥其社会作用。

4. 系统及持续性服务 应努力建立一个"病人可以在各组成部分之间自由流动的服务体系"，并且各组成部分之间衔接紧密，避免中断。例如，精神病人出院时，应做好与社区的交接，继续在社区接受随访、康复治疗与护理，一旦病情加重，可由社区精神卫生医疗机构及时向专科医院转诊。避免出现精神病人无人照管的局面，以便系统和持续地开展服务。

三、社区精神卫生工作的组织与实施

近半个世纪来，美国、英国、澳大利亚、加拿大等国的社区精神卫生工作网络主要是组建社区精神卫生服务团队，为社区居民提供住院、个案管理、家庭病床、康复指导和心理疏导等，能较好地满足精神病病人的医疗、护理、心理治疗、康复训练、就业指导等需求。这是目前WHO确认并推荐的社区精神卫生工作模式。在这些社区精神卫生服务开展较好的发达国家中可以发现一些相似的原则和做法。

（一）整合成立相关机构

成立精神卫生专家指导下的医疗工作机构，如社区精神卫生中心、工疗站、看护网、康复站等等，由精神科医护人员、心理工作者和社会工作者等组成，分工协作。在社区医院中，既提供住院治疗、门诊治疗，也提供日间保健、家庭病床和初级保健，将这些目的、功能不同的配置整合在一起，充分体现了社区精神卫生工作持续性服务的要求。

（二）加强系统性工作

加强社区的社会性联系，在建立服务体系时就做出系统的规划、周密的考虑和设计，成立社区精神卫生工作指导委员会（或领导小组），成员由相关政府机构、部门、社区居民代表等组成，切实评估社区需要，制定切实可行的方案，并为具体工作的实施提供支持，协调联动，提高服务的效率和质量。

（三）制定切实可行的措施

各种规划、方案的制定结合了社区的实际情况，比如居民素质、宗教信仰、生活习惯、经济条件、社区硬件设施等，从而保证了工作有的放矢，获得居民的认同和支持。

（四）科学规范地组织实施

要通过调查，了解社区实际需要，评估社区工作实力和资源，然后有计划、按步骤地实施具体工作方案，并及时、客观、动态地评价实施效果，收集反馈信息。进行阶段性的总结评价，及时调整和完善服务方案。

四、精神障碍的社区康复

（一）精神障碍社区康复的目的

精神障碍社区康复的目的是防止疾病复发，尽可能预防或减轻精神残疾的发生，恢复劳动能力，提高病人的社会适应能力。

（二）精神障碍社区康复的组织形式

精神障碍社区康复的组织形式包括基层专科、日间/夜间医院、福利工场、长期看护所、家庭联谊会等。

1. 基层专科 是由基层人员经过短期的专业培训后，成为专职或兼职的精神科医务工作者，以此在基层开展精神障碍的防治康复工作。为精神障碍病人提供持续的综合性的康复服务，同时对精神障碍病人的早期发现、早期诊断、早期治疗及就近诊治提供了较好的保证。

2. 日间医院（day hospital）和**夜间医院**（night hospital） 是回归社会期间的“部分住院”（partial hospitalization）形式。在日间医院，病人白天在医院接受治疗和康复训练，以生活康复、社交康复和职业康复为重点，并积极（及时）开展有针对性的心理社会治疗。在夜间医院，病人白天在社区，晚上来医院。

3. 工疗站和福利工场 是以职业康复为主，进行综合康复的组织。是目前国内许多地区采取较多的形式，属于福利性企业。在工疗站和福利工场，病人边治疗、边从事力所能及的生产劳动，从而减轻家庭和社会负担，同时也解决了社区管理中的难题。

4. 长期看护所 即国内的“精神病康复站”。对象为处于慢性期、社会功能衰退，或可能对社会造成危害而病情无法得到控制的病人。

5. 家庭联谊会 是由社区中病人家属自发组织的团体。以邀请专业人员定期为病人及家属讲授精神疾病相关知识的形式。使病人和家属有机会相互交流、学习和帮助，或获得家庭之间的互助。提高康复训练水平，减少复发，减轻家属的负担。

五、我国社区精神卫生发展状况

我国社区精神卫生服务工作始于1958年全国第一次精神病防治工作会议，会议制定了“积极防治，就地管理，重点收治，开放治疗”的工作方针。20世纪70年代开始在城乡建立了精神病三级防治网，建立了一些社区精神病防治机构和模式。1990年颁布实施的《中华人民共和国残疾人保障法》中，将精神病和精神残疾的社区防治康复工作纳入国家发展计划。之后相继开展了社会-心理康复工作、家庭治疗等工作。1996年，国务院提出对重性精神病人进行“社会化、开放式、综合性”的社区防治康复工作。社区精神卫生工作在广度和深度上有了进展，如进行心理健康知识宣传教育，开设心理咨询服务，对社区康复期精神病人及慢性精神病人进行治疗、管理、预防复发及康复的全方位服务。进入21世纪，党和政府尤为重视精神卫生工作。2004年，我国决定借鉴澳大利亚的成功经验，开展符合中国国情的新型社区精神卫生服务。自2005年开始，中央财政划拨专项资金用于探索公共卫生体系内精神疾病预防与控制的操作性办法，设立了“中央补助地方卫生经费重性精神疾病管理治疗项目”（即“686”项目）。这一项目在示范区开展以来，真正实现了涵盖基层社区和乡村的精神卫生服务网络，扩大了精神卫生防治队伍，培训了大量全科医生和乡村医生，还建立起精神疾病信息管理系统，标志着精神卫生工作已经从单纯的医疗服务模式向心理-社会康复模式过渡。

知识链接

“686”项目

“686”项目是中国疾病控制中心精神卫生中心受卫生部疾病控制司委托承担的项目，在全国城市、农村建立示范区，对有肇事肇祸倾向的贫困病人提供免费精神疾病主要药物治疗、免费应急处置、免费住院治疗。以建立防控重型精神疾病病人肇事肇祸行为的有效机制，提高治疗率，降低肇事肇祸率，普及精神疾病防治知识，提高对重性精神疾病系统治疗的认识。这是迄今为止我国对精神卫生工作投入力度最大的一个项目。该项目的实施进一步强化了政府部门对精神卫生工作的重视，完善了精神疾病防治队伍建设，带动了社区精神卫生工作的发展，惠及数万家庭，维护了社会的和谐稳定。

第二节 精神障碍病人的家庭护理

一、概　　念

家庭是精神病人重要的支持系统，家庭的参与对病人的预防、治疗及预后至关重要。家庭护理（family nursing care）是以家庭为单位所施行的护理过程，其宗旨是借助家庭内沟通与互动方式的改变，协助病人对其生存空间有更好的调试。科学的家庭护理可以巩固疗效，促进康复，预防复发，还可以锻炼病人的社会功能，为病人的社会性康复奠定基础，是现代精神卫生服务体系中不可缺少的重要环节。

二、精神病人的家庭护理

【护理评估】

1. 对病人的评估 包括病人的文化背景、生活自理情况、人际交往情况、应对压力的方式、自我认知、社会支持系统等。

2. 对家庭的评估 包括家庭的结构、文化背景与氛围、对病人患病的态度和认识程度、与病人的沟通方式、家庭的功能、对护理方法的掌握程度、家庭成员的性格、经历等。

【护理诊断】

1. 照顾者角色紧张 与家中有人生病有关。

2. 无能性（或妥协性）**家庭应对** 与家属缺乏疾病康复知识，应对方法不当有关。

3. 社交障碍　与担心受他人歧视有关。

【护理目标】

1. 家属能够适应生活变化，担当好照顾者的角色。

2. 家属能正确指导病人进行生活、学习和工作行为的康复训练。

3. 家属能采取有效的方法与他人沟通。

【护理措施】

1. 护士要保持与家庭成员的联系，做好指导与宣教，如疾病知识、用药指导等内容，耐心解答出现的问题，共同探讨病人的病情及护理方案，制定计划，并监督实施。

2. 护士要协助家庭建立和完善社会支持系统，比如在社区加强宣传教育工作，鼓励病人及所在家庭参与社会活动，可以定期组织多个病人家庭的聚会，丰富家庭生活、交流经验和增进信心等等。

3. 促进形成温馨、和睦的家庭氛围，指导家庭成员与病人进行良好的内部沟通，提高人际交往能力。

4. 加强随访与随诊，保证医嘱的执行。对有兴奋、冲动、伤人、毁物、外走、自伤、自杀企图和行为病人的家庭，要督促他们加强安全保护措施，密切监护病情，并及时入院治疗。

【护理评价】

1. 家属能够构建有利于治疗的家庭氛围，发挥好角色作用。

2. 家属能提供良好的家庭护理，使病人的精神症状减轻，生活、学习、工作能力得到重建。

3. 家庭能与社会保持良好的接触和沟通。

第三节　老年精神障碍病人的护理

老年人由于机体各项功能的衰退，容易引发各类疾病，其中，精神障碍便是很多老年人及其家庭面临的问题。

一、老年精神障碍概述

（一）老年精神障碍的范畴及分类

老年精神障碍通常是指老年期痴呆、老年期抑郁症、继发性精神分裂症、继发性妄想障碍、老年期焦虑障碍、老年期躯体和心理因素所致精神障碍等。病变既可以是器质性的，也可以是功能性的。

（二）老年精神障碍的特点

1. 病因复杂　例如阿尔茨海默病，其病因包括遗传、脑器质性损害、神经内分泌、微量元素、免疫等方面的因素，但其作用大小尚不能完全判定，发病是诸多因素共同作用的结果。

2. 症状复杂　大脑功能的退化加上精神的异常，使老年精神障碍病人表现出躯体症状与精神症状、原发精神症状与继发精神症状、较轻症状与较重症状常混合出现，甚至掩盖了原有的精神症状。

3. 缺乏自知力　多数病人缺乏对自身所患疾病的认识，多无积极求治的愿望，在治疗与护理时难与医护人员配合。

二、老年精神障碍病人的护理

（一）主要护理问题

老年精神障碍病人由于生理功能退化、精神异常、社会角色功能改变，导致下列问题的出现：

1. 生活自理能力下降或完全不能自理。
2. 合并躯体并发症的可能性较大。
3. 发生安全事件的几率较高。
4. 社会功能退缩。

（二）护理措施

1. 提供良好的休养环境　环境整洁、舒适，布置病人房间时，可以放置一些能激发病人回忆的物品，如老式的钟表等，减缓病情进展。经常指导病人熟悉所处环境，常用物品放在固定的位置，以加深记忆。

2. 做好生活护理　要鼓励他们在能力所及的范围内照顾好自己，减缓病人自理能力退化的进程。如果病人丧失了全部的生活自理能力，护士应以高度的责任感和爱心全权代理，注意口腔和皮肤的清洁、注意病人的排泄、保证水分和营养的摄入，预防因长期卧床或生活不能自理而引起的躯体并发症。

3. 保证病人睡眠　睡眠障碍是老年精神障碍病人的常见问题，因此要采取适当的睡眠护理措施，培养良好的作息习惯，保证病人的睡眠时间和质量，对于巩固治疗，稳定情绪起着重要作用。

4. 注意安全护理　老年人反应迟钝，行动缓慢，步态不稳，体质较差，容易发生跌伤、烫伤等意外；躺在床上吸烟可能引起火灾；抑郁状态下可能发生自伤、自杀；如果记忆障碍严重，还容易发生走失等意外，继而可能遭遇交通意外、意外伤害等事故，所以病人卧室内尽量陈设简单，不要放置危险物品，如暖水瓶、玻璃器皿、刀剪等。一定要看护好病人，行走不便者可借助拐杖，禁止在床上吸烟，病人一定要随身携带家庭联系方式，以便尽快与家属取得联系。

5. 加强心理护理　病人由于疾病和社会角色功能的变化，导致性格发生变化，如孤僻、多疑、情绪不稳定、抑郁、讲话啰嗦等。针对这些特殊心理状态，要加强沟通，耐心倾听病人的叙述，给予他们精神上的安慰、支持、保证和鼓励，尊重他们，尽量满足其合理要求。要给予外界适当信息的刺激，又要训练病人对外界的反应。

6. 做好用药护理　督促和提醒病人，确保病人严格遵医嘱服药，并注意观察疗效和不良反应。

7. 协助和鼓励病人进行工娱活动　鼓励他们参加多种有益身心的活动，如适当的户外活动、体育锻炼和家务劳动，既促进了病人与社会的接触，改善其情绪，丰富其生活，又延缓了精神衰退的进程。

8. 完善社区服务　争取必要的社会支持，对老年精神障碍病人的护理不能仅仅局限于家庭环境，还要通过社区服务提高病人的康复水平。如果他们在原家庭得不到必需的护理，可以以老年公寓的形式集中管理、治疗及护理。

我国现已进入老龄化社会的行列，但目前对老年人这一特殊群体的护理和研究做得还不够。全社会都应关注他们，使他们能够得到较好的医疗照顾和护理，提高生存质量，减轻家庭负担和社会负担。

第四节 无家可归精神障碍病人的护理

一、概 述

无家可归精神病人（homeless mental illness patients）是指流落街头、没有固定住所、没有经济来源、没有生活自理能力的患有精神疾病的特殊人群，又称流浪精神病人。

无家可归精神病人所患精神疾病多为精神分裂症、智能障碍（如阿尔茨海默病、精神发育迟滞）、精神活性物质所致精神障碍等。造成这些精神病人无家可归的原因是多方面的，既有本身精神疾病的影响，也有缺乏有效监管和社会支持系统、受到周围人的歧视等心理社会因素所致。这些病人承受着疾病带来的痛苦，还因其流浪和疏于自我照料影响了城市整体形象，更由于其精神症状可能引发毁物伤人等肇事肇祸事件，或走失、跌伤、交通意外等意外伤害事件而成为社会治安的潜在威胁，所以必须重视这类病人的及时治疗与护理。

二、无家可归精神障碍病人的护理

对无家可归精神障碍病人的护理是一个复杂的问题，必须有政府和有关社会管理部门的政策扶持，有临床精神病学专家、护士、社会工作者和社会成员的参与，才有可能取得好的效果。

（一）提供居住场所

稳定的生活环境是病人接受治疗护理的前提条件。加拿大精神健康委员会于 2009 年发起了一项“在家里”的研究项目，主要就是先为无家可归的精神病人提供住处，然后再提供康复治疗等其他服务，争取改变他们原有的、流浪的、不规律、不健康的生活方式。

（二）免费医疗救助服务

在我国，很多城市的民政部门都下设专门的精神病医院和福利院，来承担政府供养的无家可归精神病人的收养与救治工作，为病人提供了安全和较为理想的治疗护理场所。2006 年，民政部、公安部、财政部、劳动和社会保障部、建设部、卫生部联合下发了《关于进一步做好城市流浪乞讨人员中危重病人、精神病人救治工作的指导意见》，以保障病人的基本生存权利，维护社会和谐与稳定。

发现无家可归精神病人后，应及时送往相关定点医疗机构，进行全面的体格检查与精神检查，做出初步诊断，做好登记，并通知救助管理机构对病人进行甄别确认。对符合救助条件的病人实施基本医疗救治，留存病人照片存档，建立病例档案，详细记录病人救治过程中的治疗与护理情况。病人病情稳定后，应及时通知救助管理机构办理出院手续；对非救助对象，按常规病人就诊程序接诊救治。

（三）建立良好的护患关系，实施整体护理

1. 做好的全面的评估，建立良好的护患关系 此类病人缺少可靠的病史资料来源，病人对自己病情缺乏正确认识，不配合检查。要认真地做好的全面的观察与评估，如生命体征、营养发育、精神症状、有无躯体合并症、女病人是否妊娠等等。同他们交往时最重

要的就是建立治疗性护患关系，这是顺利开展护理工作的前提和基础。由于过去四处流浪的经历，常使得病人同陌生人交往时非常警惕、紧张，甚至出现病态行为，护士要灵活运用沟通技巧，耐心、谨慎地与他交往，向病人传递尊重、关心、真诚的讯息，逐渐与病人建立起信任的关系，往往需要比较长的时间才能与病人进行比较深入的谈话。

2. 做好基础护理，避免躯体并发症 病人入院时，大多表现懒散、衣衫褴褛、蓬头垢面、随处便溺，还可能合并躯体疾病，护士要做好病人的全面评估。评估病人的生活习惯、行为举止及需要，逐渐培养病人养成良好的卫生习惯、适当的行为、恰当表达自己的需要，例如制定每日的作息时间，培养病人规律的生活习惯，逐渐戒除不良生活习惯。保证良好的个人卫生、睡眠和饮食，及时提醒病人随天气变化增减衣服。多数病人伴有外伤、感染等躯体疾病，要予以护理。

3. 严密观察病情，防止意外发生 病人通常没有监护人，无从得知病人入院前有无危害生命安全的事件发生，所以要细心观察，评估病人潜在的危险性，遵医嘱用药，注意观察用药后的不良反应。经常巡视，防止精神活性物质依赖病人出现觅药行为。总之，既要保证病人安全，又要确保医护人员不受伤害，使病人能平稳地度过治疗期。

4. 心理护理 护士应平等对待无家可归精神病人，充分认识到对他们的管理救治是一项“为政府分忧，为群众解愁”的光荣任务，不歧视、不从推诿，真诚地对待他们，与他们做好沟通。

无家可归精神病人是社会的弱势群体，不能仅仅依靠政府的力量，还需要全社会共同关注，要消除偏见，勇于关爱，保护病人的合法权益。

考点提示

1. 精神病人家庭护理措施。
2. 老年精神病人的护理措施。

（曾 艳）

思考题

1. 社区精神卫生工作的范围有哪些？
2. 社区精神卫生工作的要求有哪些？
3. 什么叫做家庭护理？
4. 简述家庭护理的措施有哪些？

精神科护理学教学大纲

（供五年一贯制护理学专业用）

一、课 程 任 务

精神科护理学是护理专业学生必修的一门重要专业课程。本门课程主要内容是各类精神障碍的概念、病因、临床表现及相应的护理。它的任务是：通过学习，使护生能正确认识生物、心理、社会等因素对精神活动和躯体状况的影响以使他们在未来的临床实践中能遵循生物-心理-社会医学模式去对病人进行合理的护理；重视建立和谐的护患关系；熟悉精神障碍病史收集和精神状况检查的方法与内容；能区分正常与异常的精神活动并能识别常见的精神症状；能对常见精神障碍进行正确的护理。

二、课 程 目 标

本课程的基本目标：①使护生在临床护理中具有精神卫生的基本理念，能综合分析思考病人的精神、生理、病理活动之间的相互影响，从而改善临床护理质量，提高护理效果。②在毕业后的临床护理实践中能够识别常见的精神障碍、能为病人进行规范的精神专科护理，并能进行有针对性的健康教育。

1. 了解常见精神科疾病的概念、病因、发病机制。

2. 理解重点精神卫生问题的概念、分类、临床表现。

3. 掌握常见精神障碍的预防、护理措施。

4. 学会正确识别与区别正常精神现象与异常精神活动。

5. 熟练掌握精神科整体护理。

6. 熟练掌握精神科基本护理技能和常见精神障碍的护理。

7. 具有关心病人痛苦，理解与同情病人的同理心。

8. 具备精神科护理必须的职业道德情操和慎独的品德。

9. 能够尊重法律，保护病人权益和利益，保护病人不被歧视。

10. 能够在护理过程中遵守护理伦理学的原则。

三、教学时间分配

教学内容	学时		
	理论	实践	总学时
1. 绪论	3		3
2. 精神障碍的整体护理	2		2
3. 精神科基础护理	2		2
4. 精神障碍的病因与症状学	3	2	5
5. 精神分裂症病人的护理	2	1	3
6. 心境障碍病人的护理	2	1	3
7. 神经症性与分离性障碍病人的护理	2	1	3
8. 应激相关障碍病人的护理	2	1	3
9. 人格障碍与性心理障碍病人的护理*	2		2
10. 器质性精神障碍病人的护理	2		2
11. 儿童青少年精神障碍病人的护理	2		2
12. 精神活性物质所致精神障碍病人的护理	(2)*		
13. 心理因素相关生理障碍病人的护理	1		1
14. 电抽搐治疗、工娱治疗与精神康复	1		1
15. 精神药物的应用与护理	2		2
16. 精神科急诊护理	2		2
17. 社区精神卫生服务*	(2)*		
合计	30	6	36

*为选学

四、教学内容和要求

单　　元	教学内容	教学要求	教学活动参考	参考学时	
				理论	实践
一、绪论	(一) 精神医学与护理学发展简史	了解	理论讲授	3	
	1. 西方精神医学与护理学的发展				
	2. 中国精神医学与护理学的发展				
	(二) 精神健康、精神障碍、精神科护理学	掌握			
	1. 精神健康				
	2. 精神障碍				
	3. 精神科护理学				
	(三) 精神科护理中的伦理问题				
	1. 伦理及相关概念	了解			
	2. 护理伦理的基本原则	了解			
	3. 精神科护理中常见的伦理问题	熟悉			
	(四) 精神科护理中的法律问题				
	1. 法律及相关概念	了解			
	2. 相关法律	熟悉			
	3. 精神科护理中常见的法律问题及预防	掌握			
	4. 各种精神疾病的法律鉴定	了解			

续表

单　元	教学内容	教学要求	教学活动参考	参考学时	
				理论	实践
	5. 精神卫生立法	了解			
	（五）精神障碍的预防				
	1. 概述	了解			
	2. 精神障碍的三级预防	掌握			
二、精神障碍的整体护理	（一）精神科护士的角色、作用和素质要求		理论讲授		
	1. 精神科护士的角色和作用	掌握	角色扮演		
	2. 精神科护士的素质要求	掌握			
	3. 精神科护士面临的挑战	了解			
	（二）精神科护患关系				
	1. 概念	了解			
	2. 特征	了解			
	3. 精神科护患关系常见的障碍及处理原则	熟悉			
	4. 治疗性沟通	熟悉			
	5. 会诊-联络精神科护士	了解			
	（三）精神科护理中常见的护理诊断	了解			
	1. 精神科首优的护理诊断				
	2. 精神科常见的护理诊断				
三、精神科基础护理	（一）精神科护理的基本技能		理论讲授	2	
	1. 精神科护理观察与记录	熟悉	电教		
	2. 接触病人的方法和技巧	掌握			
	3. 病人的组织与管理	熟悉			
	4. 实施或协助治疗	掌握			
	5. 培训与健康教育	熟悉			
	（二）精神科护理的基本内容	掌握			
	1. 安全护理				
	2. 日常生活护理				
	3. 饮食护理				
	4. 睡眠护理				
	5. 药物依从性护理				
	6. 探视护理				
	（三）精神科分级护理	熟悉			
	1. 特级护理				
	2. 一级护理				
	3. 二级护理				
	4. 三级护理				
四、精神障碍的病因与症状学	（一）精神障碍的病因学		理论讲授	3	
	1. 生物学因素	熟悉	电教		
	2. 社会因素	熟悉	临床见习		
	3. 心理因素	熟悉			
	4. 多因素致病学说	熟悉			
	（二）常见的精神症状				
	1. 感知障碍	掌握			

续表

单　　元	教学内容	教学要求	教学活动参考	参考学时	
				理论	实践
	2. 思维障碍	掌握			
	3. 注意障碍	熟悉			
	4. 记忆障碍	熟悉			
	5. 智能障碍	熟悉			
	6. 自知力障碍和定向力障碍	熟悉			
	7. 情感障碍	掌握			
	8. 意志障碍	掌握			
	9. 行为障碍	掌握			
	10. 意识障碍	熟悉			
	（三）常见的精神障碍综合征	了解			
	1. 幻觉妄想综合征				
	2. 紧张综合征				
	3. 遗忘综合征				
	4. 急性脑病综合征				
	5. 慢性脑病综合征				
	6. 病理嫉妒综合征				
	7. 精神自动综合征				
	实践 1：精神障碍症状见习		学会		2
五、精神分裂症病人的护理	（一）概述		理论讲授	2	
	1. 概念与流行病学	掌握	电教		
	2. 病因与发病机制	了解	临床见习		
	3. 临床表现与分型	熟悉			
	4. 病程与预后	熟悉			
	5. 诊断、治疗与预防	了解			
	（二）精神分裂症病人的护理	掌握			
	实践 2：精神分裂症临床见习		学会		1
六、心境障碍病人的护理	（一）概述		理论讲授	2	
	1. 概念与流行病学	掌握	电教		
	2. 病因与发病机制	了解	临床见习		
	3. 临床表现与分型	掌握			
	4. 病程与预后	熟悉			
	5. 诊断、治疗与预防	熟悉			
	（二）心境障碍病人的护理				
	1. 躁狂发作病人的护理	掌握			
	2. 抑郁发作病人的护理	掌握			
	实践 3：心境障碍临床见习		学会		1
七、神经症性与分离性障碍病人的护理	（一）神经症性障碍概述		理论讲授	2	
	1. 概念与流行病学	掌握	电教		
	2. 病因与发病机制	了解	临床见习		
	3. 神经症性障碍的临床表现与分类	掌握			
	4. 神经症性障碍的病程与预后	熟悉			
	5. 神经症性障碍的诊断、治疗与预防	熟悉			

续表

单元	教学内容	教学要求	教学活动参考	参考学时	
				理论	实践
	（二）神经症性障碍病人的护理	掌握			
	（三）分离性障碍病人的护理				
	1. 分离性障碍概述	熟悉			
	2. 分离性障碍病人的护理	掌握			
	实践4：神经症性障碍临床见习		学会		1
八、应激相关障碍病人的护理	（一）概述		理论讲授	2	
	1. 概念与流行病学	掌握	电教		
	2. 病因与发病机制	熟悉	临床见习		
	3. 临床表现与分型	掌握			
	4. 病程与预后	了解			
	5. 诊断、治疗与预防	了解			
	（二）常见应激相关障碍病人的护理	掌握			
	1. 急性应激障碍病人的护理				
	2. 创伤后应激障碍病人的护理				
	3. 适应障碍病人的护理				
	实践5：应激相关障碍临床见习		学会		1
九、人格障碍与性心理障碍病人的护理	（一）人格障碍		理论讲授	2	
	1. 概述	掌握	电教		
	2. 病因与发病机制	了解			
	3. 类型与临床表现	了解			
	4. 病程与预后	了解			
	5. 诊断、治疗与预防	熟悉			
	6. 人格障碍病人的护理	掌握			
	（二）性心理障碍	了解			
	1. 概述				
	2. 病因与发病机制				
	3. 临床表现与分类				
	4. 诊断、治疗与预防				
	5. 性心理障碍病人的护理				
十、器质性精神障碍病人的护理	（一）概述			2	
	1. 概念	了解			
	2. 常见的临床综合征	掌握			
	（二）脑器质性精神障碍病人的护理				
	1. 常见的脑器质性精神障碍	熟悉			
	2. 脑器质性精神障碍病人的护理	掌握			
	（三）躯体疾病所致精神障碍病人的护理				
	1. 概述	熟悉			
	2. 躯体疾病所致精神障碍病人的护理	掌握			
十一、儿童青少年精神障碍病人的护理	（一）精神发育迟滞		理论讲授	2	
	1. 概述	熟悉	电教		
	2. 精神发育迟滞病人的护理	掌握			
	（二）儿童孤独症				

续表

单　元	教学内容	教学要求	教学活动参考	参考学时	
				理论	实践
	1. 概述	熟悉			
	2. 儿童孤独症病人的护理	掌握			
	（三）注意缺陷与多动障碍				
	1. 概述	了解			
	2. 儿童多动症病人的护理	掌握			
	（四）品行障碍				
	1. 概述	了解			
	2. 品行障碍病人的护理	掌握			
	（五）儿童青少年期情绪障碍				
	1. 概述	了解			
	2. 儿童情绪障碍病人的护理	掌握			
十二、精神活性物质所致精神障碍病人的护理	（一）概述		理论讲授 电教	*	
	1. 基本概念与流行病学特点	掌握			
	2. 精神活性物质滥用的相关因素	熟悉			
	3. 精神活性物质的分类	了解			
	4. 临床表现	掌握			
	5. 病程与预后	了解			
	6. 诊断、治疗与预防	熟悉			
	（二）精神活性物质所致精神障碍病人的护理	掌握			
十三、心理因素相关生理障碍病人的护理	（一）进食障碍病人的护理		理论讲授 电教	1	
	1. 概述	熟悉			
	2. 饮食障碍病人的护理	掌握			
	（二）睡眠障碍病人的护理				
	1. 概述	熟悉			
	2. 睡眠障碍病人的护理	掌握			
十四、电抽搐治疗、工娱治疗与精神康复	（一）电抽搐治疗		理论讲授 电教	1	
	1. 概述	了解			
	2. 操作方法及护理	掌握			
	（二）工娱治疗				
	1. 概述	掌握			
	2. 工娱治疗的操作常规及护理	掌握			
	（三）精神障碍的康复				
	1. 概述	了解			
	2. 精神障碍的医院康复	熟悉			
十五、精神药物的应用与护理	（一）概述		理论讲授 电教	2	
	1. 分类	了解			
	2. 抗精神药物的用药护理原则	熟悉			
	3. 影响药物疗效的因素	熟悉			
	（二）抗精神病药物的应用和护理				
	1. 抗精神药物的作用机制与分类	熟悉			
	2. 抗精神病药临床应用的原则	熟悉			
	3. 不良反应及处理	掌握			

续表

单　　元	教学内容	教学要求	教学活动参考	参考学时	
				理论	实践
	(三) 抗抑郁药物	熟悉			
	1. 选择性 5-HT 再摄取抑制剂 (SSRIs)				
	2. 三环类抗抑郁药				
	3. 单胺氧化酶抑制剂 (MAOIs)				
	(四) 心境稳定药物	熟悉			
	1. 锂盐				
	2. 抗癫痫药类心境稳定剂				
	(五) 抗焦虑药	熟悉			
	1. 概述				
	2. 苯二氮䓬类药物药理作用				
	3. 苯二氮䓬类药物不良反应及处理				
	(六) 精神药物治疗过程的护理	掌握			
十六、精神科急诊护理	(一) 暴力行为的预防与护理		理论讲授 电教	2	
	1. 暴力行为发生的原因及危险因素	熟悉			
	2. 暴力行为发生的征兆	熟悉			
	3. 暴力行为的预防	熟悉			
	4. 暴力行为发生时的护理	掌握			
	(二) 自杀行为的预防与护理				
	1. 概述	了解			
	2. 自杀的原因及危险因素	熟悉			
	3. 自杀行为的征兆	熟悉			
	4. 自杀行为的预防	熟悉			
	5. 对自杀的紧急护理	掌握			
	(三) 出走行为预防与护理				
	1. 出走的原因及危险因素	熟悉			
	2. 出走的征兆与表现	熟悉			
	3. 出走的预防	了解			
	4. 出走后的处理	熟悉			
	(四) 噎食、吞食异物的预防与护理				
	1. 噎食预防与护理	了解			
	2. 吞食异物的预防与护理	掌握			
	(五) 木僵病人的护理				
	1. 木僵的原因及危险因素	了解			
	2. 木僵的表现	熟悉			
	3. 木僵病人的护理	掌握			
十七、社区精神卫生服务	(一) 社区精神卫生服务概述		理论讲授 电教	*	
	1. 社区精神卫生工作的范围	了解			
	2. 社区精神卫生工作的要求	熟悉			
	3. 社区精神卫生工作的组织与实施	了解			
	4. 精神障碍的社区康复	掌握			
	5. 我国社区精神卫生发展状况	了解			
	(二) 精神障碍病人的家庭护理				

续表

单　元	教学内容	教学要求	教学活动参考	参考学时	
				理论	实践
	1. 概念	熟悉			
	2. 精神病人的家庭护理	掌握			
	（三）老年精神障碍病人的护理				
	1. 老年精神障碍概述	熟悉			
	2. 老年精神障碍病人的护理	掌握			
	（四）无家可归精神障碍病人的护理				
	1. 概述	了解			
	2. 无家可归精神障碍病人的护理	了解			

五、大纲说明

（一）本大纲适用于五年一贯制高职护理专业，课程总学时为36学时，其中理论教学30学时，实践教学6学时。

（二）理论授课的教学要求分为掌握、熟悉、了解三个层次。“掌握”指学生对所学的知识熟练应用，能综合分析和解决临床护理工作的实际问题；“熟悉”是指学生对所学的知识基本掌握；“了解”是指学生对学过的知识点能记忆和理解。实践的教学要求分为熟练掌握和学会两个层次。“熟练掌握”是指学生能独立、正确、规范地完成所学的技能操作，并能熟练应用；“学会”是指学生能基本完成操作过程，会应用所学技能。

（三）教学建议

1. 本大纲强调实践环节的学习，特别是临床认症见习与临床沟通能力的培养，同时强调遵守护理伦理原则与国家相关法律，注重学生辨证唯物主义思维的建立，培养学生分析问题和解决问题的能力，全面提高学生的综合素质。

2. 教学中应注意提高学生的学习兴趣，引导他们主动学习，教师所使用的教学方式要符合教育心理学原理和人的认知规律，由浅入深、由表及里地阐述相关知识，避免生硬死板的说教式教学模式，并应主动使用最新的教学手段，并在适当的内容中增加学生亲身体验的内容，使他们真正地理解病人的痛苦及相关操作感受。

3. 本课程重视临床能力的形成，强调专业能力的应用性和针对性；方法能力的合理性、逻辑性和创新性；社会能力应能主动适应并具有积极的人生态度，教师在教学过程中应对上述三种能力进行有目的的培养。

4. 课程可适当使用导修与自修，导修是由教师指定题目，教师在学习过程中给予辅导，可以小组也可以个人，最后评价考核功课；自修是由教师指定教科书某些章节，基本没有辅导，但是要提供参考书和多媒体，最后要考核所要求的内容，形式可以是口头、作业、演示等。两种方法都要事先向学生讲明要求和评价考核的标准。

5. 成绩比例：平时表现及提问10%，小组功课10%、技能考核（病例分析报告、见习报告）20%、理论考试60%。

6. 各校也可根据自身具体情况对教学内容作出合理调整。

中英文名词对照索引

H

J

K

L

M

W

X

Y

Z

参考文献

1. 覃远生．精神科护理学．北京：人民卫生出版社，2004.
2. 沈渔邨．精神病学．第5版．北京：人民卫生出版社，2010.
3. 沈渔邨．精神病学．第3版．北京：人民卫生出版社，1997.
4. 江达开．精神病学（8年制）．第2版．北京：人民卫生出版社，2010.
5. 郝伟．精神病学．第6版．北京：人民卫生出版社，2008.
6. 田成华等，译．精神病学与精神卫生词汇（精神病学英汉双解词典）．北京：中国心理卫生杂志社，1998增刊．
7. 范俭雄，耿德勤．精神病学．第2版．南京：东南大学出版社，2010.
8. Springhouse工作室．轻松精神病护理．张本，译．北京：北京大学医学出版社，2010.
9. Elspeth Guthrie，Shon Lewis. 精神病学．北京：北京大学医学出版社，2003.
10. 雷慧．精神科护理学．北京：中国医药科技出版社，1994.
11. 王志英，杨芳宇．精神障碍护理学．北京：北京大学医学出版社，2006.
12. 杨萍．精神卫生与护理．北京：高等教育出版社，2005.
13. 陈彦方．CCMD-3相关精神障碍的治疗与护理．济南：山东科学技术出版社，2001.
14. 李凌江．精神科护理学．北京：人民卫生出版社，2002.
15. 陈彦方．精神科护理学．北京：人民卫生出版社，2000.
16. 李小妹．精神科护理学．北京：人民卫生出版社，2006.
17. 雷慧．精神护理．北京：人民卫生出版社，2006.
18. 马风杰．精神科护理学．北京：人民卫生出版社，2002.
19. 刘晨．精神科护理学．北京：科学出版社，2003.

28检